# 머 리 말

지역 · 의료보험의 통합과 의약분업 및 의료기관의 증가와 더불어 의료수요의 증가로 인해 의료분야에서 근무하는 직원의 수요도 증가하게 되었다. 이에 보건분야 뿐만 아니라 이제는 의공학분야에서도 보다 높은 의학에 대한 학습이 이루어지고 있다.

1992년 대한의사협회에서 의학용어집을 우리말로 개정한데 이어 1994년 7월부터는 진료기록부의 내용을 우리말로 사용하기로 하는 등 우리말에 대한 통일이 더욱 절실한 실정이다. 그러나 현재 출간된 서적에서는 우리말 용어가 각각 다른 등 강의를 할 때마다 어려움을 겪어 왔다.

이에 그간의 서울대학교병원 임상경험과 각 대학 교수님들이 수업을 하며 느꼈던 내용을 토대로 증상, 질병, 치료 및 임상검사 등을 자세히 설명하였으며, 독자들이 읽기 쉽게 찾아보기를 추가로 삽입하였다.

이 책은 2008년 11월 의학용어를 우리말로 통일한 대한의사협회 의학용어위원회의 의학용어집 제5판을 토대로 하였으며, 최근에 개정된 의학대사전과 Medical Terminology 및 서울대의대 출판부의 교재 등을 기초로 용어를 정리하였다.

또한 찾아보기에 한글(영어), 영어(한글) 순서로 용어를 수록하여 새용어 뿐만 아니라 구용어 또는 영어만으로도 검색이 가능하도록 하였다.

최선을 다하였으나 의학용어의 범위가 광범위하여 모든 내용을 싣기에는 어려움이 있어 필수적인 내용들을 우선으로 정리하였다. 부족한 부분에 대하여는 점차 범위를 넓혀 나갈 것이며 미흡한 부분에 대하여는 독자 여러분의 지적과 함께 계속해서 수정 · 보안 해나갈 것을 약속드린다.

끝으로 이 책을 출간하는데 격려와 도움을 주신 여러분들께 감사를 드리며, 어려운 가운데서도 출판을 흔쾌히 맡아주신 청구문화사 이상태 사장님과 바쁜 일정에도 편집에 수고하신 편집부 직원들에게 사의를 표합니다.

2011년 2월

저자 일동

# 목 차

# 1장
# 용어의 기본 구조

## 1. 용어의 기본구조

의학용어는 대부분이 라틴어에 기본을 두고 있는데, 그 기본 구조를 보면 구성이 단순한 것도 있고, 복잡한 것도 있다. 의학용어의 단어의 기본 구조를 분석하면 다음과 같다.

1) **어근** : 단어의 기초.

hepat/ic → hepat: 어근(간)

gastr/ic → gastr: 어근(위)

2) **접두사** : 단어의 시작.

epi/gastr/ic → epi: 접두사(위의)

sub/urethr/al → sub: 접두사(아래의)

3) **접미사** : 단어의 끝.

hepat/ic → ic: 접미사(-에 관한, -의)

hepat/itis → itis: 접미사(염증)

4) **결합모음** : 어근과 접미사, 어근과 어근을 잇는 모음으로 보통 "o"로 연결한다.

nephr/o/gram → nephr: 어근, o: 결합모음, gram: 접미사

cyst/o/urethr/o/gram → cyst: 어근, o: 결합모음, urethr: 어근, o: 결합모음, gram: 접미사

5) **결합형** : 어근과 결합모음이 결합된 것이다.

cyst/o/gram → 결합형(방광의)　　nephr/o/gram → 결합형(콩팥의)

## 2. 접두사 및 결합형

앞에서 어근과 결합모음이 결합된 결합형으로 cyst/o, 접두사가 결합된 형태인 epi/gastr/ic에 대해 살펴보았다.

새로운 결합형과 접두사에 대해 그 뜻과 용어들에 대해 열거해 보면 다음과 같다.

### 1) 동일과 반대, 부정과 긍정

| 접두사, 결합형 | 의 미 | 용 어 |
|---|---|---|
| a-, an- | no, not | apnea 무호흡 |
| in-, im-, non | not | insomnia 불면(증) |
| | | incision 절개 |
| anti-, ant-, counter- | against, opposing | antibody 항체 |
| contra- | | contraindication 금기 |
| co(n)-, col-, com-, syn, sym- | with, together | conductor (전)도체 |
| | | synarthrosis 부동관절 |
| iso-, hom/o, home/o | same, equal | isograft 동종이식 |
| allo-, heter/o | other, reversal | alloplasty 이식성형 |
| | | heteroimmune 이종면역 |
| anis/o | unequal | anisocoria 동공부등 |

## 2) 색

| 결합형, 접두사 | 의 미 | 용 어 |
|---|---|---|
| chrom/o, chromat/o | color 색 | chromosome 염색체 |
| leuk/o, leuc/o, alb–, albin/o | white 흰 | leukoplakia 백(색)판증 |
| | | leukemia 백혈병 |
| melan/o | black 검은 | melanoma 흑색종 |
| poli/o | gray 회색의 | poliomyelitis 회색질척수염 |
| erythr/o, rhod/o | red 빨간 | erythroblast 적혈모구 |
| purpur/o, porphr/o | purple 자주색의 | purpura 자색반(병) |
| chlor/o | green 녹색의 | chloropsia 녹색시 |
| glauc/o | gray–green 청록색의 | glaucoma 녹내장 |
| cyan/o | blue 푸른 | cyanosis 청색증 |
| xanth/o, xanthic, cirrh/o | yellow 황색의 | xanthoma 황색종 |

## 3) 장기

| 결합형, 접두사 | 의 미 | 용 어 |
|---|---|---|
| abdomin/o, celi/o, ventr/o | abdomen 배, 복부 | abdominoscopy 복강경검사 |
| acr/o | extremity, height 사지, 선단 | acrophobia 고소공포증, 높은 곳 공포증 |
| angi/o, vas/o | vessel 혈관 | angiitis 혈관염 |
| arteri/o | artery 동맥 | arteriosclerosis 동맥경화(증) |
| arthr/o, articul/o | joint 관절 | arthralgia 관절통 |
| blephar/o | eyelid 눈꺼풀 | blepharoplasty 눈꺼풀성형(술) |
| brachi/o | arm 팔, 완 | brachiocephalic 팔머리의 |

| | | |
|---|---|---|
| bronch/o | windpipe, bronchus 기관지 | bronchostenosis 기관지협착 |
| bucc/o | cheek 볼, 협 | buccolingual 볼혀의 |
| cardi/o | heart 심장 | cardiomegaly 심장비대 |
| cec/o, traphl/o | cecum 막창자 | cecotomy 막창자절개(술) |
| cerebr/o | cerebrum 대뇌, 뇌 | cerebrovascular 뇌혈관의 |
| cervic/o, trachel/o | neck 목, 자궁목(자궁경부) | cervicitis 자궁목염 |
| cheil/o, chil/o, labi/o, gingiv/o | labium, lip 입술 | cheiloplasty 입술성형(술) |
| cheir/o, chir/o | hand 손 | cheiromegaly 큰손, 손비대(증) |
| choledoch/o | common bile duct 온쓸개관 | choledocholith 온쓸개관돌 |
| chol/o, chole-cholangi/o | bile, bile duct 담즙, 쓸개주머니관 | cholecystography 쓸개(주머니)조영술<br>cholangitis 쓸개관염 |
| chondr/o | cartilage 연골 | chondrosarcoma 연골육종 |
| cole/o, vagin/o | vagina 질 | vaginitis 질염 |
| col/o, colon/o | colon 잘록창자 | colostomy 잘록창자창냄술 |
| cost/o | rib 갈비뼈 | costophrenic 갈비가로막의 |
| crani/o | cranium 머리뼈 | craniotomy 머리뼈절개(술) |
| cyst(o, i, ido)-vesic/o | cyst, bladder 낭, 방광 | vesicoureteral 방광요관의<br>cystitis 방광염 |
| dactyl/o | finger, toe 손(발)가락 | dactylogram 지문 |
| dent(a, i, o)-, odont/o | tooth 치아 | dentist 치과의사 |
| derm/o, dermat/o | skin 피부 | dermatoplasty 피부성형(술) |
| duoden/o | duodenum 샘창자 | duodenectomy 샘창자절제(술) |
| enter/o | (small)intestine 작은창자 | enteroclysis 영양분장주입 고위관장법 |

| | | |
|---|---|---|
| esophag/o | esophagus 식도 | esophagodynia 식도통증 |
| faci/o, prosop/o | face 얼굴 | facioplasty 얼굴성형(술) |
| gastr/o | stomach 위 | gastroptosis 위처짐, 위하수 |
| geni/o, ment/o | chin tip 턱끝 | genioplasty 턱끝성형(술) |
| gloss/o | tongue 혀, 설 | glossodynia 혀통증 |
| gnath/o | jaw 턱, 악 | gnathoplasty 턱성형(술) |
| hepat/o | liver 간 | hepatomegaly 간비대 |
| hyster/o, metr/o | uterus 자궁 | hysterectomy 자궁절제(술) |
| ile/o | ileum 돌창자 | ileectomy 돌창자절제(술) |
| ischi/o | ischium, hip 궁둥뼈 | ischioneuralgia 궁둥(좌골)신경통 |
| jejun/o | jejunum 빈창자 | jejunostomy 빈창자창냄(술) |
| kerat/o | cornea 각막 | keratoplasty 각막이식(술) |
| laryng/o | larynx 후두 | laryngoscopy 후두경검사 |
| lent- | lens 렌즈 | lentectomy 수정체절제(술) |
| lien/o, splen/o | spleen 지라 | lienopathy 지라병증 |
| lingu/o, gloss/o | tongue 혀, 설 | linguopapillitis 혀유두염 |
| mamm/o, mast/o | breast 유방 | mastectomy 유방절제(술) |
| my/o | muscle 근육 | myoma 근종 |
| nas/o, rhin/o | nose 코, 비 | rhinitis 코염, 비염 |
| nephr/o, ren/o | kidney 콩팥, 신장 | nephropexy 콩팥고정(술) |
| neur/o | nerve 신경 | neurectomy 신경절단(술) |
| ocul/o, opthalm/o | eye 눈 | ophthalmitis 눈염증 |
| onych/o | claw, nail 손(발)톱 | onychitis 손(발)톱염 |
| oophor/o, ovari/o | ovary 난소 | oophoropexy 난소고정(술) |
| orchi(do)-, test/o | testis 고환 | anorchism 고환없음증 |

| | | |
|---|---|---|
| or/o, stomat/o | mouth 입 | stomatorrhagia 입안출혈 |
| pharyng/o | pharynx 인두 | pharyngectomy 인두절제(술) |
| oss-, oste/o | bone 뼈, 골 | ostealgia 뼈통증 |
| ot/o | ear 귀 | otitis media 중이염, 가운데귀염 |
| periton(e)/o | peritoneum 복(배)막 | peritonitis 배(복)막염 |
| phren- | diaphragm 가로막 | phrenoptosis 가로막처짐 |
| placent/o | placenta 태반 | placentitis 태반염 |
| pneumo, pulmo(n)- | lung 폐 | pneumonia 폐렴 |
| pod/o | foot 발, 족 | podagra 발(족)통풍 |
| pont- | pons 다리뇌 | pontomedullary 다리뇌숨뇌(교숨뇌) |
| proct/o, rect/o | rectum 직장 | rectocele 직장탈출증 |
| pyel/o | renal pelvis 콩팥깔때기 | pyelolithotomy 신우결석제거(술) |
| pylor/o | pylorus 날문 | pyloroplasty 날문성형(술) |
| rachi/o, spin/o | spine 척추 | rachialgia 척추통 |
| sial/o, ptyal/o | saliva 침 | sialolithiasis 침돌증, 타석증 |
| staphyl/o | uvula 목젖 | staphyloncus 목젖종양 |
| stern/o | sternum 복장뼈 | sternoclavicular 복장빗장뼈의 |
| thorac/o, steth/o | chest 가슴 | thoracocentesis 가슴안천자 |
| tonsil/o | tonsils 편도 | tonsillitis 편도샘염 |
| trache/o | trachea 기관 | tracheotomy 기관절개(술) |

## 4) 액체, 물질 및 체액

| 결합형, 접두사 | 의 미 | 용 어 |
|---|---|---|
| adip/o, stear/o, steat/o, lip/o | fat 지방 | adiposity 지방증, 비만증<br>lipoma 지방종 |
| amyl/o | starch 전분, 녹말 | amyloidosis 아밀로이드증 |
| chyle-, chyl/o | milky fluid 암죽, 유미 | chylothorax 암죽가슴증 |
| chol/o, chole-, | bile, bile duct | cholecystitis 쓸개(주머니)염 |
| cholangi/o | 담즙, 쓸개관 | cholangiography 쓸개관조영(술) |
| dacry/o | tears 눈물 | dacryocystitis 눈물주머니염 |
| gon/o | seed 종자, 정액 | gonorrhea 임질 |
| glyc/o, gluc/o, sacchar/o | sugar 당 | glucosuria 당뇨 |
| hal/o | salt 염 | halophil 호염(균) |
| hydr/o | water, hydrogen 물, 수소 | hydronephrosis 물콩팥증 |
| hygr/o | moisture 습기 | hygrometry 습도측정법 |
| lith/o | calculus 돌 | lithotomy 결석제거(술) |
| myel/o | marrow 속질, 골수 | myelocyte 골수세포 |
| muc/o | mucus 점액 | mucopus 고름모양점액, 점액농 |
| ole/o | oil 기름 | oleoma 유종 |
| orrh/o | serum 혈청 | orrhodiagnosis 혈청진단법 |
| phlog/o | inflammation 염증 | phlogotherapy 염증치료 |
| py/o | pus 고름, 농 | pyothorax 고름가슴증, 농흉 |
| sangui- | blood, sanguis 혈액 | sanguimotor 혈액순환의 |
| synovi/o | synovia 윤활액 | synovectomy 윤활막절제(술) |
| thromb/o | clot 응괴, 혈전 | thrombosis 혈전증 |
| ur/o, urin/o, uron/o | urine 소변 | uremia 요독증 |

## 5) 수 및 수량

| 결합형, 접두사 | 의 미 | 용 어 |
|---|---|---|
| nulli- | none, 0 | nullipara 미분만부 |
| uni-, mon/o | one, 1 | unilateral 한쪽의 |
| di-, bi- | two, 2 | bifurcation 갈림, 분기 |
| tri-, ter- | three, 3 | tricuspid 삼첨판의 |
| tetra-, quadri- | four, 4 | tetralogy 네징후 |
| pent(a), quinqu(e)- | five, 5 | pentachromic 오색분별의 |
| hex(a)- | six, 6 | hexadactylism 여섯가락증 |
| hept(a)-, sept- | seven, 7 | heptachromic 칠색성의 |
| octa-, octi- | eight, 8 | octipara 8회 출산(경산)부 |
| nona-, novem- | nine, 9 | nonan 9일째 발작의 |
| deca-, deka- | ten, 10 | decanormal 규정농도 10배 |
| hect/o | one hundred, $10^2$ | hectogram 100그램 |
| kil/o | one thousand, $10^3$ | kilovoltage 킬로볼트 |
| mega- | one million, $10^6$ | magacycle 100만싸이클 |
| giga- | one billion, $10^9$ | gigantism 거인증, 거대증 |
| tera- | one trillion, $10^{12}$ | teracurie $10^{12}$ 퀴리 |
| deci- | one-tenth, $10^{-1}$ | decibel 데시벨 |
| centi- | one-hundredth, $10^{-2}$ | centigrade 센티눈금 |
| milli- | one-thousandth, $10^{-3}$ | millivolt 밀리볼트 |
| micr/o | one-millionth, $10^{-6}$ | microscope 현미경 |
| nano-, millimicr/o | one-billionth, $10^{-9}$ | nanoid 외소의, 작은 |
| pic/o | one-trillionth, $10^{-12}$ | picogram 피코그램 |
| semi-, hemi- | one half, 1/2, (절)반 | semicoma 반혼수 |

| | | |
|---|---|---|
| sesqui- | one and one half 한 개 반 | sesquioxide 삼이산화물 |
| pan-, pant/o | all, the whole 전체 | pancytopenia 범혈구감소증 |
| poly-, multi- | many, much 많은 | polycyst 다낭, 뭇주머니 |
| oilg/o | few, little, scanty 적은 | oliguria 소변감소 |
| hyper-, super- | above, excessive 상방, 과잉 | hypertension 고혈압 |
| hyp/o, sub- | beneath, deficient 하방, 부족 | hypotension 저혈압 |
| micr/o | small 작은 | microcardia 작은심장증 |
| macr/o | large 큰 | macrocolon 큰잘록창자증 |
| mega/(lo) | great 큰 | megalomania 과대망상증 |
| | | macrocephalic 거대머리의 |
| mei/o, mi/o | less ~보다 적은 | meiosis 감수분열 |
| ultra- | excessive, beyond 과도한 | ultrasound 초음파 |

## 6) 방향, 장소 및 시간

| 결합형, 접두사 | 의 미 | 용 어 |
|---|---|---|
| ante, anter/o, pre-, pro | before 앞, 전 | anteroposterior 앞뒤의, 전후의 |
| | | anteflexion 전굴, 앞굽음 |
| topo- | place 장소 | topophobia 장소공포증 |
| poster/o, post | behind 뒤, 후 | posterolateral 뒤가쪽의, 후측면의 |
| super/o | above 위, 상 | superoinferior 위아래의, 상하의 |
| infer/o | below 아래, 하 | inferolateral 아래가쪽의 |
| cephal/o | head 머리(측), 두측 | cephalocaudad 머리다리(방향)의 |
| caud/o | tail 꼬리, 미측 | caudocranial 아래위의, 다리머리의 |
| ventr/o, ventri- | abdomen 배, 복측 | ventrodorsal 배등쪽의 |

| | | |
|---|---|---|
| dors/o, dorsi-, not/o | back 등쪽 | dorsiflexion 손등굽힘, 발등굽힘 |
| medi/o, mes/o, mid- | middle 중간 | midsagittal 정중시상 |
| inter/o, mes/o, mid-<br>in-, intra-, es/o<br>en(do), en(to), em- | into, inner, within<br>내부, (안)쪽 | intraorbital 눈확 내(속)<br>endocrine 내분비의 |
| extra-, ex/o, e(c)-,<br>extr/o, exterior-,<br>exter/o, ect/o | out, outer 외부<br>바깥쪽 | exophthalmos 눈돌출(증) |
| later/o | to the side 외측, 가쪽 | lateromedial 외측내측, 가쪽안쪽의 |
| dextr/o | right 우측 | dextrocardia 오른심장증 |
| sinistr/o, lev/o | left 좌측 | sinistral 왼손잡이 |
| ambi-, amb/o, amphi-, amph/o | both 양쪽 | ambidexter 양손잡이 |
| trans- | through, across<br>~을 지나서 | transection 가로절단 |
| inter- | between 사이, 중간 | intercostal 갈비사이 |
| de-, cata- | down, from ~아래로 | catabasis 회복기 |
| ab(s), ap/o, ex-, ec- | away, from separation<br>~에서 밖으로, 분리된 | abduction 벌림, 외전<br>exania 직장탈 |
| ad-, en-, em- | toward ~을 향하여 | adduction 모음, 내전 |
| per-, dia- | through ~을 통하여 | perforation 관통, 천공 |
| circum-, para-, peri- | around 주위의 | periarthritis 관절주위염 |
| super-, supra-, epi-, hyper- | above ~위의 | suprapubic 두덩뼈위의<br>epigastric 명치, 상복부의 |
| infra-, hyp/o | beneath ~보다 바로 아래 | infracostal 갈비뼈아래의<br>hypotension 저혈압 |
| sub- | under ~아래 | subcutaneous 피부밑의 |

## 7) 속도와 시간

| 결합형, 접두사 | 의 미 | 용 어 |
|---|---|---|
| chron/o | time 시간 | chronophobia 시간공포증 |
| tach/o | speed 속도 | tachometer 박동수계측기 |
| tachy- | rapid 빠른 | tachypnea 빠른 호흡 |
| noct/o | night 밤 | nocturia 야간뇨 |
| cycl/o | circle, cycle 원, 윤, 주기 | cyclotherapy 회전식치료 |

## 8) 기타

| 결합형, 접두사 | 의 미 | 용 어 |
|---|---|---|
| acou-, audi/o | hear 소리, 청각 | acoustic reflex 소리반사 |
| actin/o, radi/o | ray, radiation 광선, 방사선 | radiography 방사선촬영(술) |
| aden/o | gland 샘 | adenoma 샘종, 선종 |
| ankyl/o | bent 굴곡, 유착 | ankylosis 관절굳음증 |
| bacteri/o | bacteria 세균 | bactericide 살균제 |
| bi/o | life 생명 | biopsy 생검 |
| carcin/o | carcinoma 암 | carcinectomy 암절제(술) |
| cel/o | tumor, cavity 종양, 강 | celom 체강 |
| crin/o | secretion 분비 | crinogenic 분비촉진성의 |
| cry/o | cold 한랭의, 찬 | cryotherapy 냉동요법 |
| crypt/o | hidden 숨은, 은폐의 | cryptorchism 잠복고환증 |
| granul/o | granules 과립 | granulocyte 과립백혈구 |
| hypn/o | sleep 수면 | hypnotherapy 최면요법 |

| | | |
|---|---|---|
| kerat/o | cornea, horney tissue 각막, 각질조직 | keratotomy 각막절개(술) |
| lei/o | smooth 평활한 | leiomyoma 평활근종 |
| lith/o | calculus 돌 | lithotomy 결석제거(술) |
| malac/o | softness 연화 | malacia 연화증 |
| necr/o | death 죽음 | necrosis 괴사 |
| ne/o | new 새로운 | neoplasm 신생물 |
| olfact/o | smell 후각 | olfactometry 후각측정 |
| onc/o | tumor 종양 | oncology 종양학 |
| orth/o | straight 똑바른, 정상의 | orthopnea 앉아숨쉬기 |
| path/o | disease 질환 | pathologist 병리학자 |
| ped/o | child 어린이 | pedophilia 어린이성애증 |
| platy– | board 넓은 | platypodia 편평발 |
| pneuma(to)–, pneum/o | gas, respiration 공기, 호흡 | pneumothorax 공기가슴증, 기흉 |
| pseud/o | false 거짓의 | pseudoanemia 거짓빈혈 |
| psych/o | mind, psyche 마음, 정신 | psychosis 정신병 |
| pyret/o, therm/o | fever 열, 발열 | pyretolysis 해열 |
| radi/o | radiation 방사선 | radiology 방사선학 |
| scler/o | hard 딱딱한 | sclerosis 경화(증), 굳음(증) |
| scoil/o | twisted 비틀어진 | scoilosis 척주옆굽음증 |
| sten/o | narrow 좁은 | stenosis 협착(증) |
| tele– | end, far away ~먼 | teletherapy 원격치료 |
| ule–, ul/o | scar, gingiva 잇몸, 흉터(상처) | uloglossitis 잇몸혀염 |
| xer/o | dry 건조한 | xeroderma 피부건조증 |

# 3. 접미사

## 1) 증상과 질병

| 결합형, 접두사 | 의 미 | 용 어 |
|---|---|---|
| −ac(o)usis | hearing 청각 | osteoacusis 뼈전도 |
| −agra | seizure of acute pain 급성통증 발작 | pechyagra 팔꿈치통풍 |
| −algia, −odynia | pain 통증, 통증 | ostealgia 뼈통증 |
| −carcinoma | carcinoma 암종 | adenocarcinoma 샘암종, 선암 |
| −cele | tumor, hernia 종양, 탈출 | rectocele 직장탈출증 |
| −dipsia | thirst 갈증 | hydrodipsia 목마름증, 물구갈증 |
| −ectasis, −ectasia | dilatation 확장(증) | gastrectasia 위확장 |
| −emesis | vomiting 구토 | hyperemesis 입덧 |
| −itis | inflammation 염증 | hepatitis 간염 |
| −lithiasis | stone, calculus 돌, 결석 | nephrolithiasis 콩팥돌증 |
| −malacia | softening 연화(증) | cerebromalacia 뇌연화(증) |
| −mania | madness 광, 정신착란 | dipsomania 음주광 |
| −megaly | enlargement 거(비)대(증) | hepatomegaly 간비대 |
| −mnesia | remember 기억(증) | amnesia 기억상실, 기억상실증 |
| −oma | tumor, neoplasm 종양 | myoma 근종 |
| −op(s)ia | see 시각(증) | diplopia 겹보임, 복시 |
| −osmia | smell 냄새, 취각(증) | anosmia 후각없음증 |
| −pathy | disease 질병 | nephropathy 콩팥병증 |
| −penia | dificiency 부족, 결핍 | leukopenia 백혈구감소증 |
| −pepsia | digest 소화 | dyspepsia 소화불량 |

| | | |
|---|---|---|
| -phagia | eat 식사 | polyphagia 다식(증) |
| -phobia | fear 공포(증) | acrophobia 고소공포, 높은곳공포증 |
| -phonia | sound 음, 소리 | aphonia 소리못냄증 |
| -plasm, -plasia | formation 형성 | neoplasm 신생물 |
| -plegia | paralysis 마비 | hemiplegia 반신마비 |
| -plexy | stroke 발작, 타격 | apoplexy 된출혈, 중풍 |
| -pnea | breath 호흡 | dyspnea 호흡곤란 |
| -poiesis | production 형성 | hematopoiesis 조혈 |
| -ptosis | downward 처짐 | nephroptosis 콩팥처짐 |
| -ptysis | spitting 토출 | hemoptysis 객혈 |
| -rrhage, -rhage | excessive, flow 출혈, 누출 | rhinorrhagia 코피 |
| -rrhea, rhea | flow, dischage 유출, 누출 | rhinorrhea 콧물 |
| -rrhexis, -rhexis | rupture 파열 | enterorrhexis 창자터짐, 장파열 |
| -sarcoma | sarcoma 육종 | liposarcoma 지방육종 |
| -sclerosis | hardening 경화(증) | arteriosclerosis 동맥경화증 |
| -somnia | sleep 수면 | insomnia 불면(증) |
| -spasm | convulsion 경련 | pylorospasm 날문연축 |
| -staxis | hemorrhage 출혈 | epistaxis 코피 |
| -stenosis | narrowing 협착(증) | arteriostenosis 동맥협착 |
| -tresia | opening 천공 | esophageal atresia 식도폐쇄 |
| -trophy | nutrient 영양상태 | hypertrophy 비대 |
| -uria | urine condition 소변상태 | nocturia 야간뇨 |

## 2) 진단, 검사방법 및 치료

| 결합형, 접두사 | 의 미 | 용 어 |
|---|---|---|
| -gram | recorded 그림, 기록된 도표 | electrocardiogram 심전도 |
| -graph | instrument for recording 기록하는 도구 | electrocardiograph 심전도기 |
| -graphy | method for recording 기록하는 방법 | electrocardiography 심전도법 |
| -meter | instrument for measuring 측정기, 계측기 | pelvimeter 골반계 |
| -metry | method for measuring 계측법 | pelvimetry 골반측정법 |
| -opsy | vision 조직검사법 | autopsy 부검, 시체해부 |
| -scope | instrument for examining | endoscope 내시경 |
| -scopy | method of examining | laparoscopy 복강경(배안보개)검사 |
| -tome | instrument for cutting | dermatome 피부절편기 |
| -tomy | incision 절개 | vagotomy 미주신경절단(술) |
| -centesis | puncture 천자 | enterocentesis 창자천자 |
| -clasis, -clasia | surgical fracture 외과적 골절 | osteoclasia 뼈파괴 |
| -clysis | irrigation 관장 | enteroclysis 영양분장주입, 고위관장법 |
| -desis | fusion 고정(술) | arthrodesis 관절고정(술) |
| -ectomy | excision 절제(술) | hepatectomy 간절제(술) |
| -lapaxy | crushing and removal 분쇄 및 제거 | litholapaxy 쇄석술, 돌깸술 |
| -pexy | fixation 고정 | nephropexy 콩팥고정(술) |
| -plasty | surgical repair 성형(술), 봉합(술) | labioplasty 입술성형(술) |
| -rrhaphy | suture 봉합(술), 꿰맴(술) | glossorrhaphy 혀봉합(술) |
| -stomy | artificial opening 창냄(술), 연결(술) | esophagostomy 식도창냄(술) |
| -therapy | therapy 치료 | radiotherapy 방사선치료 |
| -tomy | incision, section 절개 | laparotomy 개복(술) |
| -tripsy | crushing 깸(술), 파쇄(술) | nephrolithotripsy 콩팥쇄석술 |

## 3) 상태

| 결합형, 접두사 | 의 미 | 용 어 |
|---|---|---|
| –ia, y | condition, state 상태 | leukemia 백혈병 |
| | | neuropathy 신경병증 |
| –ism | condition, process 상태, 과정 | hypothyroidism 갑상샘저하증 |
| –sis, –osis | condition, state 상태 | neurosis 신경증 |
| –asis, –esis | | bronchiectasis 기관지확장증 |
| –iasis | | |
| –sy | disease, symptom 질병, 증상 | epilepsy 간질 |
| –oma | tumor, neoplasm 종양 | hepatoma 간암 |

## 4) 명사의 단수 및 복수형

| 접미사 | | 예 | | |
|---|---|---|---|---|
| 단 수 | 복 수 | 단 수 | 복 수 | 의 미 |
| –a | –ae | aorta | aortae | 대동맥 |
| –ax | –aces | thorax | thoraces | 가슴 |
| –ex | –ices | cortex | cortices | 겉질, 피질 |
| –is | –es | pubis | pubes | 두덩뼈, 치골 |
| –ix | –ices | cervix | cervices | 목 |
| –oma | –omata | carcinoma | carcinomata | 암종 |
| –on | –a | ganglion | ganglia | 신경절 |
| –um | –a | labium | labia | 입술, 음순 |
| –us | –i | fundus | fundi | 바닥, (위)바닥 |

# 2장 신체의 구조

## 1. 해부학적 용어

인체의 기관이나 자세한 명칭을 포함하여 인체의 위치나 방향, 선과 면에 대한 용어를 살펴보면 다음과 같다.

### 1) 위치와 방향에 관한 용어

**median 정중의** : situated in the midline of a body. 몸의 중앙에 위치한다.

**sagittal 시상의** : divided of the body into left and right portions. 인체의 세로방향을 말한다.

**transverse 가로의, 횡의** : placed crosswise.

**frontal 이마(뼈)의, 앞의** : pertaining to the forward.

**occipital 뒤통수(뼈)의** : pertaining to the occiput.

**anterior(ventral) 앞의(배의)** : in front of or in the forward part of an organ. 신체의 앞쪽이다.

**posterior(dorsal) 뒤의(등의)** : in back of or the back part of a structure. 신체의 뒤쪽이다.

**superior(cephalic) 위(상, 머리)의** : above, or upward. 머리에서 가까운 쪽이다.

**inferior(caudal) 아래(꼬리)의** : below, or downward. 머리에서 먼 쪽이다.

**lateral 가쪽의, 외측의** : a position farther from the midline of the body. 정중선으로부터 먼 쪽이다.

**medial 안쪽의** : closer to the median plane. 중심선으로부터 가까운 쪽이다.

**distal 먼쪽의, 원위의** : remote; farther from any point of reference. 기시부로부터 먼 쪽이다.

**proximal 몸쪽의, 근위의** : nearest; closer to any point of reference. 기시부에 가까운 쪽이다.

**deep 깊은** : far beneath the surface; not superficial. 표면에서 먼 쪽이다.

**superficial 얕은, 표재의** : near the surface. 표면에 가까운 쪽이다.

**afferent 들(구심)의** : conveying toward a center. 중심(구조)으로 향한다.

**efferent 날(원심)의** : conveying away from a center. 중심(구조)으로부터 멀어진다.

**central 중심의** : a center; not peripheral.

## 2) 신체의 선과 면

**median line 정중선** : an imaginary vertical line on the body surface. 코(nose)와 배꼽(umbilicus)의 정중앙을 지나는 수직선.

**midaxillary line 중간겨드랑선** : vertical line passing through the middle of axilla. 액와(겨드랑)의 정중앙을 지나는 선.

**mammary line 유두선** : 유두를 지나는 수직선.

**scapular line 어깨뼈선** : vertical line on the posterior surface of the body, passing through the inferior angle of the scapula. 배부에서 어깨뼈의 하각을 지나는 수직선.

**interpupillary line 동공사이선** : the line between the pupils.

**orbitomeatal line 눈확귓구멍선** : the line connecting between the orbit and external acoustic meatus. 바깥귀길과 눈확을 연결하는 선.

**acanthiomeatal line 앞코가시귓구멍선** : the line connecting between the acanthion and external acoustic meatus. 비극점과 와이도를 연결하는 선.

**glabellomeatal line 미간(눈썹사이)구멍선** : the line connecting between the glabella and external acoustic meatus.

**glabelloalveolar line 미간이틀선** : the line connecting between the glabella and alveolus.

**frontal plane, coronal plane 관상면, 이마평면** : vertical plane dividing the body into front and back parts.

**sagittal plane 시상면** : vertical plane dividing the body into left and right portions.

**transverse plane 가로면** : horizontal plane of body dividing the body into upper and lower portions.

**midsagittal plane 정중시상면** : the plane passing longitudinally through the middle of the body from front to back. 코와 배꼽의 정중앙을 지나는 수직면.

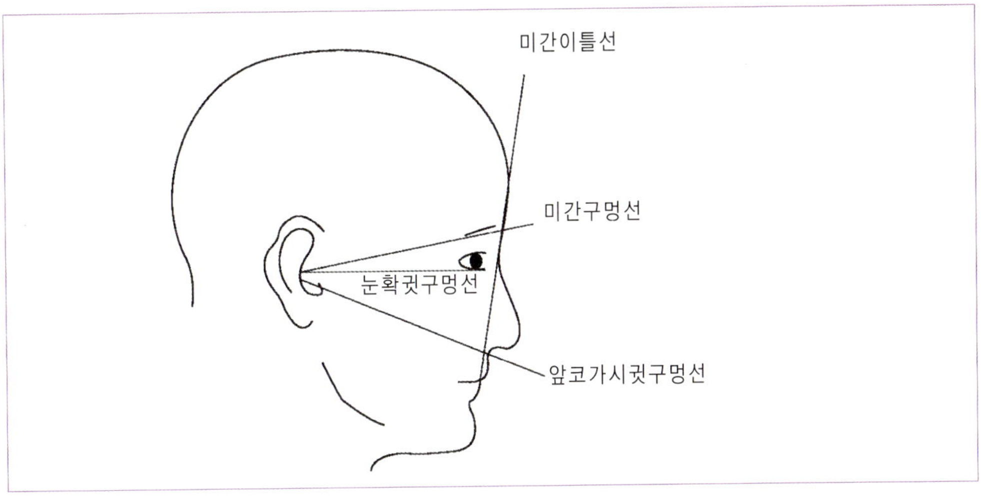


그림 2-1. 신체의 선

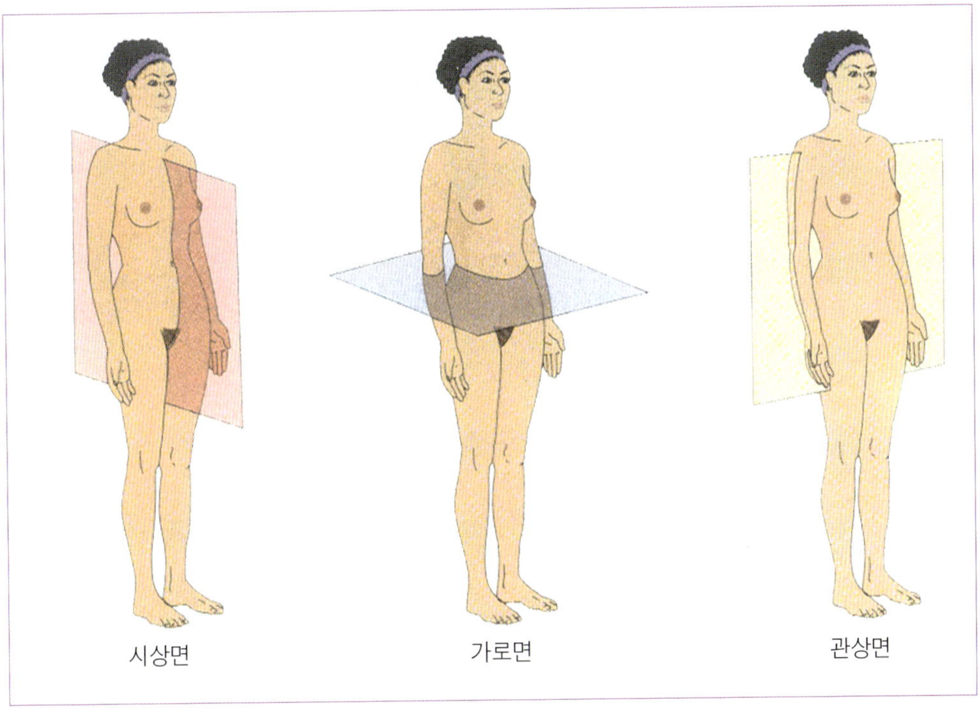


그림 2-2. 신체의 면

## 3) 배(복부)와 등의 구분

### (1) 배의 해부학적 구분

① 갈비밑부위, 늑하부(좌, 우) Hypochondriac regions ········· 1

복부 상부의 외측에 있다.

② 명치부위(상복부) Epigastric region ········· 2

복부 상부의 중간에 위치한다.

③ 허리부위, 요부(좌, 우) Lumbar region ········· 3

복부 중간의 외측에 위치한다.

④ 배꼽 부위 Umbilical region ········· 4

배꼽 주위에 위치한다.

⑤ 샅굴부위, 서혜부 Inguinal regions ········· 5

복부 하부의 좌우 외측에 위치한다.

⑥ 아랫배부위, 하복부 Hypogastric region ········· 6

복부 하부의 중간에 위치한다.

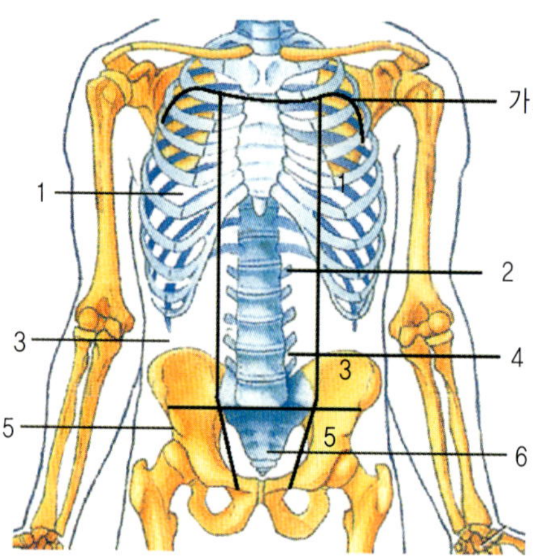


그림 2-3. 배의 해부학적 구분

### (2) 배의 임상적 구분

임상에서 배(abdomen)의 구분 시 사용된다.

① 우상부 Right upper quadrant(RUQ)

Liver, gallbladder, right kidney 등.

② 좌상부 Left upper quadrant(LUQ)

Stomach, pancreas, spleen, left kidney, 등.

③ 우하부 Right lower quadrant(RLQ)

Cecum, vermiform appendix(막창자꼬리), right ureter, ascending colon(오름잘록창자), right ovary 등.

④ 좌하부 Left lower quadrant(LLQ)

Left ureter, descending colon(내림잘록창자), sigmoid colon(구불잘록창자), left ovary(좌난소), 등.

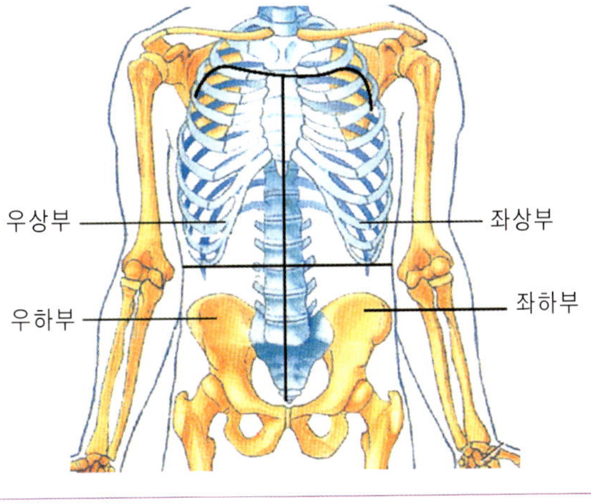


그림 2-4. 배의 임상적 구분

### (3) 등의 해부학적 구분

배부(척추)의 임상 구분 시 사용된다.

① 목부위 Cervical regions, neck region(C1–C7)

② 가슴부위 Thoracic regions, chest region(T1–T12)

③ 허리부위 Lumbar regions, loin region(L1–L5)

④ 엉치부위 Sacral region, sacrum regions(S1–S5)

⑤ 꼬리부위 Coccygeal regions, coccyx region(성인 : C1, 유아 : C1–C3 혹은 C4)

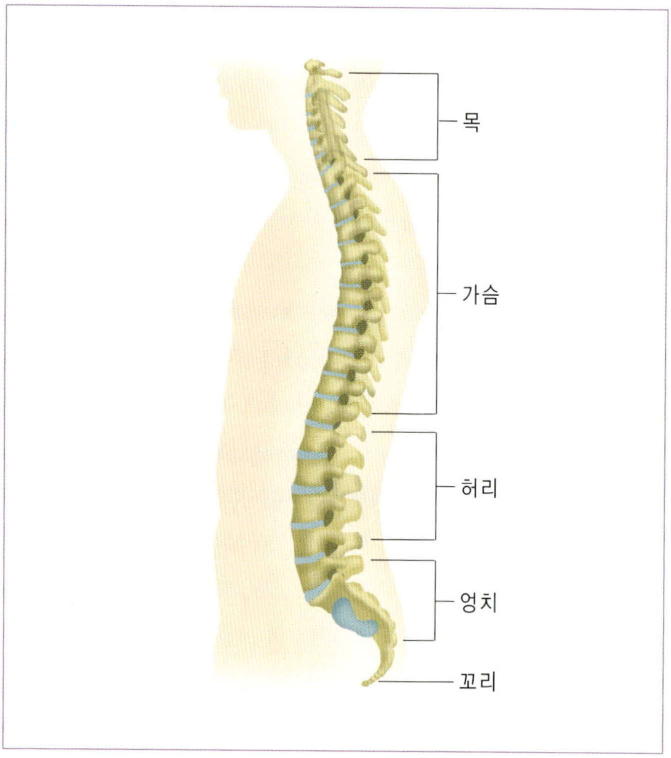


그림 2–5. 등(척추)의 해부학적 구분

## 4) 체강

체강(body cavity)은 일명 내장강(visceral cavity)이라고도 한다.

### (1) 머리안, 두개강 Cranial cavity

뇌(brain)가 있다.

### (2) 가슴안, 흉강 Thoracic cavity

목과 가로막(diaphgram) 사이에 있는 배쪽체강(ventral body cavity)으로, 기관은 폐, 심장, 식도(esophagus), 기관(trachea), 가슴샘(thymus), 대동맥(aotra)이 있다.

#### ① 가슴막안 Pleural cavity

내장쪽가슴막(visceral pleura)과 벽쪽가슴막(parietal pleura) 사이의 좁은 간극을 말한다.

#### ② 가슴세로칸, 종격 Mediastinum

폐를 둘러싼 부분으로서, heart, aorta, trachea, esophagus, and thymus gland가 있다.

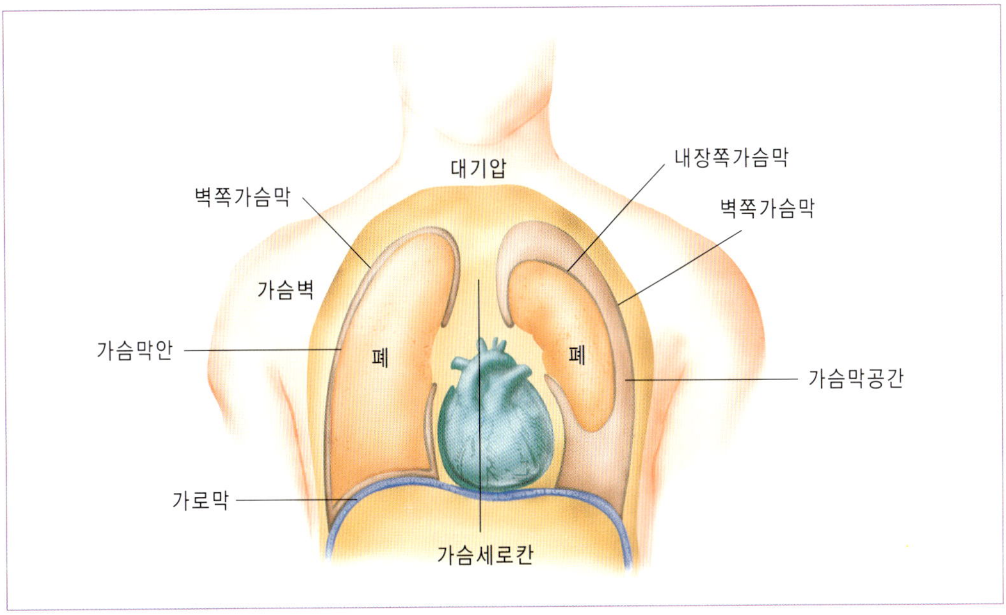


그림 2-6. 가슴안의 구분

### (3) 배안, 복강 Abdominal cavity

가로막과 골반(pelvis) 사이에 위치한 부분으로서, 기관으로 위, 작은창자, 큰창자, 지라(spleen), 간, 쓸개(주머니)(gallbladder), 이자(pancreas) 등이 있다.

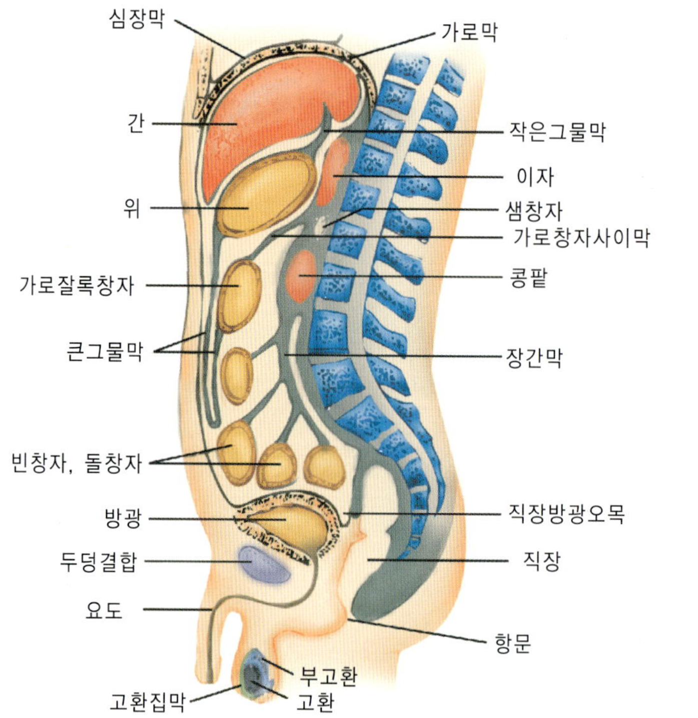


그림 2-7. 배안 내 장기

### (4) 골반안 Pelvic cavity

골반 내에 내강으로 방광(urinary bladder), 자궁(uterus), 자궁관(uterine tube), 난소(ovary), 직장(rectum) 등이 위치한다.

### (5) 척수강 Spinal cavity

척수신경(nerves of spinal cord)이 있다.

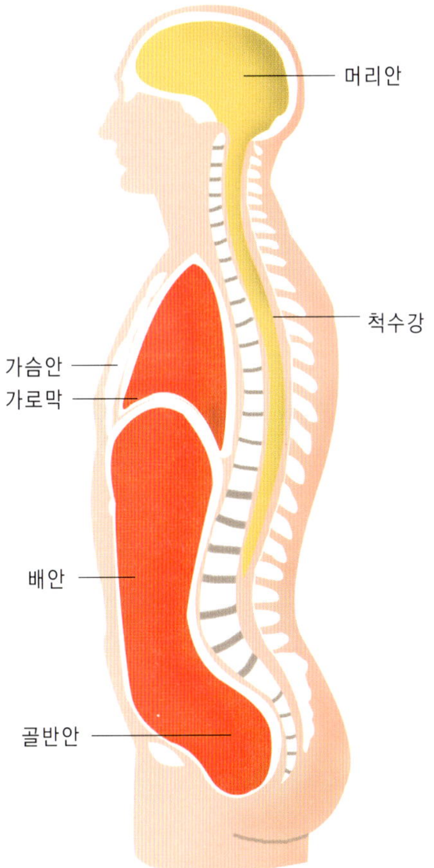


그림 2-8. 체강

## 2. 신체의 기본적 구조

인체는 몇 개의 계통(system)에 속하는 각각의 기관(organ)으로 구성되어 있고, 그 기관들은 다시 조직(tissue)들로 구성되어 있으며, 조직은 또한 세포(cell)라는 기본단위로 모여서 이루어져 있다.

### 1) 세포

인체의 구성과 기능을 이루는 최소 단위로 세포막, 핵 및 세포질로 구성되어 있다.

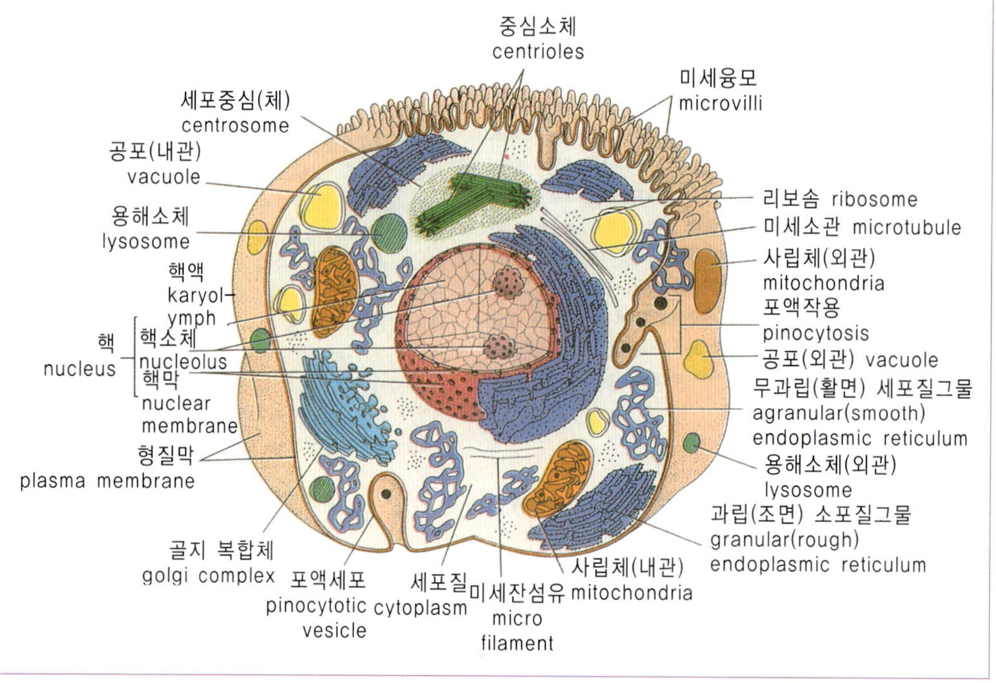


그림 2-9. 일반 세포의 구조

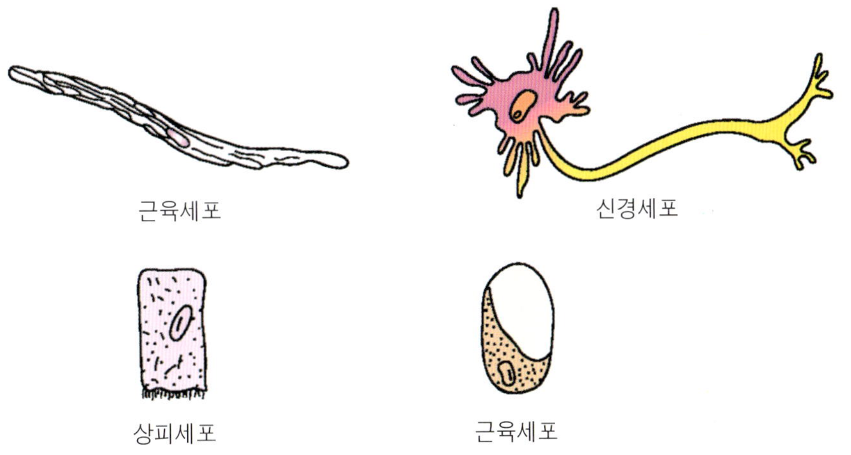


그림 2-10. 인체 세포의 종류

### (1) 세포막 Cell membrane

세포에서 원형질(protoplasm)을 최 외곽에서 보호하며, 물질을 선택적으로 투과시킨다.

### (2) 핵 Nucleus

세포의 뇌(brain)라고 불리는 핵은 세포질 중심 부근에 있으며, 단백질합성과 세포의 성장, 증식 등에 관여한다.

### (3) 염색체 Chromosome

세포 안에 유전자의 형태로 유전정보를 가지고 있는 실 모양의 현미경적 구조로, 유전정보를 전달하며 RNA 및 히스톤과 결합한다.

### (4) 세포질 Cytoplasm

여러 소기관들로 사립체(mitochondrion), 세포질그물(endoplasmic reticulum), 골지기관(Golgi apparatus), 용해소체(lysosome), 중심소체(centriole) 등이 있다.

## 2) 조직

### (1) 상피조직 Epithelial tissue

각 기관의 내·외 표면을 덮는 막성조직이다.

### (2) 결합조직 Connective tissue

각 조직간이나 기관 사이를 결합 또는 지지하는 조직이다.

### (3) 신경조직 Nerve tissue

신경(nerves) 및 신경중추(nerve centers)로 구성된 조직이다.

### (4) 근(육)조직 Muscle tissue

근세포가 모인 것으로, 구조와 기능에 따라 민무늬근육(smooth muscle)과 심장근(cardiac muscle)은 불수의근(involuntary muscle)이며, 이외에 뼈대근육(skeletal muscle, 골격근)은 수의근(voluntary muscle)이다.

## 3) 기관, 장기

기관(organs)은 여러 종류의 조직으로 되어 있으며, 특유의 기능을 수행하는 신체의 독립된 부분이다. 예로 위(stomach), 간(liver) 등이 있다.

## 4) 계통, 기관계

계는 몇 개의 기관으로 구성되어 있는데, 예를 들면 콩팥(kidney), 요관(ureter), 방광(urinary bladder), 요도(urethra)는 비뇨기계에 속하는 기관들이다.

인체를 구성하는 기관계는 운동기계로 근뼈대계통, 내장계로 소화·호흡·비뇨생식·내분비계통이 있으며, 그 외에 순환계통, 신경계통, 피부계통 등이 있다.

### (1) 근육계통 Muscular system

Muscles(근육)

### (2) 뼈대계통 Skeletal system

Bones(뼈), joints(관절)

### (3) 소화계통 Digestive system

Mouth(입), pharynx(인두), esophagus(식도), stomach(위), duodenum(샘창자), jejunum(빈창자), ileum(돌창자), cecum(막창자), colon(잘록창자), rectum(직장), liver(간), gallbladder(쓸개(주머니)), pancreas(이자).

### (4) 호흡계통 Respiratory system

Nose(코), pharynx(인두), larynx(후두), trachea(기관), bronchi(기관지), lungs(폐).

### (5) 비뇨계통 Urinary, excretory system

Kidneys(콩팥), ureters(요관), urinary bladder(방광), urethra(요도).

### (6) 여성 생식계통 Female reproductive system

Mammary glands(젖샘), ovaries(난소), fallopian tubes(자궁관), uterus(자궁), vagina(질).

### (7) 남성 생식계통 Male reproductive system

Testes(고환), prostate(전립샘), penis(음경).

### (8) 내분비계통 Endocrine system

Thyroid gland(갑상샘), pituitary gland(뇌하수체), sex gland(생식샘 : ovaries, testes), adrenal glands(부신, 콩팥위샘), pancreas(이자), parathyroid glands(부갑상샘), pineal gland(솔방울샘), thymus gland(가슴샘).

### (9) 순환계통 Circulatory system

Heart(심장), blood vessels(혈관 : arteries, veins, and capillaries), lymphatic vessel(림프관) and nodes(림프절), thoracic duct(가슴림프관), spleen(지라), thymus gland(가슴샘).

### (10) 신경계통 Nervous system

Brain(뇌), spinal cord(척수), nerves(신경).

### (11) 피부계통 Integumentary system

Skin(피부), hair(털), nails(손톱) and cutaneous glands(피부샘), sebaceous and sweat glands(피지샘과 땀샘).

# 3장

# 근육뼈대계통 Muscle and Skeletal System

근육뼈대계통은 뼈(bones), 근육(muscles), 관절(joints), 연골(cartilages) 등을 포함하는데, 이 중 성인의 뼈는 206개이며, 이것들은 인체 특유의 체격을 만들며 골격근 작용에 의해 각종 운동을 할 수 있다.

## 뼈 Bones

### 1. 용어

| 결합형 | 의 미 | |
|---|---|---|
| os(pl. ossa) | 뼈 | bone |
| oste/o | 뼈 | bone |
| cost/o | 갈비뼈 | rib |
| vertebr/o, spondyl/o | 척추 | vertebra |
| myel/o | 척수, 골수 | bone marrow, spinal cord |
| pod/o, ped/o | 발, 어린애 | foot, child |
| digit/o, dactyl/o | 손가락, 발가락 | finger, toe |
| plant/o | 발바닥 | foot sole |
| dors/o, dorsi- | 등 | dorsum |

| | | |
|---|---|---|
| cheir/o, chir/o | 손 | hand |
| ment/o | 턱끝, 턱 | mentum, chin |
| brachi/o | 팔 | arm |
| spin/o, rachi/o | 척추 | spinal column, spine |
| hier/o, sacr/o | 엉치뼈 | sacrum |
| cephal/o | 머리, 두측 | head |
| caud/o | 꼬리, 미측 | tail |
| −physis | 성장, 생장 | growth |
| −malacia | 연화 | softening |
| −sclerosis | 경화 | hardening |

# 2. 해부학적 용어

## 1) 뼈의 기본적 구조

### (1) 뼈의 구성 및 발생

**diaphysis 뼈몸통** : shaft or middle portion of a long bone.

**epiphysis 뼈끝** : the end of a long bone and center of ossification for growing bone.

**periosteum 뼈막** : a specialized connective tissue covering all bones of the body.

**endosteum 뼈속막** : the tissue lining the medullary cavity of a bone.

**medullary cavity 골수공간** : the central cylindric space in the diaphysis of a long bones. 뼈몸 통의 중심에 위치한 원추상 공간.

**cancellous bone, spongy bone 갯솜뼈, 해면골** : the spongy interior of nature bone. 조혈작용이 왕성한 적색골수(red marrow)가 들어 있다.

**compact bone 치밀뼈** : the hard outer layer, cortex, or dense portion of nature bone. 뼈의 표층에 있으며, 하버스관(Harversian canal)이 들어 있다.

## (2) 골의 분류 - 형태

**long bone 긴뼈, 엉덩뼈** : femur, tibia, fibula, humerus, radius, ulna.

**short bone 짧은뼈** : carpal · tarsal bone.

**flat bone 납작뼈** : skull, rib, scapula.

**irregular bone 불규칙뼈** : vertebra, sphenoid bone, sacrum, mandible.

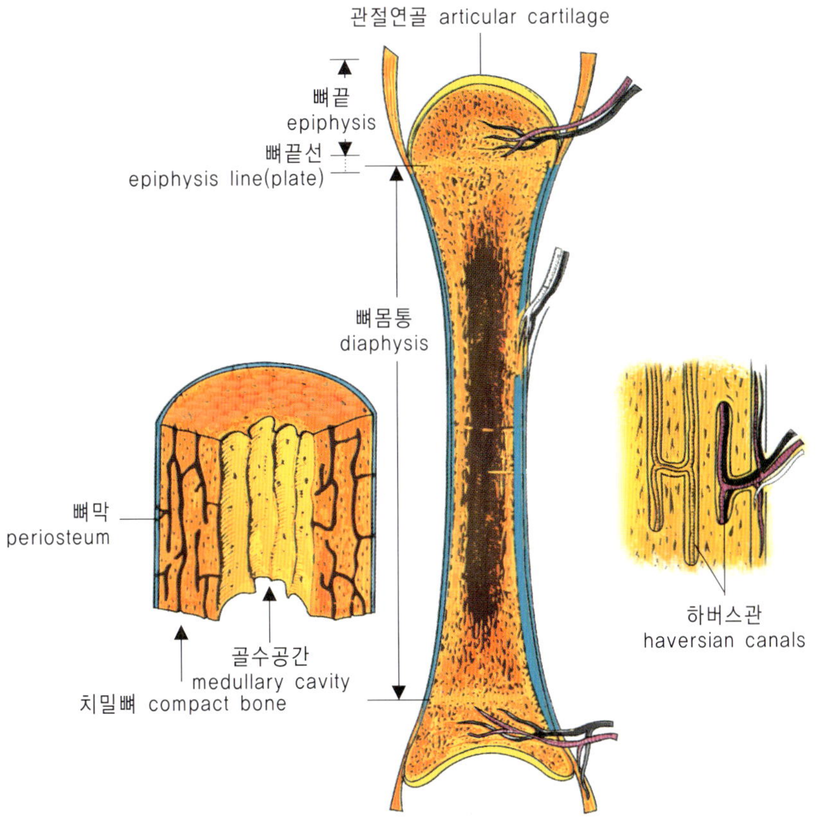


그림 3-1. 뼈의 내부구조

## 2) 골 표면의 형태

### (1) 오목과 구멍 Depression and opening

**fossa 오목** : a hollow or depressed area.

**sulcus 고랑, 홈** : a groove, trench, or furrow. 좁고 길게 함입된 것.

**sinus 굴** : spaces, cavity within a bone.

**foramen 구멍** : natural opening or passage.

**meatus 길, 도** : an opening or passage way in the body.

**fissure 틈새** : a cleft or groove. 2개 이상의 뼈가 만드는 틈새.

**notch 패임** : an indentation or depression, especially one on the edge of a bone.

**canal 관, 굴** : narrow tubular passage. 좁은 튜브형의 통로.

### (2) 융기, 돌기 Projection, process

**condyle 관절융기** : a rounded projection on a bone.

**epicondyle 위관절융기** : an eminence upon a bone, above its condyle.

**head 머리** : rounded eminence of a bone.

**tubercle 결절** : a nodule or small eminence.

**trochanter 돌기, 전자** : large process below the neck of the femur.

**crest 능선, 돌기** : ridge, especially one surmounting a bone.

**tuberosity 거친면, 조면** : rough protuberance.

**process 돌기** : a prominence or projection, as of bone.

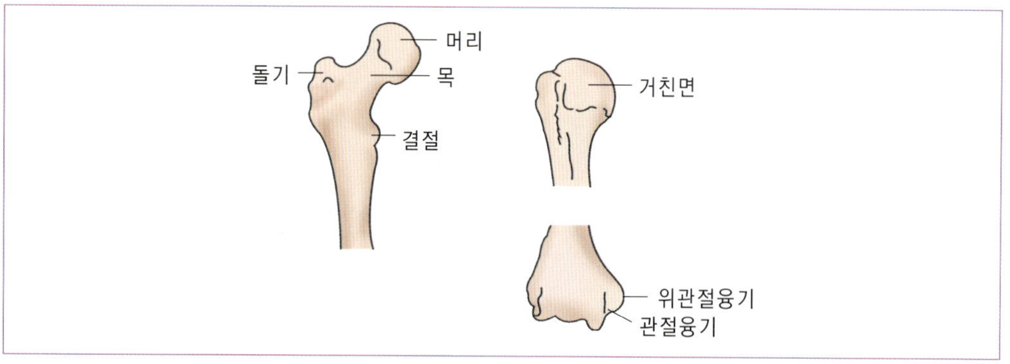


그림 3-2. Bone processes 뼈돌기

## 3) 두개(골) Skull

### (1) (뇌)머리뼈 Cranial bones

**parietal bone 마루뼈** : part of the superior and lateral surface of the skull.

**temporal bone 관자뼈** : part of the lateral surface and base of the skull.

**frontal bone 이마뼈** : the skeleton of the forehead.

**occipital bone 뒤통수뼈** : posterior and inferior part of the cranium.

**sphenoid bone 나비뼈, 접형골** : irregular, wedge-shaped bone at the base of the skull.

**ethmoid bone 벌집뼈, 사골** : the cubical bone located between the orbits.

**fontanelle 숫구멍, 천문** : the membrane-covered spaces remaining in the incompletely ossified skull of a fetus or infant. 신생아의 두개에서 뼈되기(골화)가 완전히 안된 부드러운 부위.

① anterior(bregmatic) fontanelle 앞숫구멍 : the unossified area of the skull at the junction of the coronal and sagittal suture.

② posterior(occipital) fontanelle 뒤숫구멍 : the unossified area of the skull at the junction of the sagittal and lambdoid sutures. 시상봉합과 시옷봉합 사이에 있는 삼각형의 뼈되기(골화)가 안 된 부분.

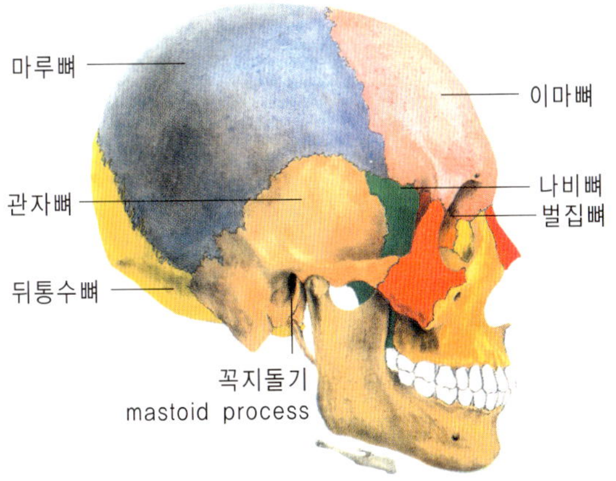


그림 3-3. 머리뼈 옆면

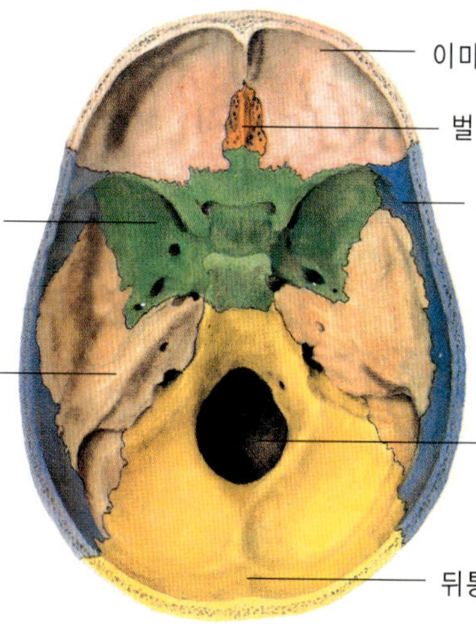


그림 3-4. 머리 바닥의 뼈

### (2) 얼굴뼈 Facial bones

**maxilla 위턱뼈, 상악골** : the bone of the upper jaw.

**mandible 아래턱뼈, 하악골** : the bone of the lower jaw.

**zygomatic bone 광대뼈, 관골** : the triangular bone of the cheek.

**nasal bone 코뼈** : bones at the anterosuperior part of the nose.

**lacrimal bone 눈물뼈** : bone at the anterior part of the hard palate the lateral wall of the nasal fossa.

**inferior nasal concha 아래코선반뼈** : forming the lower port of the lateral wall of the nasal cavity.

**vomer 보습뼈, 서골** : the inferior and posterior part of the nasal septum.

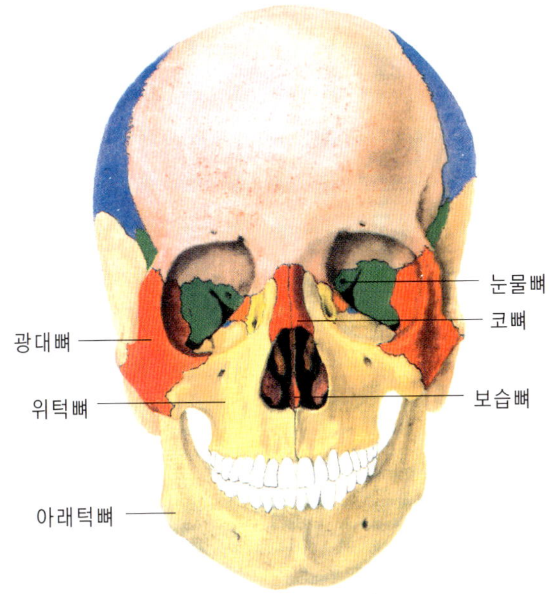


그림 3-5. 얼굴뼈

## 4) 몸통뼈대 Axial skeleton

### (1) 척주 Vertebral column

**cervical vertebrae 목뼈(C1–C7)** : vertebra constituting the skeleton of the neck.

**thoracic vertebrae 등뼈(T1–T12)** : vertebra forming part of the posterior wall of the thorax.

**lumbar vertebrae 허리뼈(L1–L5)** : vertebra between the thoracic vartebra and the sacrum.

**sacrum 엉치뼈** : the triangular bone just below the lumbar vertebra.

**coccyx 꼬리뼈** : tailbone.

**disk, disc 디스크, 원반** : a circular or rounded flat plate.

**intervertebral disk 척추(사이)원반, 추간판** : layers of fibrocartilage between the bodies of adjacent vertebrae.

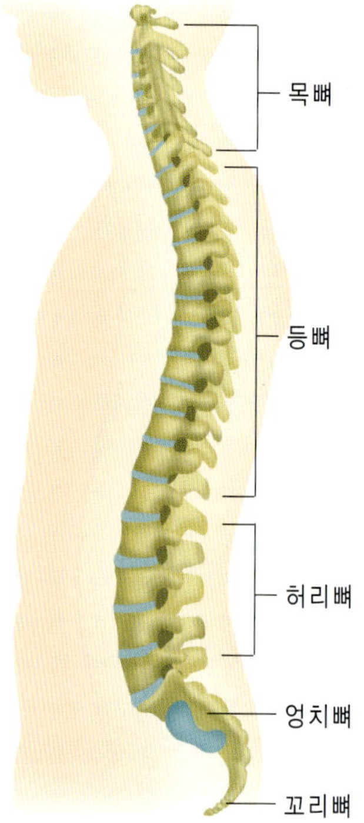


그림 3-6. 척주

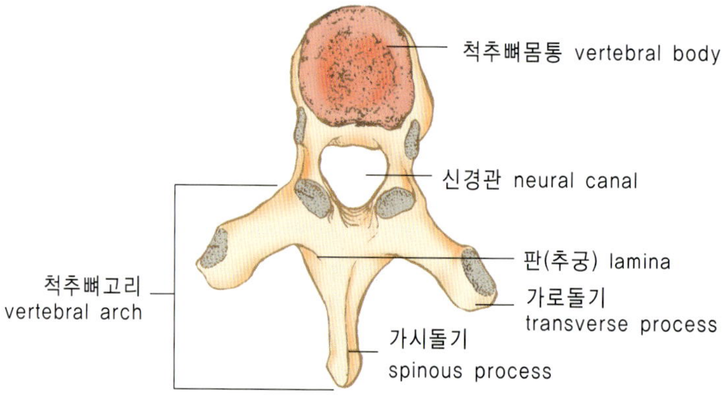


그림 3-7. 척추뼈의 일반 구조

### (2) 가슴의 뼈 Bones of the thorax

**ribs 갈비뼈** : 12 pairs, bone attached posteriorly to the thoracic vertebrae.

① true ribs, sternal ribs **참갈비뼈** : the upper seven ribs, which are connected to the sides of the sternum. 상부의 제 1~7 갈비뼈로 갈비연골에 의해 복장뼈에 연결되어 있다.

② false ribs 거짓갈비뼈 : the lower five ribs, which are not directly attached to the sternum. 제 8~12의 갈비뼈로, 복장뼈에 직접 부착되지 않음.

**sternum 복장뼈** : bone forming the middle of the anterior wall of the thorax.

## 5) 팔뼈(상지뼈) Bone of upper limb

**clavicle 빗장뼈** : the bone articulating with the sternum and scapula.

**scapula 어깨뼈** : the flat, triangular bone in the back of the shoulder.

**humerus 위팔뼈** : the bone that extends from the shoulder to the elbow.

**radius 노뼈** : the bone on the outer of the forearm.

**ulna 자뼈** : the inner bone of the forearm.

**carpal bone 손목뼈** : the eight bone of the wrist.

**metacarpal bones 손허리뼈** : between the wrist and the fingers.

**phalanges(singuar : phalanx) 손발가락뼈** : the fourteen bones of the fingers.

## 6) 다리뼈(하지뼈) Bones of lower limb

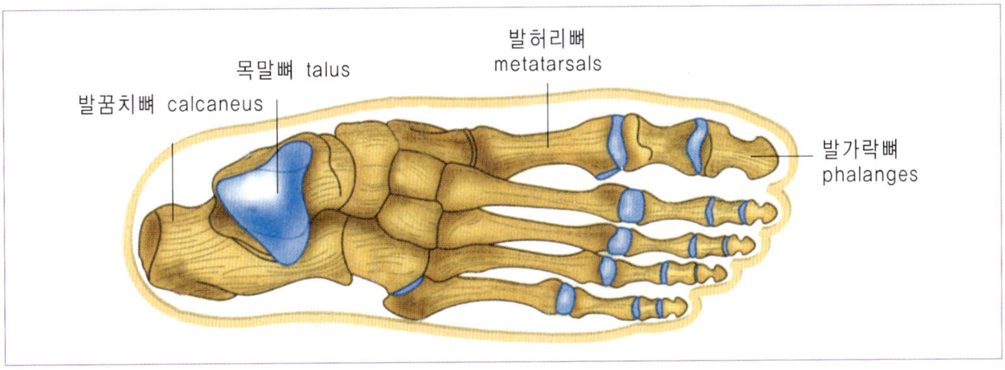


그림 3-8. 발의 뼈

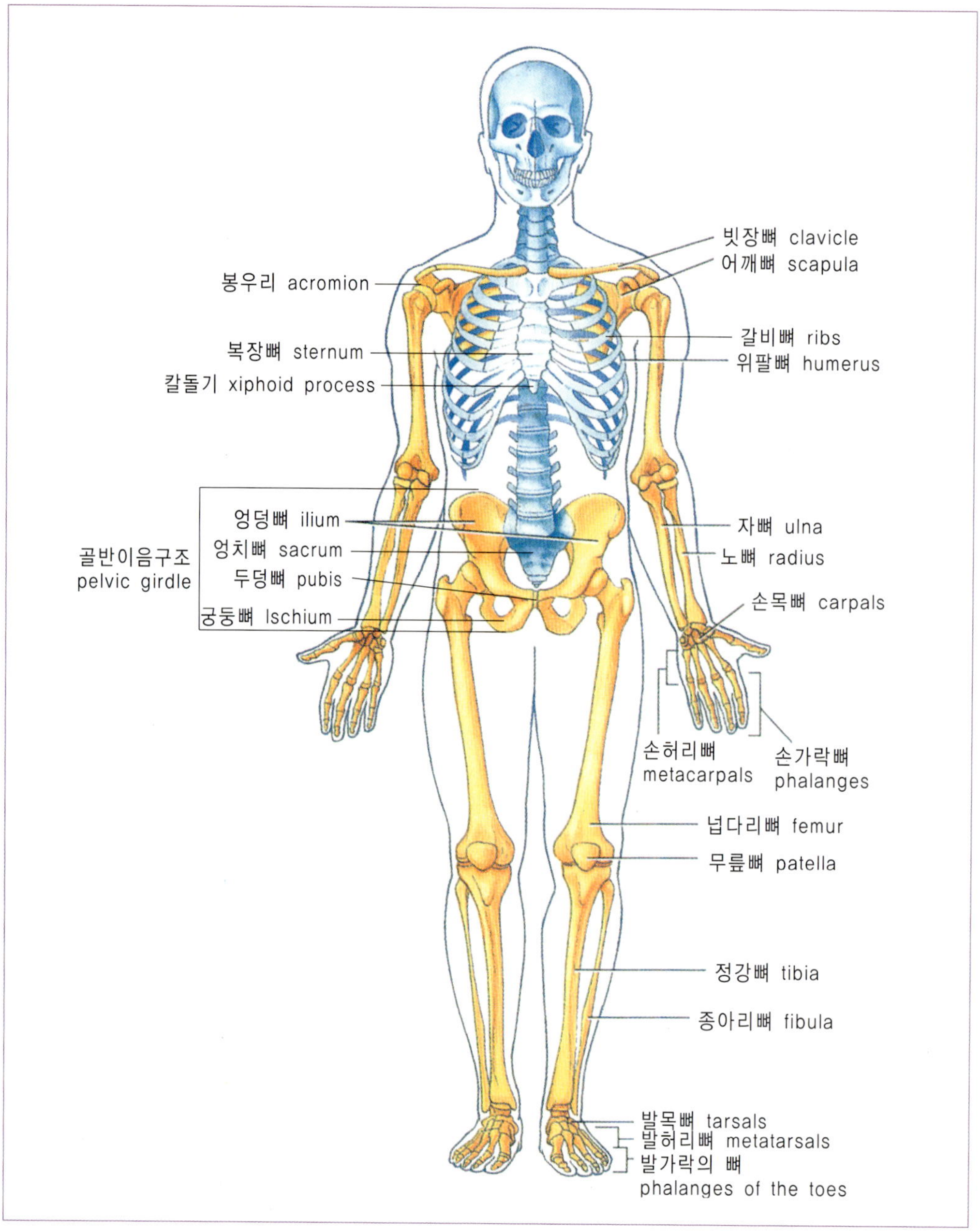


그림 3-9. 가슴, 골반 및 팔다리

**hip bone, coxa 볼기뼈, 관골**

(1) ilium 엉덩뼈 : the expansive superior portion.

(2) ischium 궁둥뼈 : the inferior dorsal part.

(3) pubis 두덩뼈 : the anterior inferior part.

**pelvis 골반** : bounded anteriorly and laterally by the two hip bones and posteriorly by the sacrum and coccyx. 전방의 좌우 두 개의 볼기뼈와 후방의 엉치뼈, 꼬리뼈에 의해 구면을 이룬다.

**femur 넙다리뼈** : the bone that extends from the pelvis to the knee.

**patella 무릎뼈** : a triangular sesamoid bone situated at the front of the knee.

**fibula 종아리뼈** : the outer and smaller bone of the lower leg.

**tibia 정강뼈** : the inner and large bone of the lower leg.

**tarsal bone 발목뼈** : the seven bone of the ankle.

**metatarsal bone 발허리뼈** : the five bones extending from the tarsus to the phalanges of the toes.

**toes 발가락** : the fourteen bone composing the skeleton of the toes.

## 3. 증상 용어

**episodic bone pain 발작적 골통증** : 뼈에 통증이 다른 것과 연관 지어 계속적으로 일어난다.

**coccygodynia, coccygalgia 꼬리뼈통증** : pain in the coccyx.

**hieralgia, sacralgia 엉치뼈통증** : pain in the sacrum.

**ostealgia, ostalgia 뼈통증** : pain in a bone.

**calcaneal spur syndrome 발꿈치돌기증후군** : a bone excrescence on the lower surface of the calcaneus. 발꿈치뼈 아래면이 튀어나와서 보행 시 통증을 일으킨다.

**phantom limb pain 헛팔다리통증, 환상사지통증** : pain felt as though arising in an abscent limb. 뼈가 절단되어 없는 부위에 일어나는 통증.

**osteocampsia 뼈굽음증** : curvature or bending of a bone.

**osteodysplasty 뼈발생이상** : abnormal development of density of bone.

**dehiscence 벌어짐, 결손** : a splitting open.

**osteorrhagia 뼈출혈** : hemorrhage from bone.

**osteopenia 뼈감소증** : reduced bone. 뼈합성이 이루어지지 않아 뼈부피가 감소.

**callus 굳은살, 가골** : an unorganized meshwork of women bone developed on the pattern of the original fibrin clot. 골절 후에 형성되며, 단단한 성인뼈로 대체된다. 뼈육아의 그물모양구조로 섬유소 덩어리이다.

**avascular necrosis of bone 뼈무혈관괴사** : due to deficient blood. 엉덩관절탈구나 골절 후에 혈액의 공급이 뼈에 주어지지 않아 괴사하는 상태.

**osteoclasia 뼈파괴** : the absorption and destruction of bony tissue.

## 4. 질병 용어

### 1) 염증과 감염 Inflammation and Infection

**cephalitis, encephalitis 뇌염** : inflammation of brain.

**epiphysitis 뼈끝염** : inflammation of an epiphysis.

**osteitis, ostits 뼈염** : inflammation of a bone.

**osteochondritis 뼈연골염** : inflammation of both bone and cartilage.

**osteomyelitis 골수염** : inflammation of bone caused by a pyogenic organism.

**Pott's disease 포트병, 척추카리에스** : tuberculosis of the spine.

### 2) 대사성 및 선천성 질환 Metabolic and Congenital disease

#### (1) 대사성 및 결핍성 질환

**hypophosphatasia 저인산증** : an inborn error of metabolism, characterized by lowered phosphatase activity of the serum. 혈청 중 인산효소의 감소로 뼈재생 장애와 뼈의 탈회가 일어난다.

**osteodystrophy 뼈형성장애** : defective bone formation.

**osteomalacia 뼈연화증** : softening of bones. 비타민 D 및 칼슘에 의한 뼈연화 증세.

**osteoporosis 뼈엉성증, 골다공증** : abnormal rarefaction of bone. 뼈의 병적 희박화로서, 노인에서 흔히 볼 수 있다.

**rickets 구루병** : inflammatory disease of the vertebral column.

**scurvy 괴혈병** : deficiency of vitamin C in the diet.

### (2) 선천성 및 유전성 질환

**amelia 다리없음증, 팔없음증** : absence of a limb or limbs.

**anencehalia 뇌없음증, 뇌결여증** : absence of the cranial vault.

**coxa plana 납작엉덩관절, 편평고** : osteochondrosis of the capitular epiphysis of the femur.

**coxa valga 밖굽이엉덩관절, 외반고** : deformity of the hip in which the angle between the neck and the shaft of the femur is increased. 넙다리뼈머리와 목의 축과 넙다리뼈 사이 축의 각도가 120도 이상 되어 생기는 엉덩이의 변형.

**coxa vara 안굽이엉덩관절, 내반고** : deformity of the hip in which the angle between the neck and the shaft of the femur is decresead. 넙다리뼈머리와 목의 축과 넙다리뼈 사이 축의 각도가 120도 이하 되어 생기는 엉덩이의 변형.

**spina bifida 척추갈림증, 이분척추** : defective closure of the bony encasement of the spinal cord.

**syndactylism (손발)가락붙음증, 합지증** : webbing between adjacent digits. 손가락이나 발가락이 유합된 상태.

**hyperostosis 뼈과다증** : hypertrophy of bone.

## 3) 외상성 질환 Traumatic disorders

**fracture 골절** : the breaking of a bone.

**depressed fracture 함몰골절** : a fragment is depressed. 부러진 골편이 조직 내로 들어간 것으로, 머리뼈 골절에서 많다.

**incomplete fracture 불완전골절** : the continuity of the bone does not entirely destroy. 뼈의 연속성은 파괴 안 되고, 금이 가거나 휘어지는 골절.

**transverse fracture 가로골절** : a fracture at right angles to the axis of the bone.

**comminuted fracture 분쇄골절** : the bone is splintered or crushed. 뼈가 분쇄되어 여러 조각으로 된 골절.

**greenstick fracture 생나무골절, 불완전굴곡굴절** : one side of a bone is broken, the other being bend. 일부분만 골절되며 나머지는 구부러져, 소아에서 관찰된다.

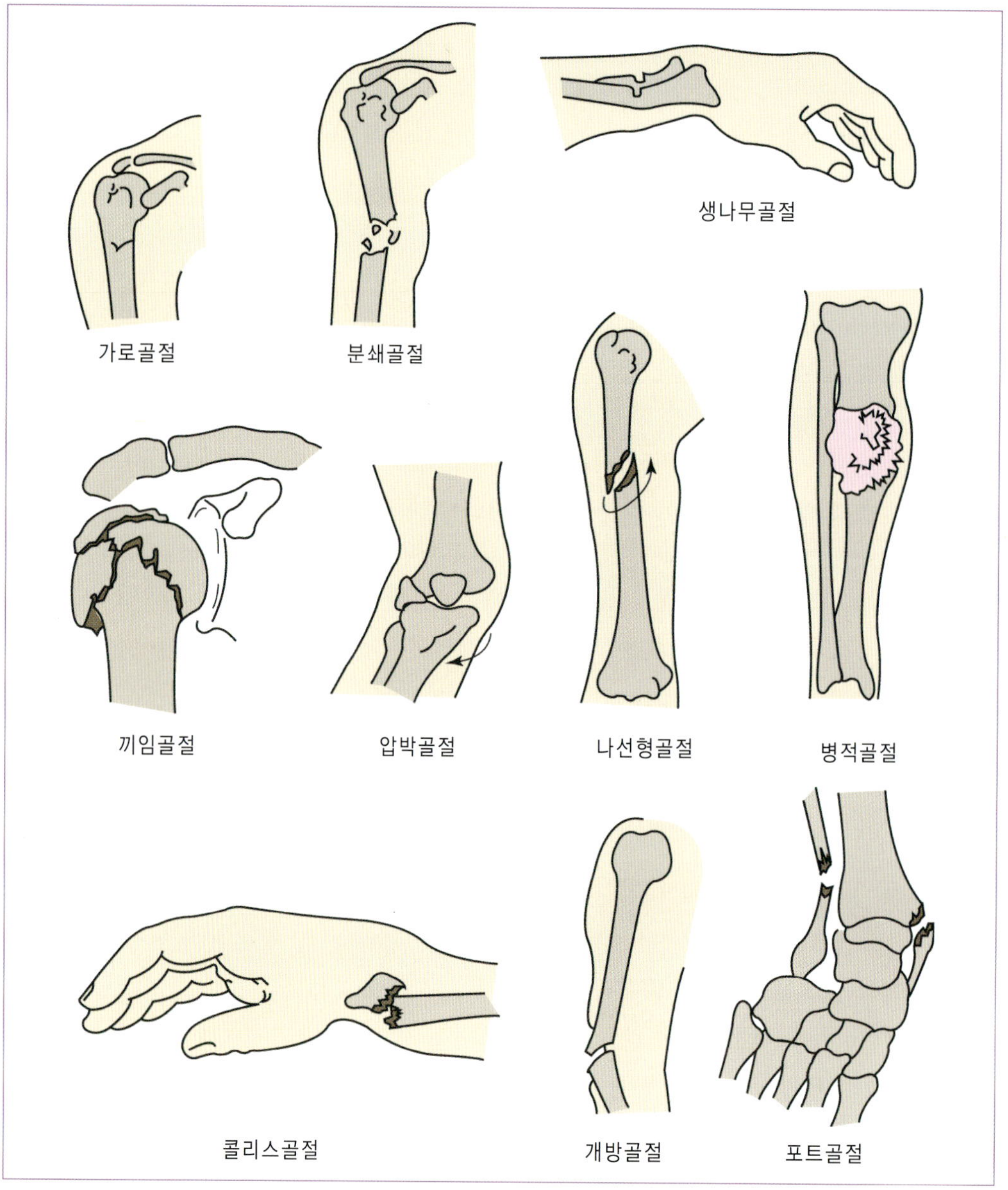


그림 3-10. 골절의 유형

impacted fracture **끼임골절** : one fragment is firmly driven into the other. 골절되어 생긴 뼈조각이 다른 골절조각에 박힌 골절.

compression fracture **압박골절** : fracture by compression. 골절된 뼈가 다른 뼈에 눌림을 받게 되는 골절로, 척추뼈절서 볼 수 있다.

spiral fracture **나선형골절** : the bone has been twisted apart. 골간부 주위의 나선형골절.

pathological fracture **병적골절** : bone fracture by pathologic processes.

Colles' fracture **콜리스골절** : fracture of the lower end of the radius in which the lower fragment is displaced posteriorly. 노뼈하단의 골절로 골편이 뒤로 변위된 골절.

open compound fracture **개방골절** : the break of the bone by an external wound. 골절단이 피부를 뚫고 나온 것.

Pott's fracture **포트골절** : fracture of the lower part of the fibula.

delayed union **지연결합, 지연유합** : 같은 뼈에 생긴 같은 종류의 골절의 일반적인 치유속도보다 느린 것.

nonunion **안붙음** : failure of the ends of a fractured bone to unite. 골절된 골편이 붙지 않는 것.

## 4) 종양

chondroma **연골종** : a tumor of cartilage cells.

osteoma **뼈종** : a tumor composed of bone tissue.

exostosis **뼈돌출증** : a benign bony growth projecting outward from the surface of a bone.

Ewing's tumor **유윙종양** : a malignant tumor of the bone arising in medullary tissue. 골수에서 발생하는 악성종양.

osteocystoma **뼈낭종** : a bone cyst.

giant cell tumor **거대세포종** : bone tumor composed of celluar spindle cell stroma. 다핵거대세포를 포함한 방추형세포로 된 골종양.

chondroblastoma(Codman's tumor) **연골모세포종** : 연골모세포에 발생하는 종양.

**multiple myeloma 다발골수종** : a malignant neoplasm of plasma cell arising in the bone marrow. 골수 내형질세포의 이상증식에 의한 다발성 종양.

**osteosarcoma 뼈육종** : a osteogenic sarcoma. 악성종양으로 보통 긴 뼈, 특히 뼈몸통 양 끝에 일어난다.

## 5. 치료 및 수술용어

**osteoplasty 뼈성형(술)** : plastic surgery of the bones.

**ostectomy 뼈절제(술)** : the execision of a bones.

**osteocamp 뼈고정기** : an instrument for bending the femur. 절골(술)에 이어 직선화된 넙다리뼈를 만곡시키는 기구.

**Lund's operation 룬드수술** : removal of the astragalus for the correction of a tailpes.

**reduction of fracture 골절정복(교정, 맞춤)** : the correction of a fracture. 골절로 부러진 뼈조각을 정상 위치로 되돌려 맞추는 것.

1) closed reduction 비개방정복, **폐쇄정복** : the manipulative reduction of a fracture without incision. 부러진 **뼈**조각을 피부 밖에서 손으로 잡아당겨, 원래의 위치에 놓게 하는 것.

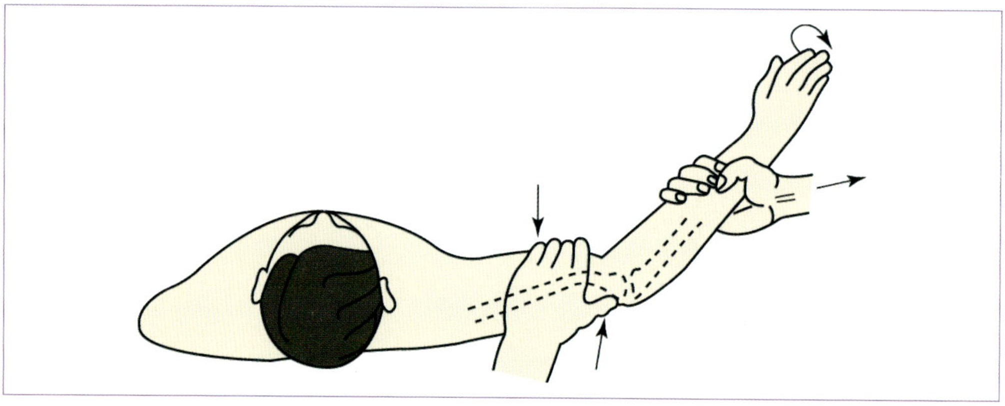

그림 3-11. 비개방정복

2) traction 당김, 견인 : drawing or exerting a pulling force. 골절부위를 반대되는 두 방향으로 잡아당겨 골절된 부위를 정상으로 돌아가게 하는 행위로서 끈, 활차, 추(weight, 무게)를 사용한다.

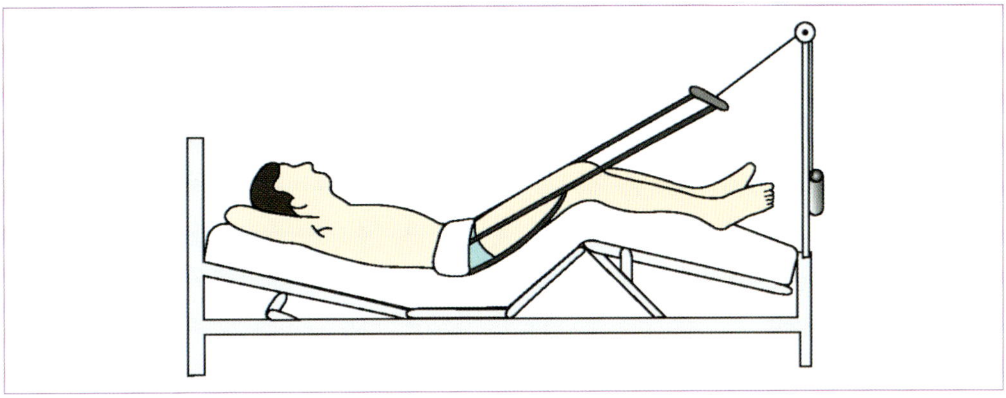

그림 3-12. 골반 당김(견인)

3) open reduction 개방정복 : reduction of a fracture after incision into the fracture site. 골절부위를 절개하여, 부러진 골편을 직접 눈으로 보면서 제자리에 맞추는 행위로, 내고정도구(금속핀, 나사, 못, 철사)를 이용한다.

# 관절, 연골, 인대

## 1. 용어

| 결합형 | | 의 미 |
|---|---|---|
| arthr/o, articul/o | 관절 | joint, articulation |
| burs/o | 윤활주머니, 윤활낭 | bursa |
| chondr/o | 연골 | cartilage |
| ten/o, tend/o, tendin/o | 힘줄, 건 | tendon |
| ligament/o, syndesm/o, desm/o | 인대 | ligament |
| synovi/o | 윤활액, 활액 | synovia |
| ankyl/o | 굴곡 된, 경직된 | bent, loop |
| ambi− | 양측 | both sides |
| −desis | 결합, 고정 | binding, fusion |

## 2. 해부학적 용어

### 1) 관절의 분류

**synarthrosis 부동관절, 못움직관절** : a form of a articulation united by continuous fibrous tissue. 두 개의 뼈가 섬유성 조직에 의해 부동성으로 결합된 형태.

**diarthrosis 가동관절, 움직관절** : more or less free movement. 2개 또는 3개가 가동성으로 연결된 골로 일반적으로 관절이라고 한다.

**hemiarthrosis 반관절증** : the opposed surfaces of bone being connected by fibrocartilage.

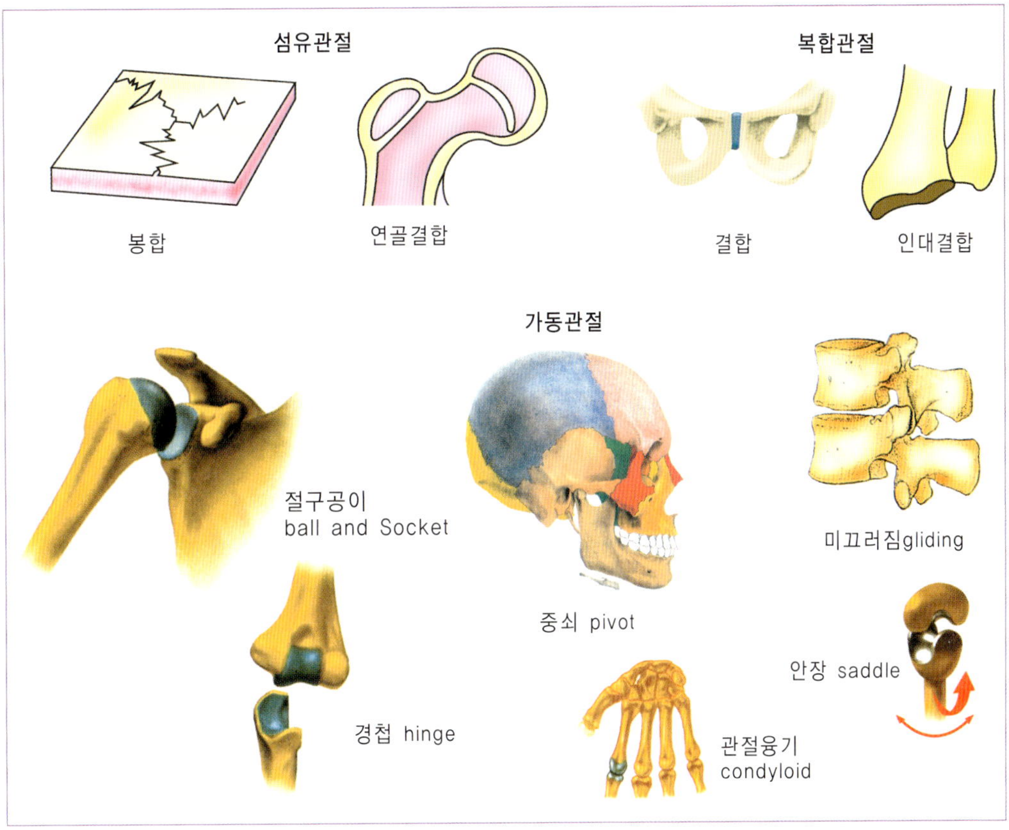


그림 3-13. 관절의 유형

**suture 봉합, 꿰맴** : the opposed surfaces are closely united. 머리뼈에서와 같이 인접된 골면이 결합조직에 의해 연결된 상태.

**cartilaginous joints 연골관절** : joint connected by cartilage.

**syndesmosis 인대결합** : 뼈 사이에 뼈몸통인대가 결합된 것.

## 2) 관절의 구조

**joint, articulation 관절** : the place of union or junction between two or more bones of the skeleton.

**articular cavity 관절공간** : the small cavity of a synovial joint. 활액막과 관절연골에 의해 둘러싸인 윤활관절의 작은 공동.

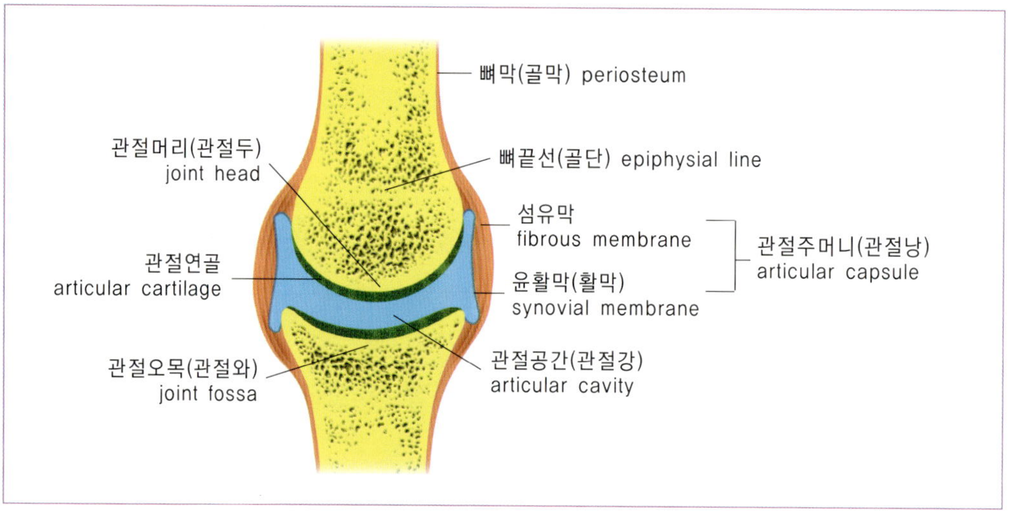


그림 3-14. 활막성 관절의 구조

**articular capsule 관절주머니** : the sac-like envelope which encloses the cavity of a synovial joint. 관절공간을 싸는 주머니.

**articular meniscus 관절반달** : a pad, commonly a wedge-shaped crescent. 쐐기형태의 섬유조직으로 관절머리와 관절오목이 잘 안 맞을 때 보정하기 위한 것.

**articular disc 관절원반** : a pad of fibrocartilage or dense fibrous tissue. 섬유연골이나 치밀섬유조직의 패드, 판.

**bursa 윤활주머니** : a sac or sac-like cavity filled with a fluid around the joint.

**synovial membrane 윤활막, 활막** : membrane lining the synovial joint.

## 3) 머리뼈와 몸통뼈대의 관절
## Articulation of the skull and axial skeleton

**temporomandibular joint 턱관절** : the joint between the temporal bone and the mandible.

**craniovertebral joint 머리척추관절** : the joint between the skull and the vertebra.

**costotransverse joint 갈비가로돌기관절** : the joint between the ribs and transverse process of the vertebra. 갈비뼈와 척추의 가로돌기 사이의 관절.

**intervertebral joint 척추사이관절** : the joint between two contiguous vertebra.

**sternocostal joint 복장갈비관절** : the joint between the sternum and ribs.

**sacroiliac joint 엉치엉덩관절** : articulation between the sacrum and ilium.

**pubic symphysis 두덩결합, 치골결합** : the joint formed by union of the bodies of the pubic bones.

### 4) 팔과 다리의 관절

**sternoclavicular joint 복장빗장관절** : the joint between the sternum and clavicle.

**acromioclavicular joint 봉우리빗장관절** : the joint between the acromion and clavicle.

**shoulder joint 어깨관절** : the between the scapula and humerus. 운동범위가 관절 중 가장 크다.

**elbow joint 팔굽관절, 주관절** : the joint that connects the arm and forearm.

**wrist joint 손목관절** : the joint between the forearm and hand.

**hip joint 엉덩관절, 고간절** : the joint formed at the head of the femur and the acetabulum of the hip bone. 절구와 넙다리머리로 만들어진 관절.

**knee joint 무릎관절** : the compound joint between the femur, patella, and tibia.

**ankle joint 발목관절** : the joint between the foot and the leg.

## 3. 증상 및 질병 용어

### 1) 증상 용어

**arthralgia 관절통** : pain in a joint.

**arthroneuralgia 관절신경통** : pain arising in or around a joint.

**jumping pain 도약통** : a peculiar pain in joint diseases. 연골이 궤양을 일으켜, 뼈가 노출시 생기는 통증.

**tenderness 압통, 누름통증** : abnormal sensitiveness to touch or pressure.

**podagra 발통풍** : gouty pain in the great toe.

**tophus 통풍결절** : a chalky deposit of sodium urate occuring in gout 통풍에서 관절 주변의 조직에서 볼 수 있는 요산염의 석회 모양의 침착물.

**lumbago 허리통증** : pain in the lumbar region.

**chondralgia 연골통** : pain in a cartilage.

**swelling 부기, 종창** : increase in volume of a joint.

**ankylosis 관절굳음, 관절강직** : immobility and consolidation of a joint. 섬유조직이나 골 연합으로 관절이 움직일 수 없거나 고정된 상태.

**contracture 구축, 오그라듦** : 관절, 근육에 섬유증 등에 의해 근의 신전에 고도의 저항이 있는 상태.

**arthropyosis 관절화농증** : pus in a joint cavity.

**hydrarthrosis 물관절증** : an accumulation of fluid in the cavity of a joint.

## 2) 염증과 감염

**arthritis 관절염** : inflammation of the joint.

**rheumatoid arthritis 류마티스관절염** : a choronic disease marked by inflammatory changes in the synovial membrance and articular structures. 물렁조직의 만성질환으로 관절의 변화가 생겨 영구적인 손상을 초래하는 질환.

**osteoarthritis, degenerative arthritis 뼈관절염, 퇴행관절염** : noninflammatory degenerative joint diseases characterized by degeneration of the articular cartilage, hypertrophy of bone at the margins. 주로 노인에서 발생하는 비염증성 퇴행관절염으로 관절연골의 변성, 뼈 가장자리의 비대 등이 특징이다.

**ankylosing spondylitis 강직척추염** : ankylosis of the spinal joints, rigidity of the spines.

**chondritis 연골염** : inflammation of cartilage.

**bursitis 윤활낭염, 주머니염** : inflammation of a bursa.

**synovitis 윤활막염** : inflammation of a synovial membrane.

**spondylitis 척추염** : inflammation of the vertebra.

**tendinitis 힘줄염, 건염** : inflammation of tendons and of tendon-muscle attachments.

**tenosynovitis 힘줄윤활막염, 건초염** : inflammation of a tendon sheath.

**fibrositis 섬유염** : inflammatory hyperplasia of the white fibrous tissue of the body.

## 3) 선천성 및 유전성 이상

**dyschondroplasia 연골형성이상증** : abnormal development of cartilage at the diaphyseal end of the long bone. 짧은 다리가 될 가능성이 있는 연골발육부진.

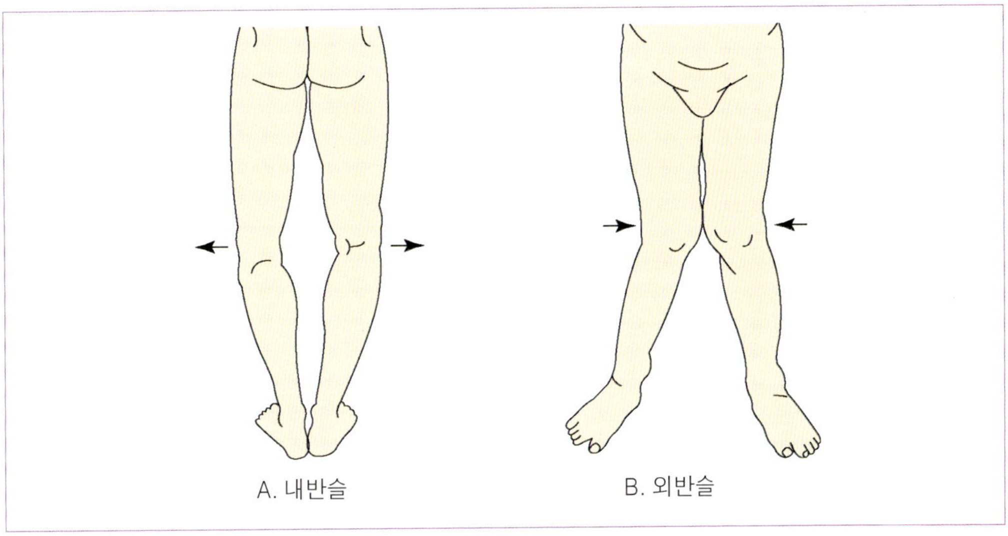


그림 3-15. 내반슬과 외반슬

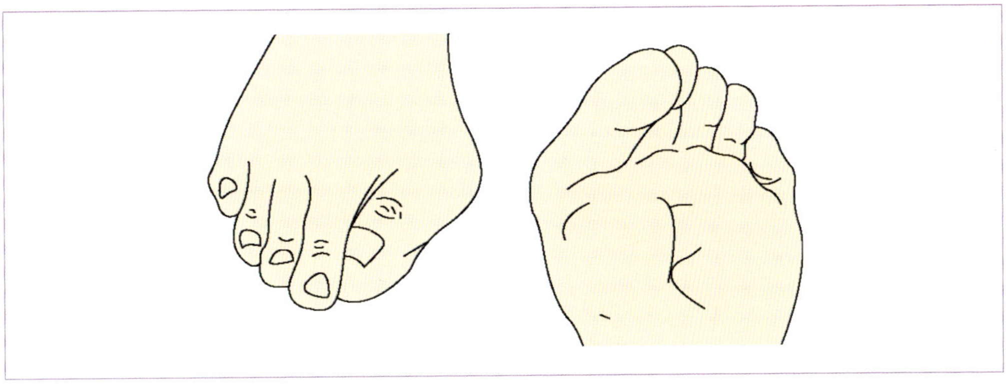

그림 3-16. 엄지발가락 가쪽휨증

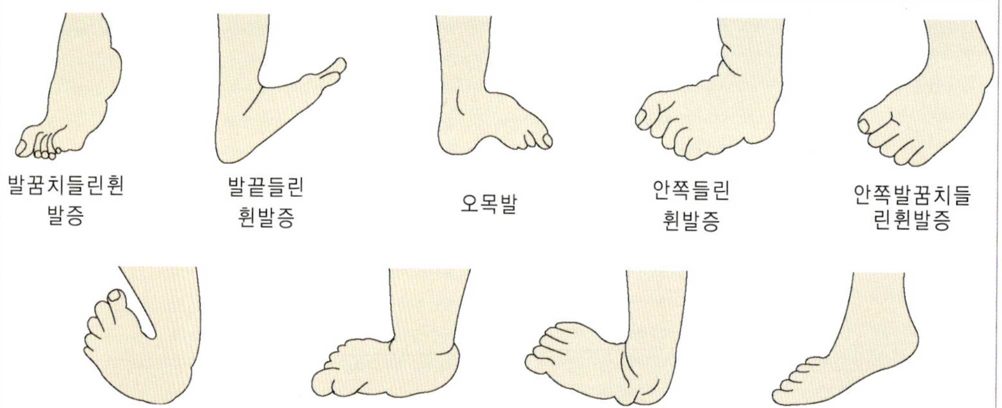


그림 3-17. 만족

**genu varum 내반슬, 안굽이무릎** : a deformity in which the knees are abnormally separated and the lower extremities are bowed inwardly. 양측 무릎이 비정상적으로 떨어져 다리가 안쪽으로 만곡된 기형.

**genu valgum 외반슬, 밖굽이무릎** : a deformity in which the knees are abnormally close together and the space between the ankle is increased. 양 무릎이 비정상적으로 가까이 있어 발목 사이가 넓어져 있는 기형.

**hallux valgus 엄지발가락가쪽휨증** : the greater toe bent toward the other toes. 엄지 발가락이 외측으로 구부러져 다른 발가락에 가까운 상태.

**hallux varus 엄지발가락안쪽휨증** : the greater toe displaced away from the other toes. 엄지 발가락이 내측을 향하여 다른 발가락으로부터 떨어져 있는 상태.

**talipes, club foot 휜발, 곤봉발** : a congenital deformity of the foot.

**talipes calcaneus 발끝들린휜발증** : the foot is dorsiflexed. 발이 발등으로 구부러진 기형.

**talipes cavus 오목발** : the longitudinal arch of the foot is high. 세로활(종족궁)이 정상보다 높은 기형.

**talipes equinus 발꿈치들린휜발증** : the foot is planter flexed. 발이 발바닥을 향해 구부러져 보행 시 발바닥으로 걷는 기형.

**talipes planus 편평발** : the longitudinal arch of the foot is flat.

**talipes valgus 가쪽들린휜발증** : the heel is turned outward. 발꿈치가 외전되어 있는 기형.

**talipes varus 안쪽들린휜발증** : the heel is turned inward. 발꿈치가 내전되어 있는 기형.

## 4) 외상성 질환

**dislocation 어긋남, 탈구** : the displacement of a bone. 뼈가 골절되어 위치가 어긋난 상태로 관절면이 상접되지 않는다.

**herniation of intervertebral disk(HIVD) 척추원반탈출** : protrusion of the nucleus pulposus or annulus fibrosus of the disk. 추간의 속질핵 또는 섬유륜이 후방에 탈출하는 것으로, 신경뿌리의 압박 원인이 된다.

**sprain 삠, 염좌** : a joint injury in which some of the fibers of a supporting ligament are ruptured but the continuity of the ligament remains intact. 삐는 것으로 관절이 심하게 뒤틀리어 관절주위의 인대가 상하나, 연속성은 보존되는 관절손상.

**strain (과도)긴장, 근염좌** : an overstretching of some part of the musculature.

**subluxation 불완전탈구** : an incomplete or partial dislocation.

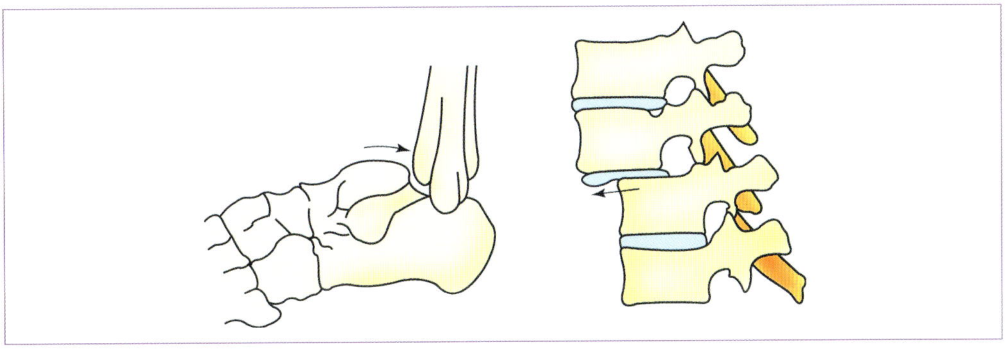

그림 3-18. 발목과 척추뼈의 어긋남(탈구)

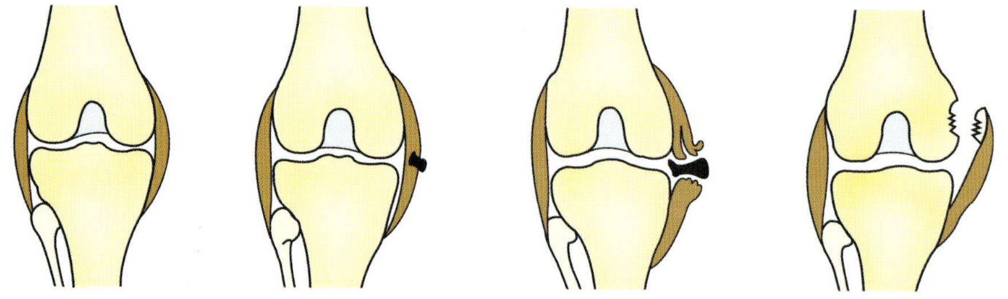


그림 3-19. 삠(염좌)의 형태

## 5) 종양

**osteochondroma 뼈연골종** : a benign tumor consisting of projecting adult bone capped by cartilage.

**chondroblastoma 연골모세포종** : a benign tumor composed of chondroblast cells.

**chondrosarcoma 연골육종** : a malignant tumor derived from cartilage cells.

**synovial chondroma 윤활막연골종** : a cartilaginous body formed in a synovial membrane.

## 6) 기타 질환

**kyphosis 척주뒤굽음증** : posterior curvature of the thoracic spine. 척추가 뒤로 비정상적으로 돌출된 상태.

**lordosis 척주앞굽음증** : anterior curvature of the lumbar spine.

**scoliosis 척주옆굽음증** : an appreciable lateral deviation in the normally straight vertical line of the spine.

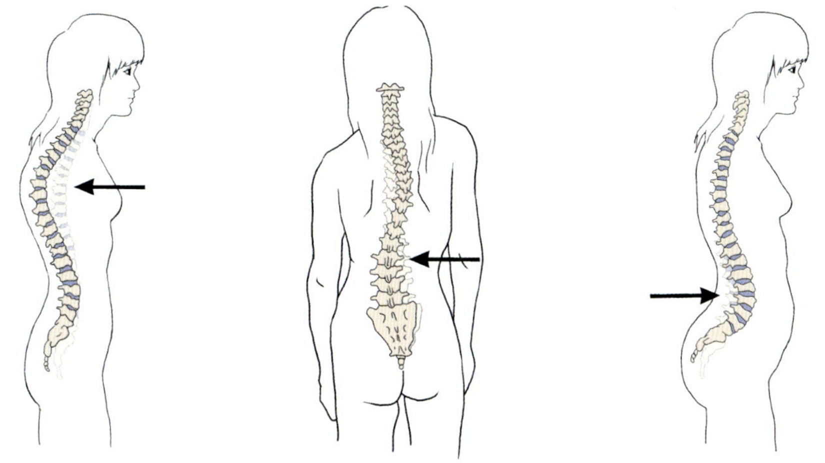


그림 3-20. 근육뼈대 이상(기형)

## 4. 치료 및 수술용어

**arthrectomy 관절절제(술)** : the excision of a joint.

**arthrodesis 관절고정(술)** : surgical fixation of a joint.

**arthrocentesis 관절천자** : puncture and aspiration of a joint.

**chondrectomy 연골절제(술)** : surgical removal of a cartilage.

**syndesmopexy 인대고정법** : the operative fixation of a dislocation by using the ligaments of the joints.

**synovectomy 윤활막절제** : excision of a synovial membrane.

**Kocher's operation 코허수술, 발목관절 절제(술)** : a method of excising the ankle joint by a cut.

# 근 육 Muscles

## 1. 용어

| 결합형 | | 의 미 |
|---|---|---|
| my/o | 근육 | muscle |
| leiomy/o | 민무늬근육 | smooth muscle |
| rhabdomy/o | 가로무늬근 | striated muscle |
| sarc/o | 살(육) | flesh |
| fasci/o | 근막 | fascia |
| −trophy | 영양 | nutrition |

## 2. 해부학적 용어

### 1) 근육의 기본구조

#### (1) 근육의 분류-형태

**skeletal muscle 뼈대근육, 골격근, 수의근** : striated muscles that are attached to bones. 자기 의지대로 움직일 수 있으며, 섬유가 횡으로 된 줄무늬의 가로무늬근(striated muscle)이다.

**cardiac muscle 심장근육, 불수의근** : composed of striated muscle fibers. 자기 의지대로 조절이 불가능하며, 심장의 근육이 이에 속한다.

**visceral muscle 내장근육, 불수의근** : smooth muscle fibers. 가로무늬가 없어 민무늬근이라 하며 소화계통, 혈관 등의 근육이 이에 속한다.

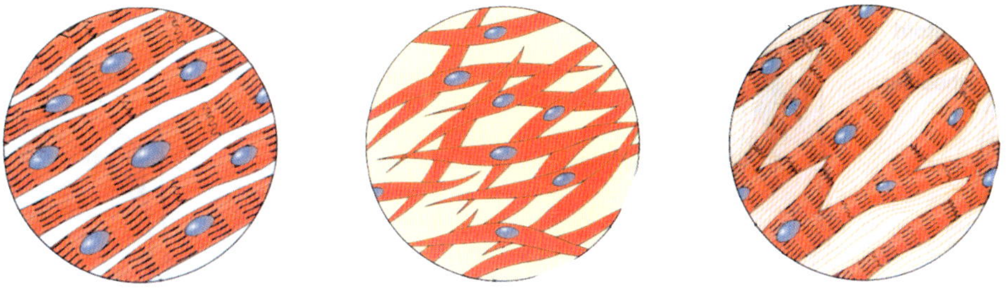


그림 3-21. 근육조직의 형태

### (2) 근육의 구조

**fascia 근막** : a sheet or band of fibrous tissue. 각 근의 표면이나 전체를 싸는 결합조직의 막.

**insertion of muscle 근육부착점** : the place of attachment, as a muscle.

**muscle 근육** : an organ which by contraction produces movements of an animal organism. 수축에 의해 운동을 일으킨다.

**origin of muscle 근 기시점** : the more fixed end or attachment of a muscles.

**tendon 힘줄** : a fibrous cord by which a muscle is attached.

**tendon sheath 힘줄집, 건초** : membrane surrounding the tendon. 힘줄을 싸서 보호하는 막.

## 2) 운동과 기능

**abduction 벌림, 외전** : to draw away from the body. 신체의 정중면에서 멀어지는 운동.

**adduction 모음, 내전** : to draw toward the body. 신체 정중면 가까이 끌어들이는 운동.

**extension 폄, 신전** : a straight movement.

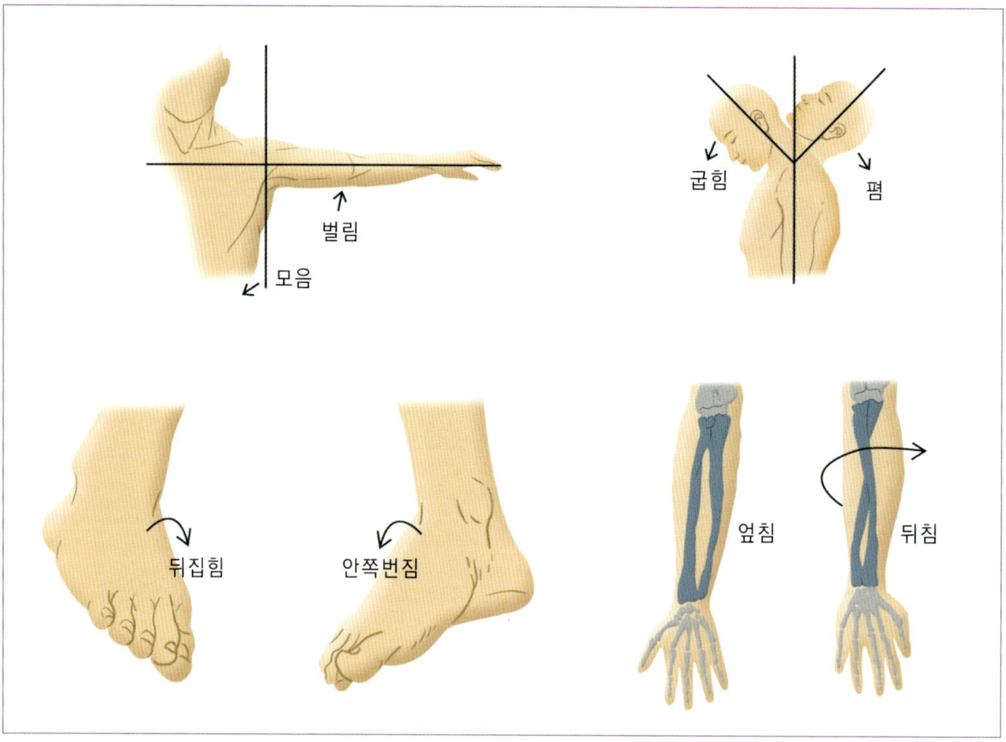


그림 3-22. 신체의 운동

**flexion 굽힘** : the act of bending.

**pronation 엎침** : turning the plam backward. 손바닥이 뒤로 향하게 하는 운동.

**supination 뒤침** : turning the plam forward. 손바닥이 앞으로 향하게 하는 운동.

**rotation 회전** : turning around an axis.

**eversion 뒤집힘** : a turning outward, as the foot. 발바닥이 바깥으로 향하게 하는 운동.

**inversion 자리바꿈, 안쪽번짐** : a turning inward. 발바닥이 안쪽으로 향하는 운동.

## 3) 머리뼈와 몸통뼈대의 근육

### (1) 머리와 얼굴의 근육

buccinator muscle(m.) **볼근** : 위·아래턱뼈에서 구각부에 걸친 근육.

zygomatic m. **광대(뼈)근** : muscle the zygomatic bone in front of temporal process.

temporal m. **관자(뼈)근** : muscle of the temporal fossa and fascia.

pterygoid m. **날개근** : muscle between the sphenoid bone and mandible.

### (2) 경부, 가슴 및 복부의 근육

sternocleidomastoid m. **목빗근, 흉쇄유돌근** : muscle of the sternum and clavicle, mastoid process and occipital bone.

digastric m. **두힘살근** : muscles between the mandible and hyoid bone.

thyrohyoid m. **방패목뿔근** : muscle of the thyroid and hyoid bone.

pectoral m. **가슴(흉)근** : muscles of the thorax. 가슴의 근육.

intercostal m. **갈비사이근** : muscles between the ribs. 좌우 11쌍의 갈비뼈 사이를 메우는 근육.

diaphragm **가로막** : 허리뼈, 갈비뼈, 복장뼈에 기시한 근육으로, 판상의 골격근이다.

rectus abdominis m. **배곧은근, 복직근** : muscles of the abdomen.

## 4) 상지와 하지의 근육

iliopsoas m. **엉덩허리근, 장요근** : a compound muscles consisting of iliacus and psoas major.

gluteus medius **중간볼기근** : lateral surface of ilium. 둔부의 근육으로 근육 내 주사부위가 대부분 해당된다.

supraspinatus **가시위근** : supraspinous fossa of scapula.

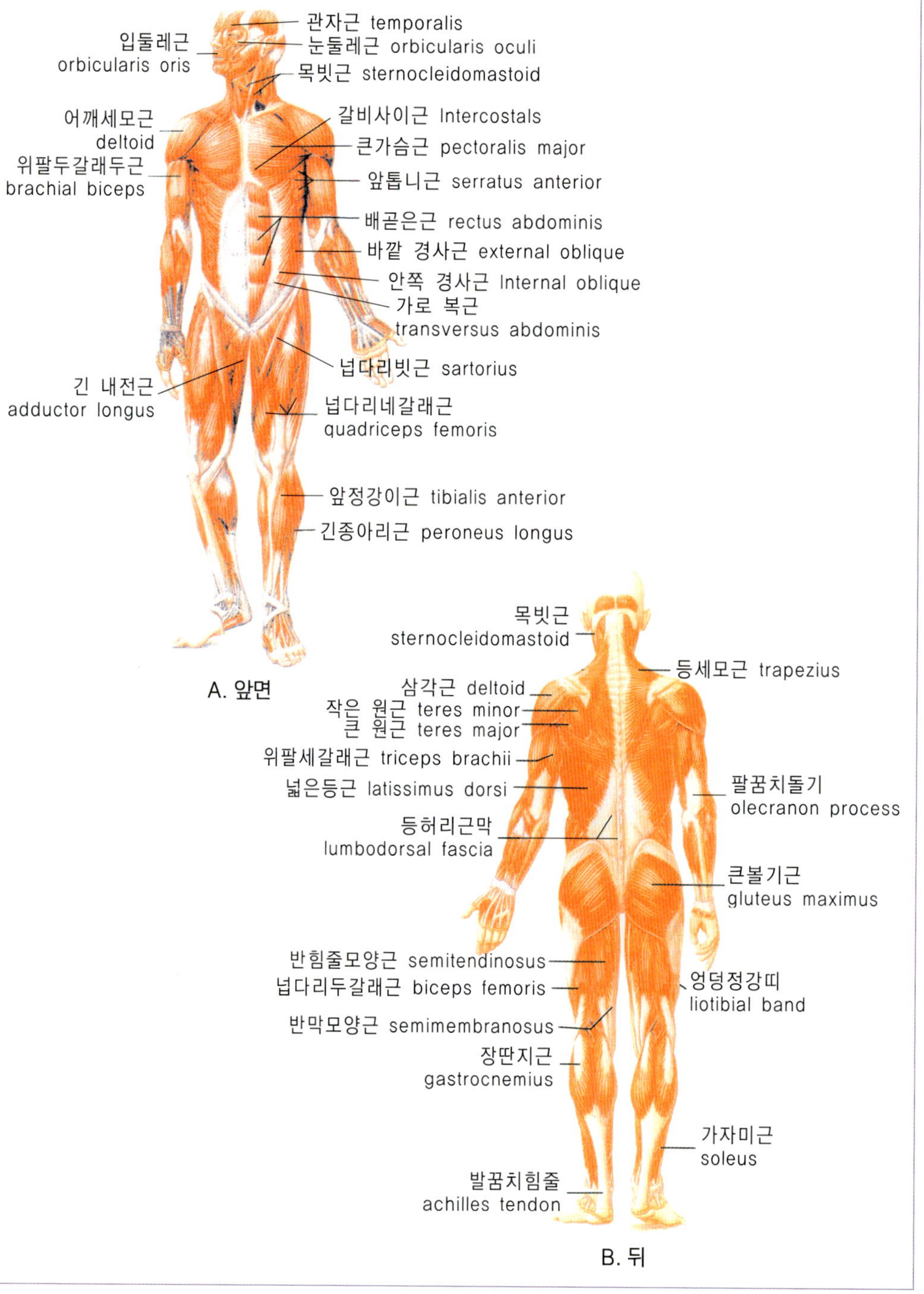
관자근 temporalis
입둘레근
orbicularis oris
눈둘레근 orbicularis oculi
목빗근 sternocleidomastoid
어깨세모근
deltoid
갈비사이근 Intercostals
큰가슴근 pectoralis major
위팔두갈래두근
brachial biceps
앞톱니근 serratus anterior
배곧은근 rectus abdominis
바깥 경사근 external oblique
안쪽 경사근 Internal oblique
가로 복근
transversus abdominis
넙다리빗근 sartorius
긴 내전근
adductor longus
넙다리네갈래근
quadriceps femoris
앞정강이근 tibialis anterior
긴종아리근 peroneus longus
A. 앞면
목빗근
sternocleidomastoid
등세모근 trapezius
삼각근 deltoid
작은 원근 teres minor
큰 원근 teres major
위팔세갈래근 triceps brachii
넓은등근 latissimus dorsi
팔꿈치돌기
olecranon process
등허리근막
lumbodorsal fascia
큰볼기근
gluteus maximus
반힘줄모양근 semitendinosus
넙다리두갈래근 biceps femoris
엉덩정강띠
liotibial band
반막모양근 semimembranosus
장딴지근
gastrocnemius
가자미근
soleus
발꿈치힘줄
achilles tendon
B. 뒤

그림 3-23. 근육

# 3. 증상 및 질병 용어

## 1) 증상 용어

**Achillodynia 아킬레스힘줄통증** : pain in the Achilles tendon or in its bursa.
**hyperkinesia 운동과다증** : abnormally increased activity.
**myalgia 근육통** : pain in a muscle.
**myoedema 근(육)부종** : edema of a muscle.
**myosclerosis 근(육)경화증** : hardening of muscles tissue.
**myopalmus 근(육)단일수축** : muscle twitching.
**myoneuralgia 근육신경통** : muscular neuralgia.
**myoparalysis 근(육)마비** : paralysis of a muscle. 골절로 인해 신경, 근육기구장애에 의한 운동기능, 감각기능의 상실.

## 2) 감염과 염증

**myocarditis 심근염** : inflammation of the muscular walls of the heart.
**myofascitis 근(육)근막염** : inflammation of a muscle and its fascia.
**myositis 근(육)염** : inflammation of a voluntary muscle.
**myotenositis 근(육)힘줄염** : inflammation of a muscle and its tendon.
**torticollis 기운목, 사경** : a contracted state of the cervical muscles, producing twisting of the neck. 목 근육이 수축된 상태로, 목이 비틀어져서 머리 위치가 부자연스러움.
**Albert's disease(anterior Achilles tendon bursitis) 아킬레스힘줄(활액)낭염** : 아킬레스힘줄 주위 활액낭, 특히 정면 활액낭에 염증과 비대가 생긴 상태.

## 3) 신경지배의 변성과 장애 Degeneration and disturbance of innervation

**myoatrophy 근(육)위축** : musclar atrophy.
**myodystrophia 근(육)영양장애** : muscular dystrophy.
**myofibrosis 근(육)섬유증** : replacement of muscle tissue by fibrous tissue.
**myoparalysis 근(육)마비** : paralysis of a muscle.

### 4) 종양

**myoblastoma 근(육)모세포종** : a benign tumor like lesion of soft tissue.
**myofibroma 근섬유종** : a tumor containing both muscular and fibrous elements.
**myoma of the uterus 자궁근종** : a uterotumor made up muscular elements.
**myosarcoma 근육종** : a malignant tumor derived from myogenic cells.
**leiomyoma 평활근종** : a benign tumor derived from smooth muscle, most commonly of the uterus.

## 4. 치료 및 수술용어

**fasciectomy 근막절제(술)** : excision of fascia.
**myomectomy 근종적출(술)** : surgical removal of a myoma.
**myoplasty 근성형(술)** : plastic surgery on muscles. 결손부위 등 분리된 근육부분을 이용하는 수(술).
**myotomy 근(육)절개(술)** : the cutting of muscular tissue.
**tenorrhaphy 힘줄꿰맴(술)** : the union of a divided tendon by a suture.
**tenonectomy 힘줄절제(술)** : excision of a part of a tendon.

## 5. 임상검사

**arthrocentesis 관절천자** : puncture and aspiration of a joint.
**knee arthrography 무릎관절조영(술)** : radiography of knee joint after injection of contrast material into the patellofemoral joint. 관절강 내의 활막, 반달연골(meniscus), 관절주머니의 상태 등을 보기 위한 검사법으로 무릎뼈와 넙다리뼈 사이의 괄절공간에 주사침을 천자 후 공기와 수용성 조영제를 주입하여 투시 X선 촬영하는 검사법.
**muscle biopsy 근육생검** : removal and examination, usually microscopic, of muscular tissue from the living body.

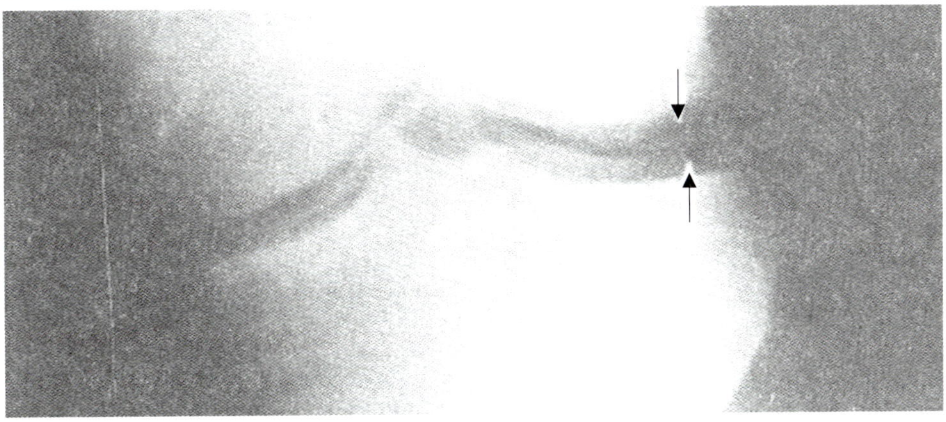

그림 3-24. 무릎관절 조영(술)(화살표 : 가쪽반달)

**electromyography 근전도검사(법)** : recording the electrical activity evoked in a muscle by electrical stimulation.

**arthroscopy 관절경검사** : examination of the interior of a joint with an arthroscope.

**bone radiography 뼈촬영** : 골(bone), 근육(muscle), 연부조직(soft tissue) 등의 외상이나 질병을 관찰하기 위한 촬영법.

(예) skull, forearm, femur, clavicle, lumbar vertebra, pelvis, etc.

**skull radiography 머리뼈촬영** : 단순 머리뼈 촬영으로, 머리뼈 자체 또는 머리안(cranial cavity) 내 질환 의심 시 기본적으로 대부분 실시한다.

## 6. 약어

| | | |
|---|---|---|
| A-C joint | acromioclavicular joint | 봉우리빗장관절 |
| AIIS | anteroior inferior illac spine | 앞아래엉덩뼈가시 |
| ASIS | anterior superior illac spine | 앞위엉덩뼈가시 |
| C1, C2 | cervical spine 1, 2 | 제 1, 2목뼈 |
| C-spine | cervical spine | 목뼈 |
| C-T region | cervicothoracic region | 목·등뼈 |
| D-spine | dorsal spine | 등뼈 |
| D1, D2 | dorsal spine 1, 2 | 제 1, 2등뼈 |
| EMG | electromyography | 근전도검사 |
| HIVD | herniation of intervertebral disk | 척추사이원반탈출 |
| L-spine | lumbar spine | 허리뼈 |
| L1, L2 | lumbar spine 1, 2 | 제 1, 2허리뼈 |
| L-S spine | lumbosacral spine | 허리-엉치뼈 |
| OR | operating room | 수술실 |
| S-C joint | sternoclavicular joint | 복장빗장관절 |
| S-I joint | sacroiliac joint | 엉치엉덩관절 |
| T-L spine | thoracolumbar spine | 등-허리뼈 |
| T-M joint | temporomandibular joint | 턱관절 |
| T-spine | thoracic spine | 등뼈 |

# 4장 소화계통 Digestive System

소화계통 또는 위장관계는 음식물을 섭취하여 영양분을 흡수하는 기관으로 입에서 항문까지의 소화관(digestive tract)과 부속선 및 부속기관으로 구성되어 있으며, 음식물의 섭취(ingestion), 소화분해, 흡수(absorption) 및 배설(elimination)의 기능이 있다.

## 입안 Oral Cavity

소화관 입구이며 음식물의 씹기(mastication), 삼키기(swallowing) 등의 기능을 가진다.

### 1. 용어

| 결합형 | 의 미 | |
|---|---|---|
| alveol/o | 이틀(치조), 허파꽈리(폐포) | alveolus |
| bucc/o | 뺨, 볼 | cheek, bucca |
| cheil/o, labi/o | 입술, 음순 | lip, labium |
| dent/i, odont/o | 이, 치아 | tooth |
| gingiv/o | 잇몸, 치은 | gingiva, gum |
| gloss/o, lingu/o | 혀, 설 | tongue, lingua |
| or/o, stomat/o | 입, 구 | mouth |
| palat/o | 입천장, 구개 | palate, palatum |
| uvul/o, staphyl/o | 목젖, 구개수 | uvula |
| -dipsia | 갈증 | thirst |

## 2. 해부학적 용어

**alveolus, tooth socket 이틀, 치조** : the bony socket of a tooth.

**buccal cavity 입안안뜰** : the oral cavity.

**soft palate 물렁입천장** : the posterior, fleshy part of the palate.

**hard palate 단단입천장** : the anterior, rigid portion of the palate, 입안의 윗벽에서 입천장의 앞부분으로, 딱딱한 부분을 말한다.

**lingual frenulum 혀주름띠** : the vertical fold of mucous membrane under the tonue. 혀의 정중선에 있는 점막주름으로 입안바닥과 혀를 이어 준다.

**tongue, lingua 혀, 설**

**uvula 목젖, 구개수** : the small, flesh mass hanging from the soft palate. 혀뿌리 위로 물렁입천장 중앙의 후하방으로 길게 돌출한 목젖.

**fauces 목구멍, 구협** : the passage from the mouth to the pharynx.

**tooth 이, 치아** : 치아는 3부분, 외부의 치아관(crown), 치아목(neck), 및 치아뿌리(root)로 나뉘며 상아질, 시멘트질, 사기질의 3층의 석회조직으로 되어 있다.

**dental root canal 치아뿌리관** : 치아속질공간의 하단에 위치하며, 이곳에 혈관 및 신경이 출입한다.

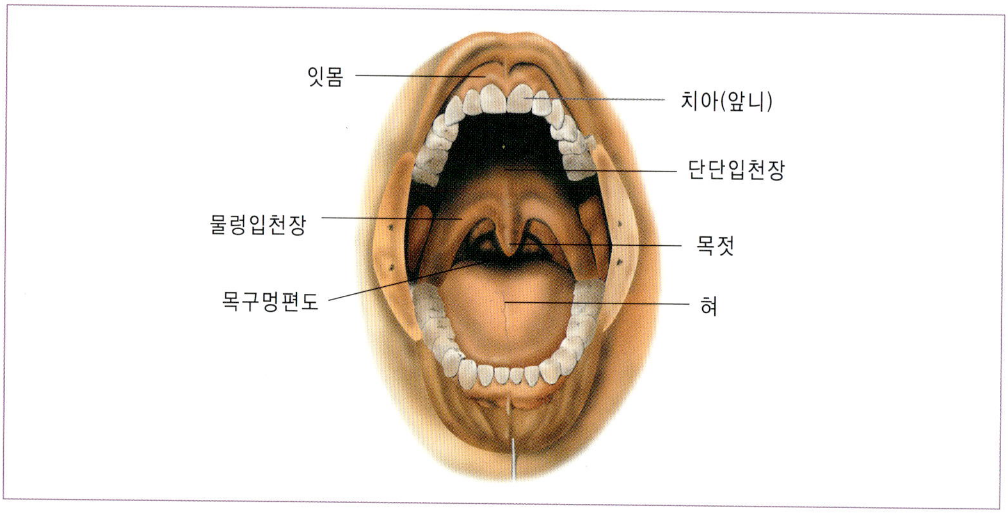


**그림 4-1.** 입안의 구조

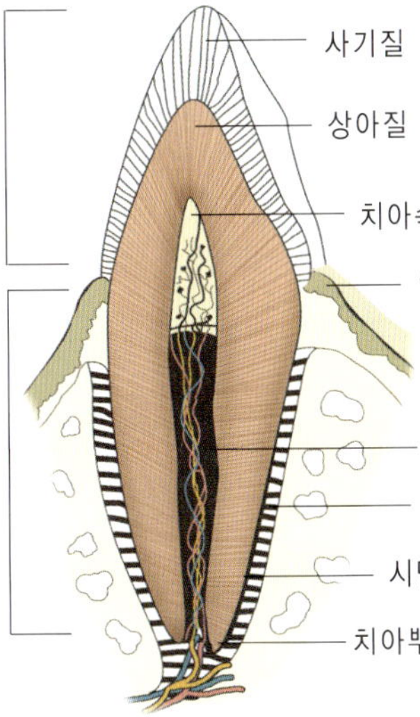


그림 4-2. 이(치아)의 구조

dental pulp **치아속질, 치수** : 치아속질공간 내에 있으며, 혈관과 신경이 있다.

gum **잇몸, 치은** : 점막으로 구성되며, 이틀(치조)돌기를 덮고 있다.

enamel **사기질** : 치아관을 덮으며, 단단한 조직이다.

cementum **시멘트질, 백악질** : 상아질 외층의 치아뿌리를 덮고 있다.

dentin **상아질** : 치아속질공간 둘레를 싸며, 치아의 형태를 구성하는 주체이다.

# 3. 증상 및 질병 용어

## 1) 증상 용어

glossocele **혀탈출** : swelling and protrusion of the tongue. 혀에 부기가 있어 입 밖으로 튀어나온 현상.

glossodynia, sore tongue **혀통증** : pain in the tongue.

cyttarrhage **치아속질공간출혈, 이틀출혈** : alveolar hemorrhage.

halitosis, fetor oris **입냄새, 구취** : offensive and bad breath.

odontalgia, dentalgia **치통** : pain in the tooth.

**leukoplakia 백(색)판증, 백반** : a disease marked upon the mucous membrane of the cheeks, gums, or tongue or white. 뺨, 잇몸, 혀의 점막에 희고 두꺼운 반점이 생긴다.

**ulorrhagia 잇몸출혈** : a sudden or free discharge of blood from the gums.

**stomatodynia 입안통증** : pain in the mouth.

**stomatorrhagia 입안출혈, 구내출혈** : hemorrhage from the mouth.

**taste blindness 미각상실** : inability to taste certain substances.

**xerostomia 입안마름증** : dryness of the mouth from lack of the normal secrection.

**synchilia 입술붙음증** : congenital adhesion of the lips.

## 2) 선천성 이상

**aglossia 혀없음증** : congenital absence of the tongue.

**ankyloglossia, tougue-tie 혀유착증** : abnormal shortness of the frenum of the tongue. 혀주름띠가 비정상적으로 짧은 것.

**cleft lip, harelip 입술갈림증, 언청이** : a cleft or defect in the upper lip. 입술이 선천적으로 갈라진 상태.

**cleft palate 입천장갈림증** : a fissure in the median line of the palate.

**Hutchinson's teeth 허친슨치아** : notched and narrow-edged permanent incisors. 영구앞니가 패이고 끝이 뾰족한 상태로, 선천성 매독(syphilis)의 징후로 올 수 있다.

**macrocheilia, macrolabia 큰입술증** : excessive size of the lips.

**macroglossia 큰혀증, 거설(증)** : excessive size of the tongue.

**macrostomatia 큰입증** : exaggerated width of the mouth. 위턱돌기와 아래턱돌기의 유합부전의 결과로 올 수 있다.

**microstomia 작은입증** : a defect in which the mouth is small.

**oligodontia 치아부족증** : presence of less than the normal number of teeth.

## 3) 염증과 감염

**stomatitis 입안염, 구내염** : inflammation of the oral mucosa. 입안점막 염증.

**aphthous stomatitis 아프타성입안염** : small whitish ulcerative lesions of the oral mucosa.

**cheilitis, chilitis 입술염, 구순염** : inflammation affecting the lips.

**gingivitis 잇몸염, 치은염** : inflammation involving the gingival tissue.

**glossitis 혀염** : inflammation of the tongue.

**moniliasis, candidiasis 칸디다증, 백색피부증창** : a superficial infection of the moist cutaneous areas of the body. 인체의 습한 부위에 잘 생기는 표재성 질병으로 피부, 입안점막 등 전신에 퍼지기도 한다. 칸디다속의 균으로 인한 감염병이다.

**periodontitis 치아주위조직염** : inflammation of the periodontium.

**pulpitis 치아속질염, 치수염** : inflammation of the dental pulp.

**pyorrhea alveolaris 이틀줄고름, 치조농루** : compound periodontitis.

**alveolitis 이틀염, 치조염** : inflammation of an alveolus.

**palatitis 구개염, 입천장염** : inflammation of the palate.

**uvulitis, staphylitis 목젖염** : inflammation of the uvula.

### 4) 대사, 성장, 영양 등에 의한 질환 Diseased and disorders due to metabolisms, growth, nutrition or unknown causes

**dental caries 치아우식** : a disease of the calcified tissue of the teeth. 치아의 조직이 석회화된 상태.

**edentia 치아없음(증)** : absence of the teeth.

**hypercementosis 과시멘트종형성증** : excessive development of secondary cementum on the surfaces of tooth roots.

**periodontal disease 치주(치아주위)병, 치근막병** : disease situated or occuring around a tooth.

### 5) 종양

**apical granuloma 뿌리끝육아종, 치근첨육아종** : a tumor-like mass or nodule of granulation tissue.

**epulis 잇몸종, 치은종** : any tumor of the gingiva.

**odontoma 치아종** : any tumor of odontogenic origin.
**staphyloncus 목젖종양** : a tumor of swelling of the uvula.
**tongue cancer 혀암** : cancer of the tongue.

## 4. 치료 및 수술용어

**Abbe-Estlander operation 압베-에스틀란더수(술)** : the transfer of a full- thickness flap from one lip to fill a defect in the other lip. 입술 이식수(술).
**cheilorrhaphy 입술봉합** : the operation of suturing the lip.
**cheilostomatoplasty 입술입성형(술)** : surgical restoration of the lips and mouth. 외상이나 암 제거 후에 실시한다.
**glossectomy 혀절제(술)** : surgical removal of the tongue.
**glossoplasty 설성형(술)** : plastic operation on the tongue.
**glossorrhaphy 설봉합(술)** : suture of the tongue.
**odontectomy 치아절제(술), 발치** : excision of an erupted or impacted tooth.
**palatorrhaphy 입천장꿰맴(술)** : surgical correction of a cleft palate.
**Krimer's operation 크리머수술** : 입천장갈림증의 점액성 뼈막판을 꿰매는 입천장성형(술)이다.

## 침샘 Salivary gland

침(saliva)을 분비하는 선으로, 소화효소인 분비물은 긴 도관, 즉 귀밑샘, 턱밑샘 및 혀밑샘을 통해 입안에 운반되어 음식물을 골고루 섞여 쉽게 삼키게 해준다.

### 1. 용어

| 결합형 | 의 미 | |
|---|---|---|
| mandibul/o | 아래턱뼈 | mandible |
| parotid/o | 귀밑샘 | parotid |
| ptyal/o, sial/o | 침 | saliva, spittle |
| sialaden/o | 침샘 | salivary gland |
| sialoangi/o | 침샘관 | sailvary duct |

### 2. 해부학적 용어

#### 1) 침샘

1. parotid gland and duct(Stensen's duct) **귀밑샘, 스텐센관** : 귀밑샘 중 가장 크며, 쌍으로 되어 있고, 광대활(협골궁) 아래와 바깥귀길(바깥귀공) 앞에 위치한다.
2. submandibular(submaxillary) gland and duct(Wharton's duct) **턱밑샘, 와톤관** : situated mainly below the mandible.
3. sublingual gland and duct(Rivinus's duct) **혀밑샘, 리비누스관** : 가장 작으며, 쌍으로 되어 있고, 혀 밑에 위치한다.

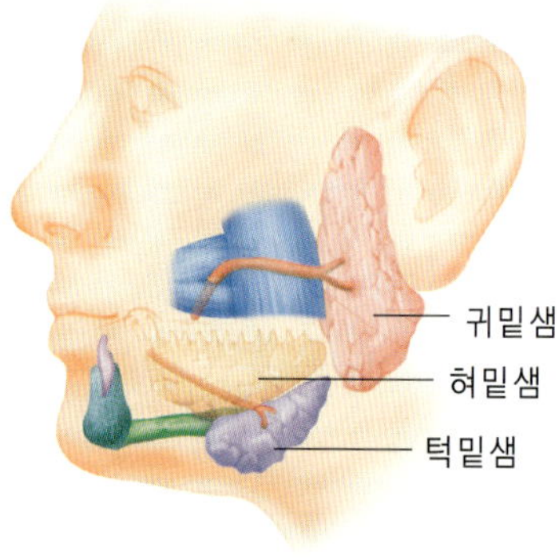


그림 4-3. 침샘

# 3. 증상 및 질병 용어

## 1) 증상 용어

aptyalism **침분비없음증** : deficiency or absence of the saliva.

ptyalism, salivation **침과다증** : excessive secretion of saliva. 만성 수은중독 등에서 온다.

xerostomia **입안마름증, 구내건조증** : dryness of the mouth.

sialoschesis **침분비억제** : suppression of the salivary secretion.

## 2) 질병 용어

sialoadenitis, sialitis **침샘염** : inflammation of a salivary gland.

sialoangiitis **침샘관염** : inflammation of the salivary duct.

sialolithiasis **침돌증** : calculi within a salivary gland and duct.

epidemic parotitis, mumps **유행귀밑샘염, 볼거리** : 주로 소아에서 발병하는 세균성 감염으로 침샘, 특히 귀밑샘에서 심하다.

parotitis, parotiditis **귀밑샘염** : 주로 세균에 의한 감염이다.

## 4. 치료 및 수술용어

**ptyalectasis 침샘관확장(술)** : dilatation of a salivary duct.

**sialodochoplasty 침샘관성형(술)** : plastic operation on the salivary duct.

**sialoadenotomy 침샘절개(술)** : incision and drainage of a salivary gland.

**parotidectomy 귀밑샘절제(술)** : excision of the parotid gland.

**sialolithotomy 침돌절개(술)** : incision of a salivary gland or duct for the removal of a calculus.

# 인두 Pharynx

흔히 목구멍으로 부르는 인두는 주머니 모양의 근막으로서, 호흡계통과 소화계통의 통로로 이용되며, 코인두, 입인두 및 후두인두로 나눈다.

## 1. 용어

| 결합형 | | 의 미 |
|---|---|---|
| pharyng/o | 목구멍, 인후, 인두 | throat, pharynx |
| tonsil/o | 편도 | tonsil, tonsilla |
| odyn/o | 통증 | pain |

## 2. 해부학적 용어

**tonsil, tonsilla 편도** : a small, rounded mass of tissue, especially of lymphoid tissue. 림프성 조직의 작고 둥근 덩어리.

1) palatine tonsil, faucial tonsil 목구멍편도 : small, almond-shape of lymphoid tissue. 구개설궁과 구개인두궁 사이에 있다.

2) pharyngeal tonsil 인두편도 : folds of diffuse lymphoid tissue located in the posterior wall of the nasopharynx.

**pharynx 인두** : a musculomembranous pouch between the nasal cavity, mouth, and larynx.

1) nasopharynx 코인두, 상인두 : the part of the pharynx behind the nose. 인두 중 가장 크며, 호흡계통의 통로이다.

2) oropharynx 입인두, 중인두 : the part above the level of the soft palate. 입안 뒷부분의 인두로 호흡계통와 소화계통의 통로이다.

3) laryngopharynx, hypopharynx 후두인두, 하인두 : lies below the upper edge of the epiglottis. 호흡계통와 소화계통의 통로이다.

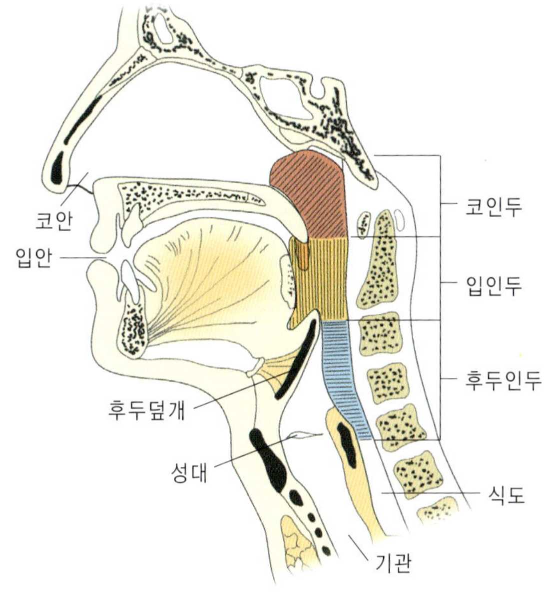


그림 4-4. 인두

## 3. 증상 및 질병 용어

**deglutition, swallowing, cataposis 삼키기** : the act of swallowing.

**dysphagia, dysdipsia 삼키기곤란** : difficulty in swallowing.

**aphagia, aglutition 못삼킴증** : abstention from eating.

**odynophagia 삼킴통증** : pain on deglutition.

**hypertrophy of tonsils 편도비대** : the enlargement of the tonsil.

**tonsillitis 편도염** : acute inflammation of the palatine tonsils. 편도, 특히 구개 편도의 염증.

**tonsillolith 편도돌** : calculus in a tonsil.

**adenoid 아데노이드, 샘의** : hypertrophy of adenoid tissue. 소아의 코인두안에 있으며, 샘조직의 비대로, 흔히 인두편도라 부른다.

**adenoiditis 아데노이드염, 인두편도염** : inflammation of the adenoid tissue of the nasopharynx. 코인두의 선양조직의 염증.

**pharyngalgia 인두통** : pain in the pharynx.

**pharyngitis 인두염** : acute inflammation of the pharynx.

## 4. 수술용어

**tonsillectomy 편도절제(술)** : surgical removal of a tonsil or tonsils.

**adenoidectomy 아데노이드절제(술)** : excision of the adenoids.

**pharyngectomy 인두절제(술)** : surgical removal of a part of the pharynx.

## 식도와 위 Esophagus and stomach

식도는 인두에 이어져 척추 앞쪽을 하행하는 근육성 관으로 음식물을 통과시키며, 위는 가로막 아래에 위치하며 음식물을 소화, 저장 및 수분흡수 등의 역할을 한다.

### 1. 용어

| 결합형, 접두사 | 의 미 | 용 어 |
|---|---|---|
| esophag/o | 식도 | esophagus, gullet |
| gastr/o | 위 | stomach |
| cardi/o | 들문 | cardia |
| pylor/o | 날문 | pylorus |
| muc/o | 점액 | mucus |
| -emesis | 구토 | vomiting, egestion |
| -pepsia | 소화 | digestion, peptization |
| -phagia, -phagy | 삼키다 | swallow, eat |
| -prandial | 식사 | meal |
| -tresis | 관통, 천공 | perforation |
| -ase | 효소 | enzyme |
| -ectasis | 확장(증) | dilatation |
| -stenosis | 협착(증) | stenosis, stricture |

## 2. 해부학적 용어

**esophagus 식도** : musculomembranous passage extending from the pharynx to the stomach.

**esophagogastric junction 식도위경계, 식도위이음부** : the site of transition from the esophagus to the stomach. 식도에서 위로 넘어가는 부위로, 협착이나 질병 등이 많이 생긴다.

**stomach 위** : the alimentary canal between the esophagus and duodenum.

1) cardia 들문 : the portion of the stomach close to the esophagus. 식도와 위의 접합부.
2) fundus of stomach 위바닥 : part of the stomach above the level of the entrance of the esophagus. 들문 상방의 위 부분.
3) body of stomach 위몸통 : part of the stomach between the fundus and the pyloric part. 위바닥과 날문부 사이의 위의 넓은 부분.
4) pyloric antrum 날문방 : the dilated portion between the body of the stomach and the pyloric canal. 위몸통과 날문관 사이에 있으며, 위의 먼쪽 1/3 부분에 있다.
5) pylorus 날문 : the junction between the stomach and the duodenum. 위와 샘창자의 연결부.
6) pyloric canal 날문관 : the short narrow part of the stomach extending from the gastroduodenal junction to the pyloric antrum. 날문 내를 통과하는 관형 구조.

**mucosal fold 점막주름** : a ridge or fold of mucous membrane. 위벽의 내면을 이루는 점막의 주름에 의해 생기는 능선.

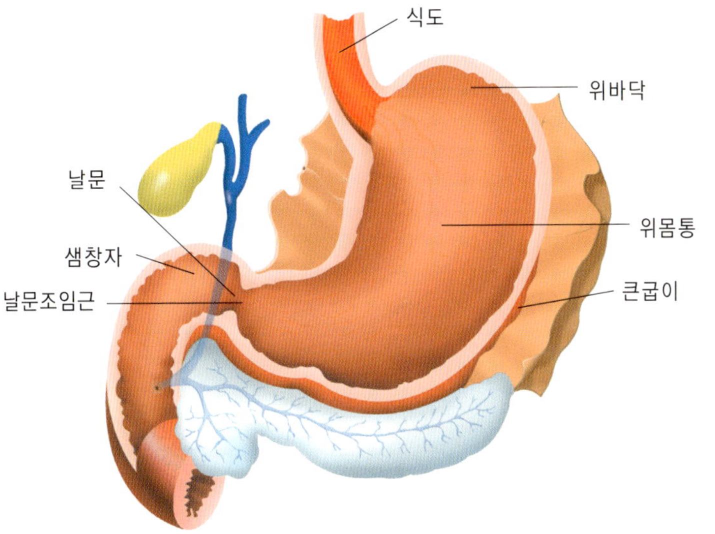


그림 4-5. 위의 구조

# 3. 증상 및 질병 용어

## 1) 증상 용어

**nausea 욕지기, 구역** : an unpleasant sensation and often culminating in vomiting. 구토에 앞서는 불쾌감을 말한다.

**vomiting 구토** : the forcible expulsion of the contents of the stomach through the mouth. 위내용물을 입을 통해 배출하는 현상.

**rumination 되새김** : 역류된 위내용물을 다시 입에서 씹는 현상.

**hematemesis 토혈, 혈액구토** : vomiting of the blood.

**dyspepsia, indigestion, cacochymia 소화불량** : impairment of the power of function of digestion.

**anorexia, inappetence 식욕부진** : lack or loss of the appetite for food.

**aerophagia 공기삼킴증** : spasmodic swallowing of air. 트림과 함께 경련적으로 공기를 삼키는 증세.

**acidism 산중독** : 일반적으로 과산성인 사람에서 많다.

(1) eructation, belching, ructation 트림 : the noisy voiding of gas from the stomach through the mouth.

(2) acid belching 산트림 : 산미를 띤 트림을 말한다.

(3) heart burn pyrosis 가슴앓이, 가슴쓰림 : 위식도역류(gastroesophageal reflux) 환자에서 오는 증상으로, 산성위액이 식도로 역류되는 경우이다.

**hyperacidity, hyperchylia (위)산과다증** : an excessive degree of acidity.

**achlorhydria 위산없음증** : absence of hydrochloric acid. 위분비액 중 염산이 없는 상태로, 위점막위축에서 나타난다.

**bulimia 대식증, 병적기아** : abnormal increase in the sensation of hunger.

**dumping syndrome 빠른비움증후군, 덤핑(낙하)증후군** : 위절제(술)을 받은 후 소화가 잘 안되어 음식물이 작은창자로 내려가는 경우로, 욕지기, 설사 등이 온다.

**epigastric pain 명치통증, 상복부통증** : the pain in the upper middle region of the abdomen.

**gastralgia, gastrodynia 위통, 복통** : pain in the stomach.

(1) hunger pain 공복통 : 다음 식사 전 공복감이 날 때 일어나는 통증.

(2) postprandial pain 식후성 통증 : abdominal pain occuring after eating a meal.

(3) tardive pain 지연통증, 만발성 통증 : 식후 3~4시간 후의 통증.

**odynophagia 삼킴통증, 연하통** : pain on deglutition.

**dysphagia 삼키기곤란, 삼킴곤란** : difficulty in swallowing.

**suffocation, asphyxiation 질식** : the stoppage of respiration.

## 2) 질병 용어

**esophageal atresia 식도폐쇄** : 기관식도샛길(tracheoesophageal fistula) 등으로 식도가 막혀있는 상태이다.

**stricture 협착** : decrease in the caliber of a canal, or other passage

**duplication 중복** : a doubling.

**esophageal perforation 식도천공** : a hole made through the inner surface of the esophagus.

**esophagitis 식도염** : inflammation in the esophagus.

**diverticulum 곁주머니** : created by herniation of the mucosa through the muscular layers of the bowel wall. 장의 근층결여에 의해 내면에 있는 점막이 탈출된 상태.

**peptic ulcer 소화성 궤양** : an ulceration of the mucous membrane of the esophagus, stomach, or jejunum. 위산활동의 원인에 의해 식도, 위, 빈창자 등의 점막에 발생되는 궤양.

**achalasia 이완불능, 이완못함(증)** : the failure of the esophagogastric sphincter. 들문조임근이 이완되지 않아 음식물이 위로 들어가지 못하며, 이로 인해 식도가 확장이 되는데, 들문경련증이라고도 한다.

**spasm 연축** : involuntary contraction of a muscle.

**varices 정맥류** : an larged and tortuous vein. 문맥압의 항진이 지속시 식도벽정맥총에 정맥류가 생긴다.

**foreign body 이물, 이물질** : 식도에 금속, 뼈 조각, 투명한 이물질(고기 덩어리) 등이 박혀 있는 경우이다.

**gastroptosis 위처짐(증)** : downward displacement of the stomach.

**gastroesophageal reflux 위식도역류** : reflux of gastric contents into the esophagus.

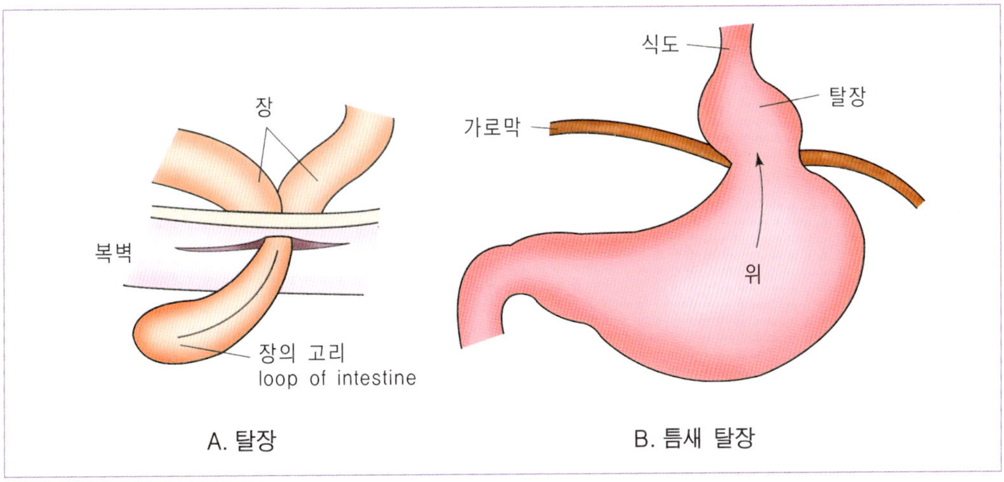


그림 4-6. Hernia and hiatal hernia 탈장과 틈새 탈장

**esophageal hiatus hernia 식도 틈새(열공)탈장** : protrusion of the stomach above the diaphragm. 식도 틈새를 통해 위 일부가 가슴 내로 탈출하는 상태.

**gastritis 위염** : inflammation of the stomach.

**Crohn's disease 크론병** : a chronic granulomatous inflammatory disease of unknown etiology.

**gastric ulcer 위궤양** : an ulceration of the membrane of the stomach. 위벽, 즉 위점막의 조직결손 현상이다.

**polyps 폴립** : a morbid excrescence or protruding growth, from mucous membrane. 주위 점막에서 뚜렷이 구별할 수 있는 양성의 점막융기이다.

**pyloric stenosis 날문협착(증)** : obstruction of the pyloric orifice of the stomach. 날문내경의 협착.

**gastric cancer 위암** : carcinoma of the stomach.

## 4. 치료 및 수술용어

**esophagectomy 식도절제(술)** : excision of a portion of the esophagus.

**esophagoenterostomy 식도작은창자연결(술)** : anastomosis between the esophagus and small intestine.

**gastrectomy 위절제(술)** : excision of the whole or part of the stomach.

**gastrolavage 위세척** : irrigation of the stomach.

**gastropexy 위고정(술)** : surgical fixation of the stomach to correct displacement.

**gastrogavage 위영양법** : 식도를 통해 관을 삽입하여 관 내로 영양분을 주입하는 방법.

**gastrostomy 위창냄(술), 위조루(술)** : surgical creation of an artificial opening into the stomach.

**vagotomy 미주신경절단(술)** : interruption of the impulses carried by the vagus nerve or nerves.

**Loreta's operation 로레타수술** : gastrotomy with distal dilatation of the pylorus. 날문의 확장을 겸한 위절제(술)

**pylorodiosis 날문확장(술)** : the operation of dilating a stricture of the pylorus with the finger.

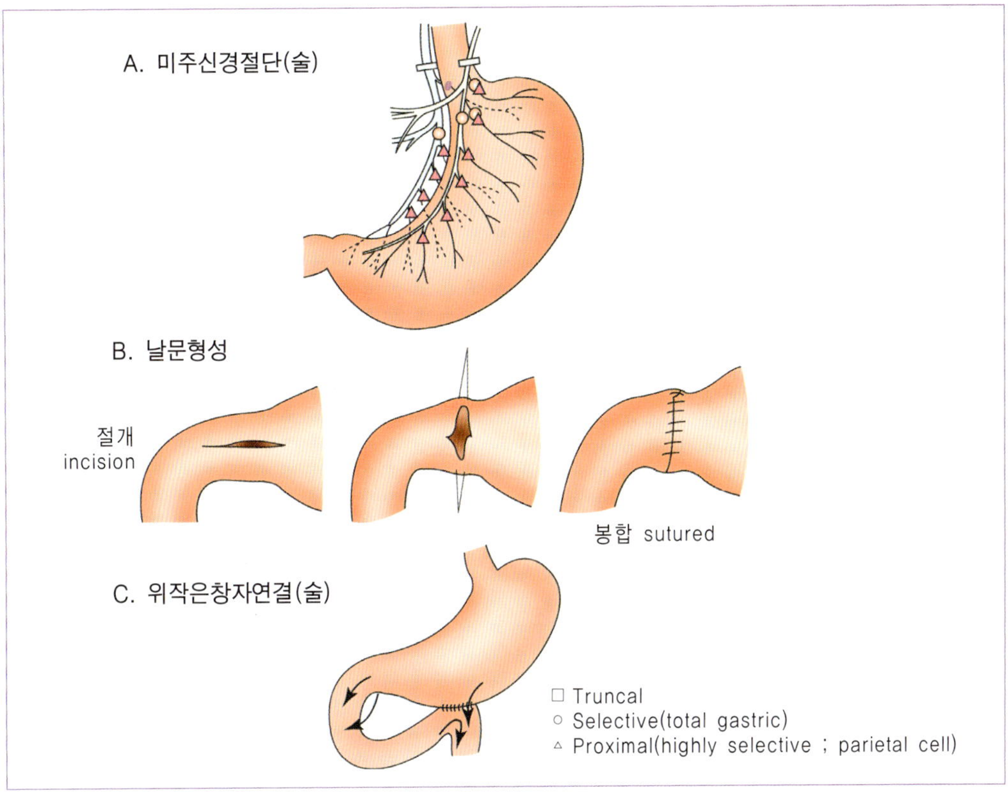


그림 4-7. Surgical procedures 외과적 처치

**gastrojejunostomy 위빈창자연결(술)** : anastomosis between the stomach and jejunum. 전이성 위암 등에서 위 일부와 샘창자를 절제 후, 위와 빈창자를 연결하는 수술.

**diverticulectomy 곁주머니절제(술)** : excision of a diverticulum.

**pyloroplasty 날문성형(술)** : a plastic operation to relieve pyloric obstruction.

## 작은창자와 큰창자 Small and large intestine

작은창자는 위에 연속된 긴 관으로 소화와 흡수를 담당하며, 막창자에서 항문에 이르는 관인 큰창자는 남은 음식물의 최종 소화흡수 및 체외 배설기능이 있다.

### 1. 용어

| 결합형, 접두사 | 의 미 | 용 어 |
|---|---|---|
| enter/o | (작은)창자 | (small) intestine |
| duoden/o | 샘창자 | duodenum |
| jejun/o | 빈창자 | jejunum |
| ile/o | 돌창자 | ileum |
| cec/o | 막창자 | cecum |
| append/o, appendic/o | 수, 부속 | appendix |
| sigmoid/o | 구불창자 | sigmoid colon |
| rect/o, proct/o | 직장, 곧창자 | rectum |
| an/o | 항문 | anus |
| copr/o | 대변 | feces, stool |
| aer/o | 공기, 기체 | air |
| steat/o, stear/o, lip/o | 지방 | fat |
| herni/o | 탈장, 헤르니아 | hernia |
| -rrhea | 유출 또는 유량 | flow, discharge |
| -acrasia | 실금, 무절제 | incontinence |
| -cele | 종양, 탈출 | hernia, tumor |
| -clysis | 관장하다, 씻다 | clysma |
| -pexy | 고정(술) | fixation |

## 2. 해부학적 용어

**small intestine 작은창자, 소장** : the portion extending from the pylorus to the cecum. 위의 날문에서 막창자 전까지의 부분으로, 세 부분으로 구성되어 있다.

1) duodenum 샘창자 : the first portion of the small intestine. 네 부분으로 나누는데, 온쓸개관과 이자관이 2부에 있는 샘창자유두를 통해 개구한다.
2) jejunum 빈창자 : the portion between the duodenum and the ileum.
3) ileum 돌창자 : the 3rd, distal portion of the small intestine. 끝 부분과 막창자와의 사이에 돌막창자판막(ileocecal valve)이 있어 큰창자의 내용물이 작은창자로의 역류를 방지한다.

**large intestine 큰창자** : the portion extending from the ileum to the anus. 돌창자 끝 부분에서 항문에 이르는 소화관으로 다음과 같다.

1) cecum 막창자 : the first part of the large intestine. 인체의 우하복부에 위치한다.
2) vermiform appendix 막창자꼬리 : a wormlike diverticulum of the cecum. 막창자의 후좌측벽에 위치한 긴 돌기, 주머니이다.
3) colon 잘록창자 : the 2nd part of the large intestine. 큰창자의 대부분을 차지한다. 막창자에서 위로 올라가면서 오름잘록창자(ascending colon), 가로잘록창자(transverse colon), 내림잘록창자(descending colon) 및 구불잘록창자(sigmoid colon)으로 구분한다.
4) rectum 직장, 곧창자 : the portion between the sigmoid colon and the anus. 창자관의 최종부로 길이 약 15 cm이다.

**anus 항문** : the distal or terminal orifice of the alimentary canal. 내·외 항문조임근이 있다.

**villi 융모** : a protrusion from the surface of a membrane. 작은창자에 있으며, 영양소와 수분의 흡수를 한다.

**feces, stool 대변** : the excrement discharged from the intestines.

**peristalsis 꿈틀운동** : 소화관 근육의 불수의적인 수축과 이완.

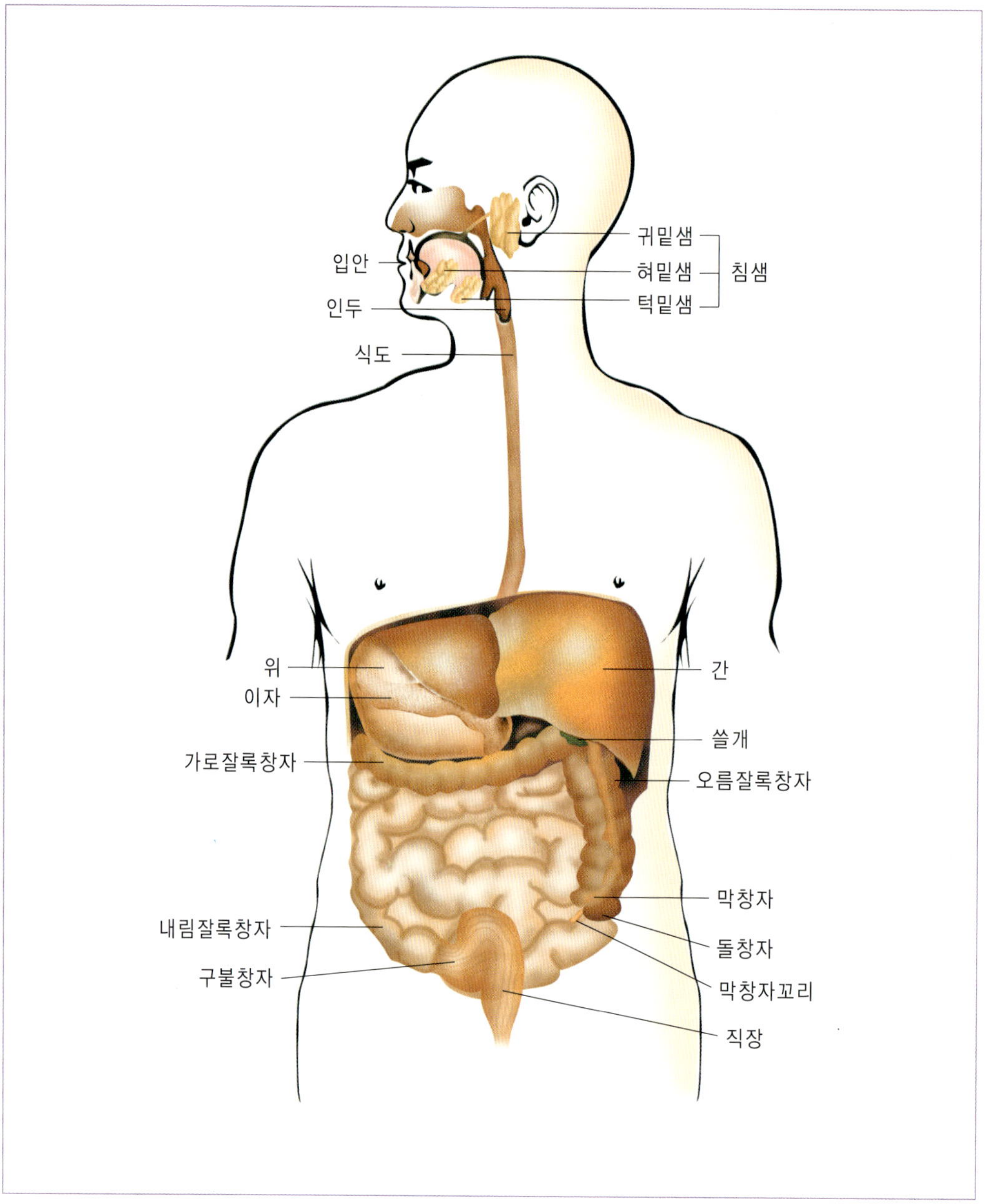


그림 4-8. 소화계통(엎드린 자세)

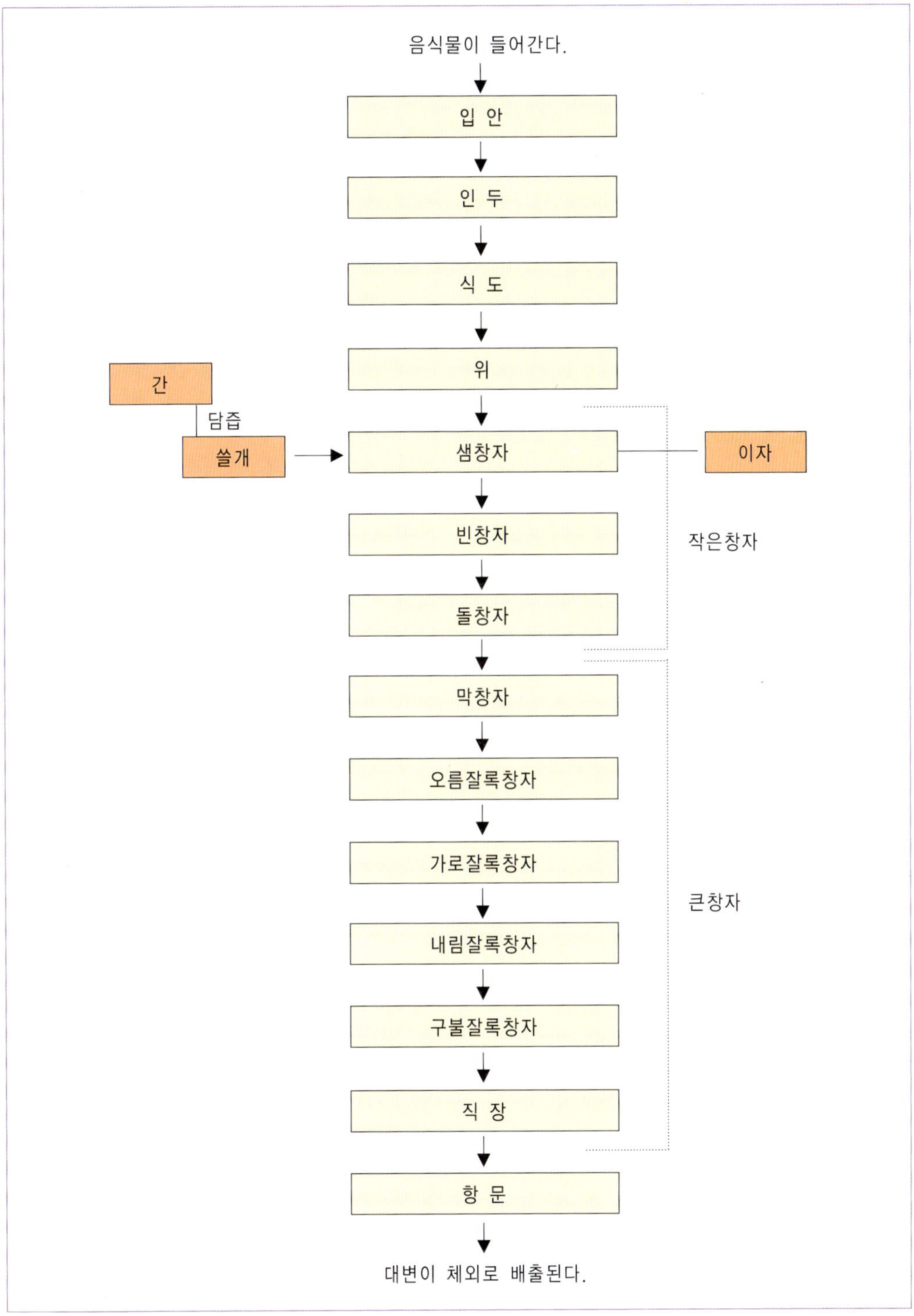


그림 4-9. 소화관을 통한 음식물의 경로

# 3. 증상 및 질병 용어

## 1) 증상 용어

**borborygmus 창자가스소리** : a rumbling noise caused by the propulsion of gas through the intestines. 창자(장) 내의 기체와 액체가 빠르게 장을 통과시 배에서 나는 소리.

**diarrhea, enterorrhea 설사** : increased volume, fluidity, or frequency of bowel movements.

**steatorrhea 지방변증** : excessive amounts of fats in the feces.

**obstipation 된 변비, 무변증** : intractable constipation. 장관배출이 없는 상태, 즉 변이 없다.

**constipation 변비** : difficult or infrequent evacuation. 장 관계를 통하는 폐기물의 배출이 곤란한 상태.

**dehydration 탈수** : excessive loss of body water.

**fecal incontinence 대변실금** : loss of voluntary control of defecation. 대변이 마음대로 조절이 안 되는 상태.

**tenesmus 뒤무직** : straining, especially ineffectual and painful straining at stool or in urination.

**pruritus anus 항문가려움증** : anal and perianal itching.

**melena 흑색변** : black stool with altered blood. 피가 섞인 검은 대변.

**abdominal pain 복통** : 상복통은 위, 중복통은 작은창자, 하복통은 큰창자라고 생각된다. 작은창자의 통증은 배꼽 주위에서 많이 느낀다.

**fecalith, coprolith 대변돌** : a fecal concretion.

## 2) 선천성 이상

**duodenal obstruction 샘창자폐쇄** : obstruction of the duodenum.

**duplication 중복** : a doubling. 샘창자, 돌창자에서 발생빈도가 높다.

**Meckel's diverticulum 메켈곁주머니** : an occasional sacculation or appendage of the ileum. 돌창자에 막창자꼬리와 흡사한 소낭이 있는 경우이다.

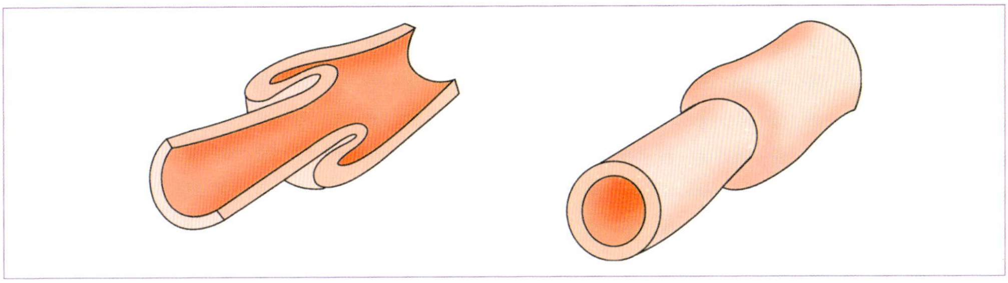

그림 4-10. 창자겹침증

**imperforate anus 항문막힘증, 무공항문** : persistence of the anal membrane so that the anus is closed.

**anal stenosis 항문협착** : stricture of the anus.

**megacolon, Hirschsprung's disease 거대잘록창자** : abnormally large or dilated colon.

**intussusception 창자겹침증, 장중첩증** : prolapse of one portion of the bowel into another.

## 3) 작은창자의 질환

**duodenitis 샘창자염** : inflammation of the duodenal mucosa.

**duodenal ulcer 샘창자궤양** : a local defect, or excavation, or the surface of an organ or tissue. 샘창자 구부에 호발한다.

**hypertrophy of Brunner's gland 브루너선의 비후** : hypertrophy of the tubuloalveolar glands in the submucous layer of the duodenum. 위산과다 환자에서 많이 발생되는 샘창자선의 비후현상.

**regional enteritis & ileitis, Crohn's disease 국소소장염, 크론병** : a chronic granulomatous inflammatory disease. 돌창자 말단과 막창자에 호발되며, 장폐색과 고름집 등의 원인이 된다.

**polyp 폴립** : a morbid excrescence, or protruding growth, from mucous membrane. 점막으로부터 비정상적으로 돌출되어 성장된 것.

**Whipple's disease 휘플병** : a malabsorption syndrome. 작은창자의 흡수장애 증후군으로 장점막에 세균성 미생물 등이 침윤되어 발병한다. 설사, 지방변증, 중추신경장애 등 전신성 질환이다.

**intussusception 창자겹침증, 장중첩증** : 5세 이하의 소아에서 주로 나타나는 질병으로 큰창자나 작은창자에서 발병한다. 바륨관장검사법으로 창자가 중첩된 부분을 풀기도 한다.

**carcinoma 암종** : a malignant tumor made up of epithelial cells. 상피세포에 나타나는 악성종양.

**Hodgkin's disease 호치킨병** : a malignant tumor, progressive enlargement of the lymphnodes. 전신 림프절에 퍼지는 악성종양.

## 4) 큰창자의 질환

**diverticulum 곁주머니** : pouch created by herniation of the lining mucous membrane. 주머니 형태로 정상 상태서도 존재하며, 근육층의 결여로 내면의 점막이 탈출되어서 형성되기도 한다.

**colitis 잘록창자염** : inflammation of the colon.

**ulcerative colitis 궤양성 잘록창자염** : chronic, recurrent ulceration in the colon. 주로 점막이나 점막하조직에 발생하는 궤사성 염증성 질환으로, 직장이나 구불창자에 잘 생긴다.

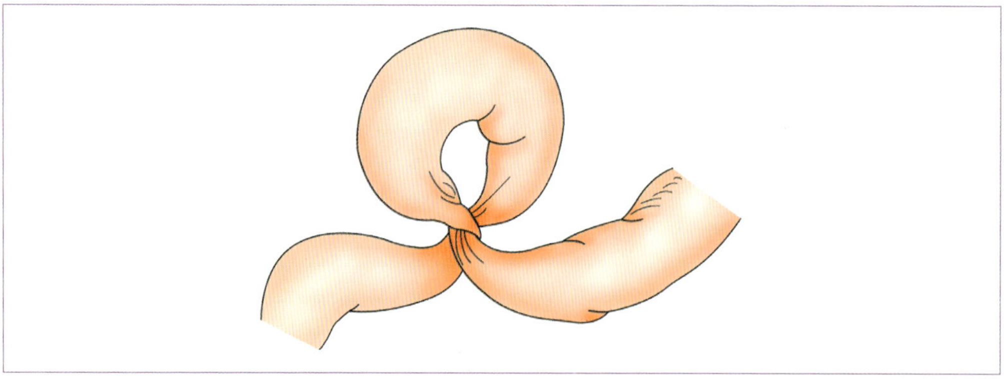

**그림 4-11.** 창자꼬임

**polyps 폴립** : 대부분이 직장이나 구불창자에 발생되는 점막질환이다.

**hemorrhoids 치핵** : a varicose dilatation of a vein near the anus. 항문 주위의 직장정맥영역의 정맥루성 확장으로, 치핵, 치루, 치열 및 항문 주위열을 망라한 총칭이다. 외치핵은 항문조임근 외부에, 내치핵은 내부의 점막정맥에 울혈이 생겨 나타난다. 주증상으로 변비, 부기, 출혈, 소양 및 통증이 있다.

**anal fissure 항문열창, 치열** : tear or ulcer at the margin of the anus. 항문 주위가 찢어지거나 선상의 궤양인 경우.

**anal fistula 항문샛길, 항문루** : opening in the anal canal and the perianal skin. 항문관 주위의 피부에 비정상적 구멍이 생긴 경우이다.

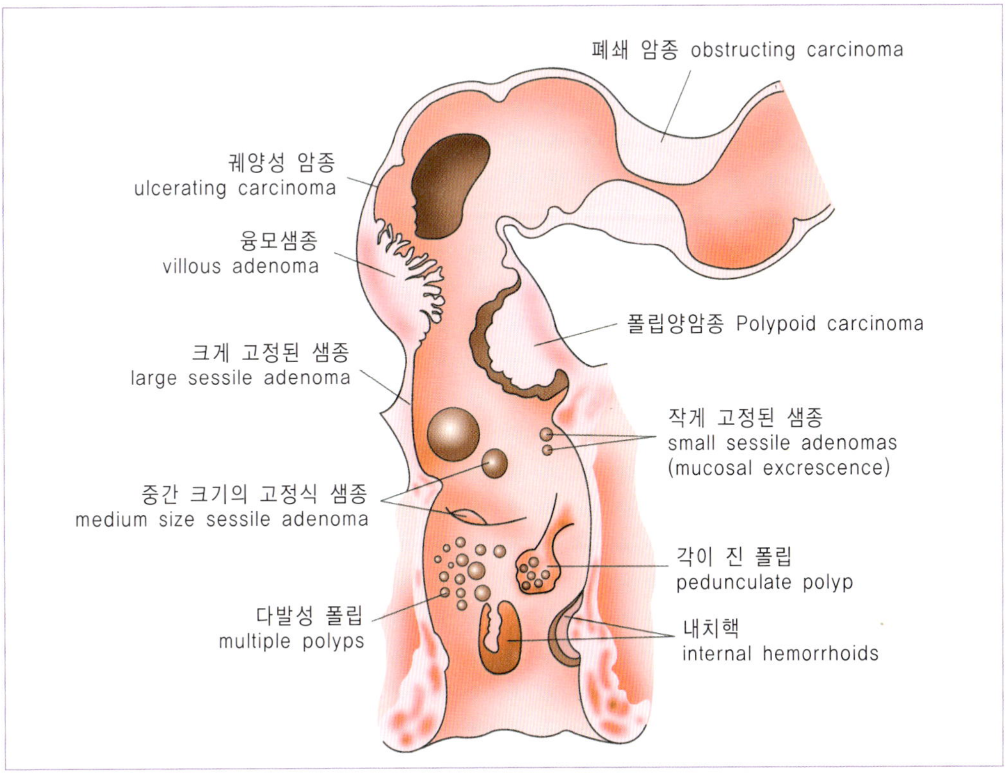


그림 4-12. 잘록창자와 직장의 질환

**dysentery 이질** : disorders marked by inflammation of the intestines 특히 잘록창자의 염증이 심한 질환에 사용되며 복통, 점액혈변의 배출이 있다.

**volvulus 창자꼬임, 장염전** : twisting of the bowel. 장이 완전히 꼬인 상태.

**ileus 창자막힘증, 장폐색증** : intestinal obstruction. 장내용물이 통과가 되지 않는 상태.

**rectocele 직장탈출** : herninal protrusion of part of the rectum into the vagina. 직장의 일부가 이탈되어 질 내에 돌출된 것.

**irritable colon 민감잘록창자, 민감결장** : 스트레스나 정서적 긴장에 의한 잘록창자의 기능적 부조증상으로 복통과 설사가 주 증상이다.

**pilonidal cyst 모발둥지낭, 털뭉치낭** : a hair containing sacrococcygeal dermoid cyst or sinus. 엉치뼈 아래서 뒷면 둔근 사이의 갈라진 틈에 있는 모발이 섞인 낭이다.

**carcinoma 암** : 대부분의 직장과 구불창자에 있다.

## 4. 치료 및 수술용어

**enteropexy 창자고정(술), 장고정(술)** : surgical fixation of the intestine.

**enterorrhaphy 창자꿰맴(술), 장봉합(술)** : suture of the intestine.

**enteroclysis 영양분장주입, 고위관장법** : the injection of a nutrient or liquid into the bowel.

**duodenojejunostomy 샘빈창자연결(술)** : surgical communication between the duodenum and the jejunum.

**duodenectomy 샘창자절제(술)** : excision of the duodenum.

**jejunectomy 빈창자절제(술)** : excision of the jejunum.

**ileostomy 돌창자창냄(술), 돌창자조루(술)** : surgical creation of an opening into the ileum.

**proctostomy 직장창냄(술)** : surgical creation of a permanent artificial opening from the body surface into the rectum.

**Lane's operation 레인수술** : the operation of dividing the ileum near the cecum.

**appendectomy 막창자꼬리절제(술), 충수절제(술)** : surgical removal of the vermiform appendix.

**colopexy 잘록창자고정(술)** : fixation of the colon.

**Duhamel operation 듀아멜수술** : the treatment of Hirschsprung's disease. 선천성 거대잘록창자의 수(술)로 잘록창자와 직장을 연결하는 수술.

**Jelk's operation 옐크수술** : incision of the fibrous tissue around the rectum. 직장협착증에서 직장 주변의 섬유조직을 절제하는 수술.

**Kraske's operation 크라스케수술** : an operation for rectal cancer.

**Mile's operation 마일즈수술** : abdominoperineal resection for cancer of the lower sigmoid and rectum.

**proctopexy 직장고정(술)** : fixation of the rectum.

**coloproctectomy 잘록직장절제(술)** : surgical removal of the colon and rectum.

# 간, 쓸개계통, 이자 및 복막
## Liver, Biliary system, Pancreas and Peritoneum

담즙의 형성과 분비를 담당하는 인체 최대의 샘인 간과 분비된 담즙을 농축저장하여 온쓸개관으로 보내는 쓸개와 담즙의 배설통로인 간관, 온쓸개관, 각종 소화효소와 인슐린을 생성하는 이자 및 복강 내 장기들을 둘러싸는 복막이 있다.

## 1. 용어

| 결합형 | | 의 미 |
|---|---|---|
| chol/e, chol/o, bili- | 담즙, 쓸개즙 | bile |
| cholecyst/o | 쓸개(주머니) | gallbladder |
| cholangi/o | 쓸개관 | bile duct |
| choledoch/o | 온쓸개관 | commom bile duct |
| hepat/o | 간 | liver |
| pancreat/o | 이자 | pancreas |
| peritone/o | 복막, 배막 | peritoneum |
| celi/o | 배, 복부, 배안(복강) | abdomen |
| lapar/o | 배벽, 복벽 | abdominal wal |
| epipl/o | 그물막, 망 | omentum |
| mesenteri/o | 창자간막, 창자간막 | mesenterium |
| mesocol/o | 잘록창자간막 | mesocolon |
| bilirubin/o | 빌리루빈 | bilirubin |
| glyc/o, gluc/o | 당 | sugar, glucose |
| insulin/o | 인슐린 | insulin |

| | | |
|---|---|---|
| cirrh/o | 굳음, 경화 | hardening |
| tox/o | 독소, 독 | toxin |
| immun/o | 면역 | immune |
| amyl/o | 녹말, 전분 | starch |

## 2. 해부학적 용어

**liver 간** : a large gland situated in the upper part of the abdomen on the right side. 복강 우상복부의 가로막(diaphragm) 아래에 있는 큰 장기로 좌·우엽으로 나뉘며, 하면의 중앙부에 간문(porta hepatis)이 있어 혈관(문맥, 간동맥), 림프관, 신경 및 담즙 등이 출입한다. 기능으로 담즙분비, 영양소저장·해독, 면역, 혈당유지 등이 있다.

**gallbladder 쓸개(주머니), 담낭** : the pear shaped reservoir for the bile. 간의 우엽하면에 위치하는 가지 모양의 장기로, 담즙이 농축·저장되는 장소이다. 입구의 목(neck), 몸통(body), 꼬리(tail)로 구분한다.

**pancreas 이자** : a large gland situated behind the stomach. 위의 후복벽에 있으며 이자관이 중심을 통과한다. 인슐린과 이자액을 이자관을 통해 샘창자로 분비하여 소화를 돕는다.

**hepatic duct 간관** : 우·좌간관이 있다.

**common hepatic duct 온간관** : the duct which is formed by union of the right and left hepatic duct.

**cystic duct 쓸개주머니관, 담낭관** : the passage connecting the neck of the gall bladder and the common bile duct.

**common bile duct 온쓸개관** : the duct formed by union of the cystic duct and the hepatic duct.

**pancreatic duct 이자관** : the main excretory duct of the pancreas. 췌액을 유도하는 관으로 머리(head), 몸통(body), 꼬리(tail)로 구분한다.

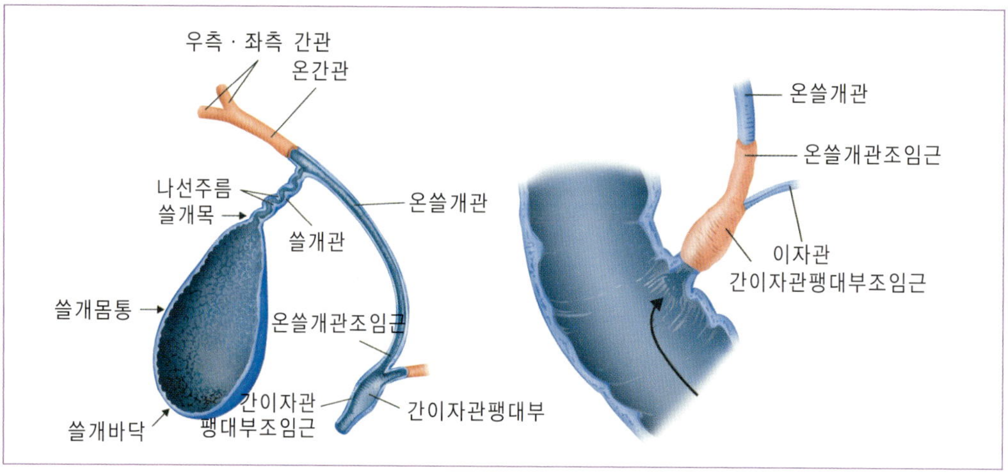


그림 4-13. 쓸개관과 이자관

**Vater's ampulla, hepatopancreatic ampulla 바터팽대부, 담이자관팽대부** : the dilatation formed by junction of the common bile and the pancreatic duct. 온쓸개관과 이자관이 합쳐져 샘창자가 개구되기 전의 팽대부로 조임근이 있다.

**bile 담즙, 쓸개즙** : a fluid secreted by the liver. 간세포의 분비액으로 간에서 형성되어 간관, 온간관으로 일부는 쓸개주머니관을 통해 쓸개에 저장되며, 일부는 온쓸개관을 통해 샘창자로 배설되는 투명하고 연한 황금색의 액체로서 지방의 소화를 돕는다.

**peritoneum 복막, 배막** : the serous membrane covered the abdominal cavity. 배안을 덮는 장막으로 벽쪽복막(parietal pertioeum)과 내장쪽복막(visceral peritoneum)으로 나누며, 이 사이를 배안(복강, abdominal cavity)이라 한다. 내장쪽복막은 이중으로 창자간막, 큰그물막, 작은그물막 및 인대를 형성한다,

**mesenterium, mesentery 창자간막, 장간막** : the peritoneal fold attaching the small intestine to posterior abdominal wall. 작은창자를 후복벽에 고정하는 복막의 주름.

## 3. 증상 및 질병 용어

### 1) 증상 용어

#### (1) 간과 쓸개주머니관

**jaundice 황달** : a yellow discoloration of the skin and other tissue. 담즙색소인 빌리루빈이 혈액, 체액 또는 조직 내에 이상적으로 증가한 상태이며, 임상적으로 피부나 안구결막 등이 황색으로 물들고 갈색뇨를 볼 수 있다.

**hemolytic jaundice 용혈 황달** : 정상 간세포의 과다한 배설능력으로 혈액 내에 담즙 색소가 비정상적으로 높은 데 기인한다.

**hepatocelluar jaundice 간(세포) 황달** : jaundice caused by injury to or disease of the liver cells. 간세포 장애에 의해 혈액에서 정상량의 빌리루빈을 처리 못해서 발생되는데 간염, 간경변의 황달이 이에 속한다.

**obstructive jaundice 폐쇄 황달** : due to an impediment to the flow of the bile from the liver cells to the duodenum. 간세포에서 담즙이 분비되어 샘창자로 배설되는 과정에 주로 쓸개주머니관등의 폐쇄로 오는 경우로 악성종양이나 쓸개돌 등이 이에 속한다.

**hepatomegaly 간비대** : enlargement of the liver.

**hepatic edema 간부종** : edema of the liver. 간기능 결함으로 액체가 축적된 경우.

**melanosis 흑색증** : abnormal pigmentary deposits. 만성 간질환, 특히 간경화에서 노출부에 갈색의 색소침착이 있다.

**cholecystalgia 쓸개산통** : gallbladder colic. 쓸개돌이 이동시 쓸개주머니관의 조임근을 자극하여 수축 시 일어나는 통증.

#### (2) 이자와 복막

**fatty feces 지방변** : fatty excrement.

**pancrealgia 이자통증** : pain in the pancreas.

**diabetes mellitus 당뇨병** : metabolic disorder due to consequent disturbance of insulin mechanism. 인슐린 결핍으로 오는 만성 유전질환.

**hypoglycemia 저혈당증** : abnormally diminished content of glucose in the blood.

**hyperglycemia 고혈당증** : abnormally increased content of sugar in the blood.

**tympanites, meteorism 가스팽만** : the presence of gas in the abdomen or intestine. 복부나 창자 내에 가스가 존재하는 것.

## 2) 질병 용어

### (1) 간과 쓸개주머니관

**hepatitis 간염** : an inflammatory process in the liver 원인에 따라 바이러스 간염(viral hepatitis), 독물성 간염(toxipathic hepatitis), 알코올성 간염(alcoholic hepatitis), 만성간염(chronic hepatitis) 등으로 분류한다.

**hepatitis A A형 간염** : an acute illness caused by hepatitis A virus. 감염물질은 입을 통해 전파된다.

**hepatitis B B형 간염** : an acute illness caused by hepatitis B virus. 오염된 주사바늘이나 수혈 등에서 발생될 수 있다.

**liver cirrhosis 간경화** : chronic disease of the liver with fibrosis and destruction of parenchymal cells. 간세포 괴사와 결절성 재생이 있다.

**hepatic abscess 간고름집** : an abscess of the liver.

**hepatic coma 간성혼수** : coma accompanying hepatic encephalopathy. 간부전에 의한 대뇌의 장애로 발생된다.

**fatty liver 지방간** : liver affected with fatty infiltration. 단백질 섭취부족 등 불균형 식사, 영양실조, 알코올 과다 섭취 등이 원인이다.

**hepatolith 간돌, 간결석** : a gallstone, especially one within the liver.

### (2) 쓸개주머니관과 쓸개

**cholecystitis 쓸개염** : inflammation of the gallbladder.

**cholelithiasis 쓸개돌증(gallstone)** : the presence of gallstone.

**cholangitis 쓸개관염** : inflammation of a bile duct.

**choledochitis 온쓸개관염** : inflammation of the common bile duct.

**choledocholith 온쓸개관돌** : a calculus in the common bile duct.

**cholestasis 담즙정체(담즙분비정지)** : stoppage of the flow of bile.

### (3) 이자와 복막

pancreatitis **이자염** : inflammation of the pancreas.

pancreatic carcinoma **이자암종** : 머리부(pancreatic head)가 호발부위이다.

pancreatic cyst **이자낭** : a retention cyst of the pancreatic duct. 이자 내 섬유조직에 의해 둘러싸인 주머니 안에 액이 차있는 것.

pancreatic lithiasis **이자돌** : the presence of calculi in the pancreas.

diabetes mellitus **당뇨병** : 인슐린 결핍으로 오는 만성 유전질환이다.

peritonitis **복막염** : inflammation of the peritoneum.

pneumoperitoneum **공기배증, 기복증** : the presence of gas in the peritoneal cavity.

peritoneal abscess **복막고름집** : collection of inflammatory exudate in peritonitis.

mesenteritis **창자간막염** : inflammation of the mesentery.

## 4. 치료 및 수술용어

laparotomy **개복(술), 배벽(절개)(술)** : surgical incision of the abdomen.

hepatectomy **간절제(술)** : excision of the entire or of a portion of the liver.

hepatorrhaphy **간꿰맴(술), 간봉합(술)** : the suturing of the liver.

cholecystectomy **쓸개절제(술)** : surgical removal of the gallbladder.

cholecystotomy **쓸개절개(술)** : surgical incision of the gallbladder.

cholecystopexy **쓸개고정(술)** : fixation of the gallbladder.

choledocholithotomy **온쓸개관돌제거(술)** : incision of the common bile duct for the removal of stone.

cholelithotripsy **쓸개돌부숨(술)** : the crushing of gallstones.

pancreatectomy **이자절제(술)** : surgical excision of the pancreas.

peritoneocentesis **복막천자** : puncture of the peritoneal cavity with a needle for the purpose of obtaining.

## 5. 임상검사

**sialography 침샘조영(술)** : demonstration of the salivary ducts by means of the injection of contrast medium. 관을 통해 침샘 내로 조영제를 주입하여 침샘 내의 염증이나 돌 등을 관찰하는 검사법.

**esophagography 식도조영(술)** : roentgenography of the esophagus. 입안을 통해 식도에 바륨(barium : $BaSO_4$)액을 넣어 식도의 질병을 보고자 하는 검사법.

**upper gastrointestinal series 상부위장관조영(술)** : roentgenography of the stomach. 바륨액을 입안을 통해 위 내에 투여하여 위점막 등 위 내의 질병을 보고자 하는 방법.

**hypotonic duodenography 저장성 샘창자조영(술)** : roentgenography of the duodenum. buscopan 등의 약품을 주사 후 barium액을 투여한 후 샘창자를 투시검사하는 촬영법으로 buscopan 제제에 의한 꿈틀운동운동 저지로 샘창자 내 질환을 자세히 관찰할 수 있다.

**small bowel series 작은창자조영(술)** : radiography of the duodenum, jejunum, and ileum. 바륨액을 입안을 통해 투여하여 샘창자, 빈창자 및 돌창자 내의 질병을 연속적으로 관찰하는 검사법.

**colon study 잘록창자조영(술)** : radiography of the cecum, colon and rectum. 바륨액을 항문(anus)을 통해 잘록창자 내에 주입하여 직장, 잘록창자, 막창자의 질병을 관찰하기 위한 투시촬영법.

**oral cholecystography 경구쓸개(주머니)조영(술)** : radiography of the gallbladder. 입안으로 조영제를 투여한 후 12시간이 지나서 X선촬영을 하여 쓸개돌(gallstones) 등 쓸개 내 질환을 관찰하기 위한 검사법.

**intravenous cholangiography 정맥쓸개관조영(술)** : radiography of the gallbladder and cystic duct. 정맥을 통해 조영제를 주입하여 쓸개주머니관(cystic duct), 쓸개(gallblader) 내의 질환을 보고자 하는 X선촬영법.

**drip infusion cholangiography 방울주입쓸개관조영(술)** : radiography of the gallbladder and cystic duct. 경구쓸개(주머니)조영(술)이나 정맥쓸개관조영(술)에서 쓸개가 관찰 잘 안될 때 다량의 조영제를 정맥을 통해 천천히 주입하여 쓸개주머니관, 쓸개의 질환을 관찰하기 위한 X선촬영법.

operative cholangiography **수술쓸개관조영(술)** : cholangiography performed during a surgical procedure on the gallbladder. 수술 중에 직접 쓸개관내에 관(tube)을 삽입 후 조영제를 주입하여 온쓸개관돌 등 쓸개관 내의 질환을 보고자 하는 X선촬영법.

percutaneous transhepatic cholangiography **피부간경유쓸개관조영(술)** : 8~9번째 갈비뼈를 통해 간관(hepatic duct)에 직접 주사침을 삽입 후 조영제를 넣고, 간관, 온간관(common hepatic duct) 및 온쓸개관(common bile duct) 내의 질환을 관찰하기 위한 투시X선 촬영법으로 주로 폐쇄성 황달(obstructive jaundice) 환자 등에서 검사한다.

endoscopic retrograde cholagiopancreatography **내시경역행쓸개이자조영(술)** : 입안을 통해 내시경(endoscope)을 샘창자2부의 바터팽대부에 삽입 후 내시경 내의 관을 통해 조영제를 삽입하여 온쓸개관, 이자관, 온간관, 간관 내의 질환을 관찰하기 위한 투시X선검사법.

T-tube cholangiography **T관쓸개관조영(술)** : 수술 중에 쓸개관내의 쓸개돌 등 질병 제거 후 T자형관을 삽입하여 수술 후에 이 관을 이용하여 조영제를 주입하여 간관, 온간관, 온쓸개관 내의 질환을 관찰하기 위한 투시검사법.

esophagoscopy **식도경검사** : endoscopic examination of the esophagus. 입안을 통해 식도 내에 내시경(endoscope)을 삽입하여 식도 내 염증 등의 질환을 관찰한다.

cytology **세포학, 세포검사** : the study of cells, their origin, structure, function, and pathology. 세포검사로 위암과 양성종양 감별, 특히 조기 위암검사에서 많이 이용된다.

endoscopy **내시경검사** : visual inspection of any cavity of the body means of an endoscope.

liver biopsy **간생검** : removal and examination usually microscopic tissue from the living body. 직접 주사바늘로 간조직을 채취해 조직검사로 진단을 내린다. 만성, 급성간염과 간경화및 간종양의 진단을 구별하는데 이용한다.

liver scintigram **간섬광도(간신티그람)** : 방사성 핵종을 정맥주사로 간 내에 투여하여 핵종에서 나오는 방사선(주로 감마선)으로 간의 섭취상황을 영상으로 기록한다.

laparoscopy **복강경검사, 배안보개검사** : examination of the abdomen by means of a laparoscope.

## 6. 약어

| | | |
|---|---|---|
| BA | barium | 바륨 |
| BE | barium enema | 바륨관장 |
| DIC | drip infusion cholangiography | 방울주입쓸개관조영(술) |
| EGC | early gastric cancer | 조기위암 |
| ERCP | endoscopic retrograde cholangiopancreatography | 내시경역행쓸개이자조영(술) |
| GB | gallbladder | 쓸개(주머니) |
| GI | gastrointestinal | 위장의 |
| GOT | glutamic oxalacetic transaminse | 글루탐옥살아세트산 트란스아미나제 |
| HTD | hypotonic duodenography | 저장성 샘창자조영(술) |
| IVC | intravenous cholangiography | 정맥쓸개관조영(술) |
| LB | large bowel | 큰창자 |
| LDH | lactic dehydrogenase | 유산탈수효소 |
| LFT | liver function test | 간기능검사 |
| OPC | operative cholangiogtaphy | 수술쓸개관조영(술) |
| PTA | percutaneous transluminal angioplasty | 피부혈관경유혈관확장(술) |
| PTBD | percutaneous transhepatic biliary drainage | 피부간경유쓸개관배액(술) |
| PTC | percutaneous transhepatic cholangiography | 피부간경유쓸개관조영(술) |
| SBS | small bowel series | 작은창자조영(술) |
| UGIS | upper gastrointestinal series | 상부위장관조영(술) |

# 5장

# 호흡계통 Respiratory System

호흡기는 공기 중에서 산소를 얻어 혈액에 보내고, 혈액 중의 이산화탄소($CO_2$)를 공기 중으로 내보내는 호흡(respiration)작용을 하는 기관으로, 상부 호흡계통은 코(외비, 코안), 인두, 후두이며, 하부 호흡계통은 기관, 기관지(bronchus), 폐 및 가슴막(pleura)으로 구성된다.

## 1. 용어

| 결합형 | 의 미 | |
|---|---|---|
| nas/o, rhin/o | 코, 비 | nose |
| osm/o | 냄새, 후각 | smell |
| sept/o | 사이막 | septum |
| meat/o | 길, 도 | meatus |
| antr/o, sin/o | 방, 굴, 동 | antrum, sinus |
| turbin/o, conch/o | 갑개, 코선반 | turbinate, concha |
| pharyng/o | 인두 | pharynx |
| phon/o | 음성 | voice |
| trache/o | 기관 | trachea |
| bronchi, bronch/o | 기관지 | bronchus |
| alveol/o | 허파꽈리, 폐포 | alveolus |

| | | |
|---|---|---|
| pneumat/o, pneuma-, pneum/o | 공기, 호흡 | air, gas, respiration |
| pne/o, spir/o | 호흡 | breathing, breath |
| pneumon/o, pulmon/o | 폐 | lung |
| pleur/o | 가슴막, 갈비뼈 | pleura, rib |
| thorac/o, steth/o | 가슴 | chest |
| sider/o | 철 | iron |
| phren- | 가로막 | diaphragm |
| -ectasis | 확장증 | enlargement |
| -pnea | 호흡 | breathing |

## 2. 해부학적 용어

**nose 코, 비** : an organ of the sense of smell.

**nasal cavity 코안, 비강** : 호들숨의 첫 관문으로, 코사이막(nasal septum)에 의해 좌우로 나뉘며, 코안 외측벽에는 세 개의 돌기, 즉 위·중간·아래코선반(superior, middle, inferior nasal concha)이 있고, 이들 갑개(코선반) 사이의 공간을 위·중간·아래코길(하비도)라 부른다.

**paranasal sinus 코곁굴, 부비동** : 코안을 둘러싼 머리뼈 중에서 속이 비어 공기로 차 있는 공간을 말한다.

1) Maxillary sinus 위턱굴 : 가장 크며 축농(증)(empyema)이 잘 생긴다.
2) Frontal sinus 이마굴, ethmoidal sinus 벌집굴, sphenoidal sinus 나비굴

**pharynx 인두** : 입안(oral cavity), 코안, 식도, 후두 사이에 교차부를 이루는 근육성 관으로 각각 코인두, 입인두, 후두인두라 한다.

**larynx 후두** : the musculocartilaginous structure which lies the upper parts of the trachea. 인두와 기관지 사이에 위치하며, 성대(vocal cord)를 가지고 있다.

**epiglottis 후두덮개** : cartilaginous structure overhanging the entrance to the larynx. 후두덮개연골이 있어 음식물을 삼킬 때 기도(후두, 기관)로 들어가는 것을 방지한다.

**Adam's apple, laryngeal prominence 후두융기** : 후두의 방패연골에 있는 돌기로서, 남성에서 사춘기를 지나면 현저하게 불룩 튀어 나온다.

**trachea, windpipe 기관** : the cartilaginous and membranous tube between the larynx and the bronchus. 후두에서 기관지 사이에 있는 공기의 통로로 이물 등에 의해 막히는 경우 수분 이내에 질식사를 할 수 있다.

**vocal cord 성대** : a fold of mucous membrane covering muscle in the larynx. 발성에 중요한 역할을 하는 기관이다.

**bronchus 기관지** : any of the large air passages of the lungs. 기관에 이어 제5 등뼈의 높이에서 좌·우 기관지로 갈라진다.

**lung 폐** : organs that effect the aeration of the blood. 가슴 내의 큰 기관으로 윗부분을 폐꼭대기(apex), 아랫부분을 폐바닥(base)라 하며, 내측에는 기관지, 림프관 등이 폐로 들어가는 통로인 폐문(hilum of lung)이 있다.

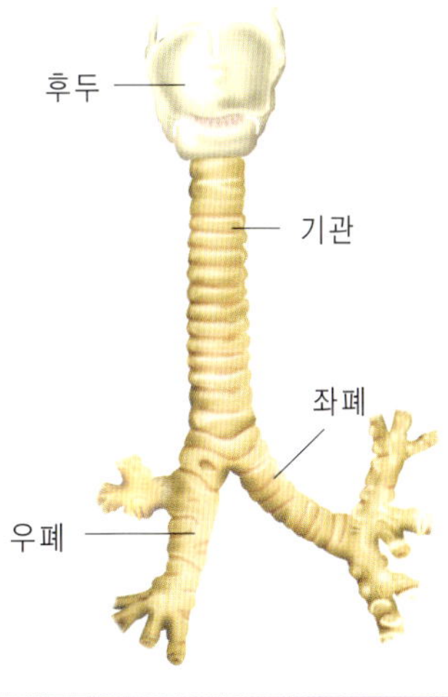


그림 5-1. 호흡기관

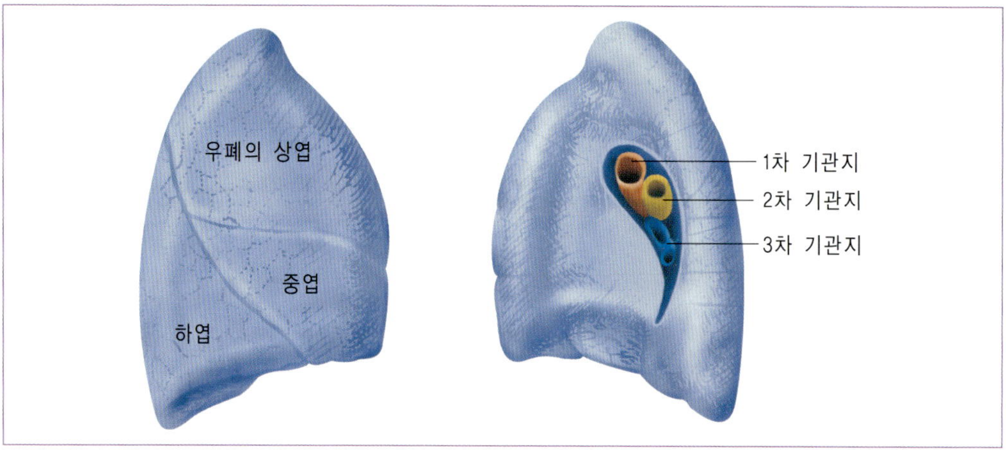


그림 5-2. 폐

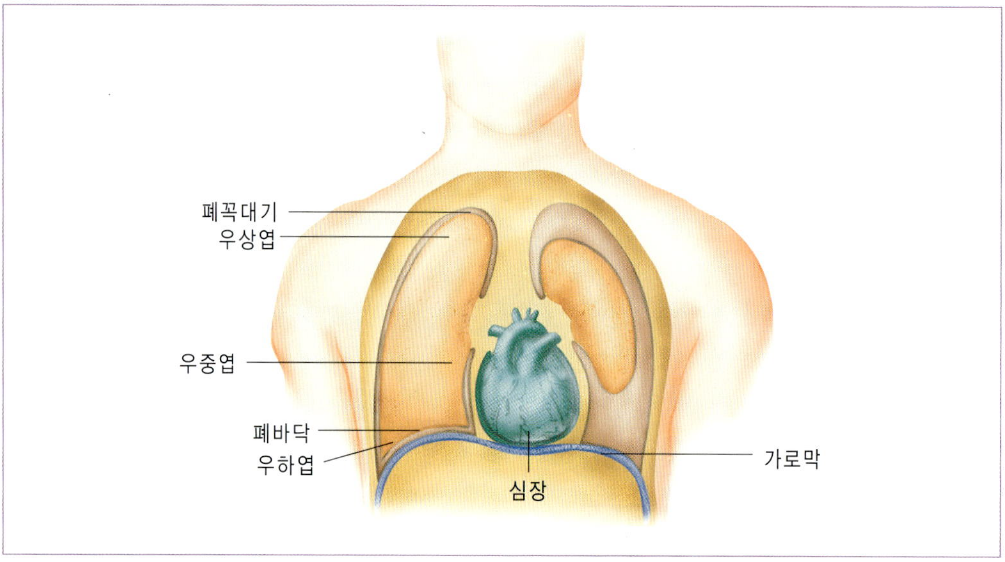


그림 5-3. 가슴의 구성

**alveolus 허파꽈리, 폐포 :** gas 교환이 이루어지며, 흡입에 허파꽈리의 확장으로 생기는 소리를 청진기(stethoscope)를 통해 들을 수 있다.

**pleura 가슴막 :** the serous membrane investing the lungs and living the thoracic cavity. 폐를 둘러싸고 있는 이중막으로 내장쪽가슴막과 벽쪽가슴막으로 되어있다.

1) Visceral pleura, pulmonary pleura 내장쪽가슴막 : the pleura investing the lungs. 폐실질에 밀착된 막

2) Parietal pleura 벽쪽가슴막 : the pleura lining the walls of the thoracic cavity. 흉강의 벽을 둘러싸고 있는 막. 벽쪽가슴막과 내장쪽가슴막 사이를 가슴막안(pleural cavity)이라고 하며, 가슴막삼출물(pleural fluid)이 들어있다.

**diaphragm 가로막 :** the musculomembranous partition separating the abdominal and thoracic cavities. 주요한 호흡근으로 배안과 가슴안을 가로막는 판상근성의 막. 전체적으로 원개(dome)형으로 들숨(inspiration) 시 수축되어 원개가 낮아져 흉강이 넓어지고, 날숨(expiration)시 가슴안은 좁아진다.

**mediastinum 가슴세로칸, 종격 :** organ seperating the two lungs. 좌·우폐 사이를 말하며, 전방은 복장뼈(sternum), 후방은 척추(vertebra), 하방은 가로막으로 둘러싸여 있다. 위치하는 기관으로 식도, 기관지, 기관, 가슴샘(thymus gland), 심장, 대동맥(aorta) 등이 있다.

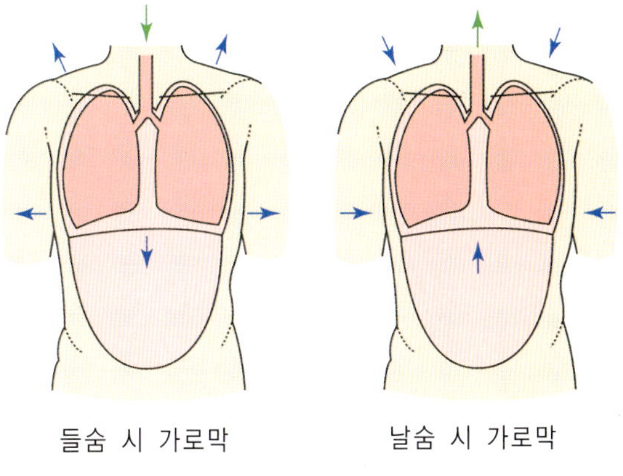


그림 5-4. 들숨과 날숨 시 가로막의 위치

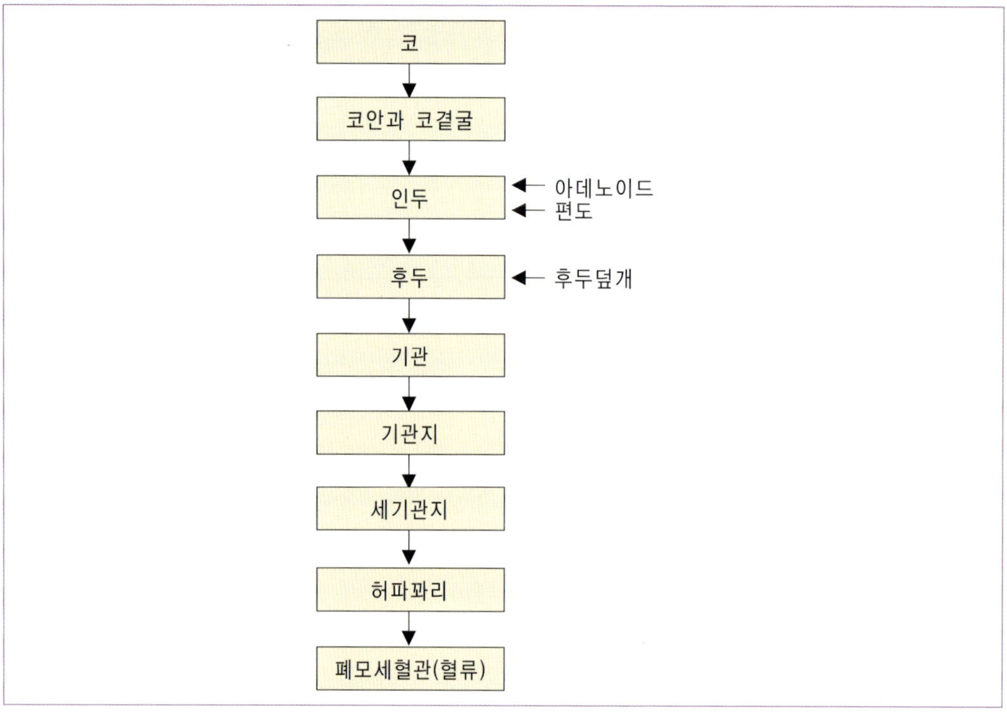


그림 5-5. 코에서 폐의 모세혈관에 이르는 공기의 통로

# 3. 증상 용어

## 1) 코와 코곁굴

**anosmia 후각상실(증)** : loss of the sense of smell.

**epistaxis, rhinorrhagia 코피** : hemorrhage from nose.

**rhinalgia, rhinodynia 코통증** : pain in the nose.

**rhinorrhea 콧물, 비루** : the free discharge of a thin nasal mucus.

**sneeze 재채기** : to expel air forcibly through the nose and mouth.

**hay fever 건초열** : a seasonal variety of allergic rhinitis. 알레르기코염에서 나타나는 증세로 특정항원(화분 등)에 민감한 사람이 다시 그 항원에 노출 시 나타나는 증세로 눈물이나 가려움증, 재채기, 천식(asthma) 증상 등을 일으킨다.

**congestion 울혈, 충혈** : excessive accumulation of blood.

## 2) 인두와 후두

**aphasia 언어상실증, 실어증** : defect or loss of the power of expression by speech, writing, or signs.

**dysphonia 발성장애** : a difficulty in speaking.

**dysphagia 삼킴곤란** : difficulty in swallowing.

**hoarseness 쉰소리** : a rough or noisy quality of voice.

**aphonia 소리못냄(증), 발성불능(증)** : loss of voice.

**pharyngalgia, pharyngodynia 인두통증** : pain in the pharynx.

## 3) 기관, 폐 및 늑막

**apnea 무호흡** : cessating of breathing.

**dyspnea 호흡곤란** : difficult breathing.

**orthopnea 앉아숨쉬기, 좌위호흡** : difficult breathing except in an upright position. 누워서는 숨이 가쁘고, 앉음으로서 호흡이 되는 것으로서 폐울혈에 기인한다.

**tachypnea 빠른호흡, 빈호흡** : excessive rapidity of respiration.

**bradypnea, slow respiration 호흡완만, 느린호흡** : abnormal slowness of breathing. 호흡수가 12/min 이하인 경우.

**Cheyne-Stokes respiration 체인-스토크스 호흡, 교대성 무호흡** : 뇌질환이나 순환부전 등에서 볼 수 있는 호흡형으로 무호흡에서 빠른 호흡으로 다시 무호흡으로 교대로 나타나는 호흡곤란.

**Seitz's metamorphosing respiration 자이츠 변태성호흡** : 들숨 시에 잡음이 나는 기관지호흡의 일종으로 기관지음으로 시작해 공동성 잡음으로 끝난다.

**wheeze, stridor 쌕쌕거림, 천명** : a whistling sound made in breathing. 숨 쉴때 나오는 피부밑은 휘파람 소리로 기관지협착이나 종양 등으로 폐쇄 시에 나타난다.

**hemoptysis 객혈** : coughing up blood.

**asphyxia, suffocation, apnea 질식** : a condition due to lack of oxygen in respired air.

**effusion, exudate, percolation 삼출, 삼출물** : the escape of fluid into a part or tissue.

**auscultation 청진** : the act of listening for sound within the body. 정상호흡은 폐포음으로 들숨 시에만 들리는데 들숨 시 입을 F음을 발음하는 소리와 비슷하게 청진기를 이용해 들을 수 있다.

**murmur 잡음** : an auscultatory sound, benign or pathologic. 완전히 잡음으로서 호흡 시에 들리는 음으로 정상으로 존재하지 않는다.

**friction rub 마찰음** : sound caused by the rubbing together of two serous surfaces. 가슴막염 등에서 나타나는 음으로 가슴막이 서로 마찰되는 소리이다.

**percussion 타진(법)** : the act of striking a part with short.

**hypoxia 저산소증** : reduction of oxygen.

**hypercapnia, hypercarbia 고탄산혈증** : excess of carbon dioxide in the blood.

**pleuralgia 가슴막통증, 갈비통증** : paroxymal pain in the intercostal muscles.

## 4. 질병 용어

### 1) 코와 코곁굴

**deviation of the nasal septum 코사이막 편위(치우침)** : 코사이막이 만곡 된 상태로 비폐(색)(nasal obstruction)나 굴염(sinusitis)이 오며, 치료는 점막하절제(술)(submucous resection)이나 코사이막형성(술)(septoplasty)로 시행한다.

**rhinolith 코돌, 비결석** : a nasal stone or concretion.

**nasal vestibulitis 코안뜰염, 비전정염** : infection of the nasal vestibule.

**rhinitis 코염, 비염** : inflammation of the mucous membrane of the nose.

**allergic rhinitis 알레르기코염, 알레르기 비염** : any allergic reaction of the nasal mucosa. 건초열(hay fever)과 재채기, 콧물(rhinorrhea), 비울혈(congestion), 가려움증(pruritus) 등이 있다.

**nasal polyps 코폴립** : focal accumulation of edema fluid in the nasal mucosa.

**sinusitis 굴염, 동염** : an inflammation process in the paranasal sinuses. 이마굴염(frontal sinusitis), 벌집굴염(ethmoid sinusitis), 위턱굴염(maxillary sinusitis), 나비굴염(sphenoid sinusitis)이 있다.

## 2) 인두와 후두

**adenoid hypertrophy 샘조직비대** : enlargement of adenoidal tissue.

**nasopharyngitis 코인두염** : inflammation of the nasopharynx.

**pharyngitis 인두염** : inflammation of the pharynx.

**tonsillitis 편도염** : acute inflammation of the palatine tonsils.

**vocal cord polyp 성대폴립** : polyp occuring on the true vocal cords. 담배연기 등의 자극제를 만성흡입함으로서 발생되는 만성 후두알레르기 반응이다.

**laryngitis 후두염** : inflammation of the larynx.

**vocal cord paralysis 성대마비** : 미주신경(vagus) 등이 장애될 때 마비가 생긴다. 주된 증상으로 쉰소리(hoarseness), 소리못냄(aphonia) 등이 있다.

**laryngoceles 후두낭종** : evagination of the mucous membrane of the laryngeal ventricle. 후두실의 점막이 낭상으로 튀어나온 상태.

**laryngeal cancer 후두암** : cancer of the larynx.

**epiglottitis 후두덮개염** : inflammation of the epiglottis.

**diphtheria 디프테리아** : 전신에 나타나는 급성 전염병으로 인두, 편도 등의 점막에 염증이 생기는 동시에 디프테리아간균에 의한 감염으로 소아에서 발병한다.

**croup 크루우프, 상기도막힘(증)** : an acute viral inflammation of the upper and lower respiratory tracts. 주로 소아에서 인두가 급성으로 폐쇄되어 일어나는 질식성 호흡곤란.

## 3) 기관과 기관지

**asthma 천식** : due to spasmodic contraction of the bronchi. 주기적 혹은 발작적 호흡곤란으로 쌕쌕거림(wheeze), 과호흡, 기침을 주증상으로 한다.

**bronchitis 기관지염** : inflammation of one or more bronchi.

**bronchiectasis 기관지확장(증)** : irreversible focal dilatation of the bronchi. 기관지 벽의 탄력 및 근육조직의 파괴로 인해 생기며, 기관지가 보존·확장되는 것을 말한다. 증상으로는 만성기침, 고름가래(purulent sputum), 호흡곤란, 노인에게 객혈 등이 나타난다.

**pertussis, whooping cough 백일해** : 3~5세에서 주로 나타나는 급성 세균성 전염병으로 경련성이며, 발작적인 기침(paroxysmal cough)을 한다.

**tracheitis 기관염** : inflammation of the trachea.

**tracheoesophageal fistula 기관식도샛길** : most commonly a fistula from near the carina of the trachea to the lower esophageal segment.

**tracheal diverticulum 기관곁주머니** : pouches projecting from the trachea.

**tracheorrhagia 기관출혈** : hemorrhage from the trachea.

**tracheostenosis 기관협착증** : contraction or narrowing of the trachea.

**broncholithiasis 기관지결석증, 기관지돌증** : calculi in a part of the tracheobronchial tree.

**bronchostenosis 기관지협착증** : stricture or cicatrical diminution of the bronchus.

## 4) 폐

**atelectasis 무기폐** : a shrunken and airless state of part or all of the lung.

**pulmonary embolism 폐색전증** : lodgment of a blood clot in a pulmonary artery with subsequent obstruction of blood supply to the lung parenchyma. 폐실질에 혈액이 공급되지 않아 폐동맥이 혈괴로 인해 폐색되는 경우.

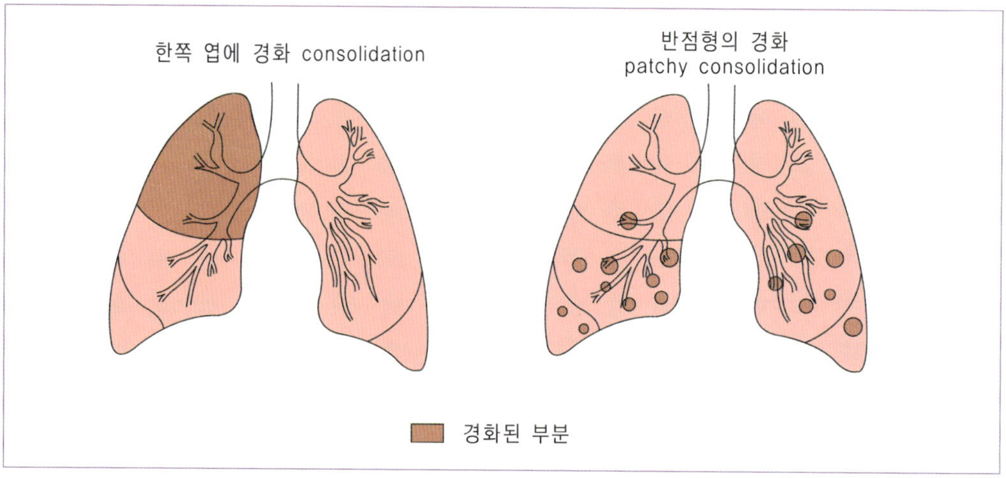


그림 5-6. 폐렴의 두 유형

**pulmonary infarction 폐경색증** : hemorrhagic consolidation of lung parenchyma. 폐동맥지가 폐색된 경우로 폐 주위에 모세혈관의 출혈로 인해 괴사되는 경우이다.

**pneumonia 폐렴** : an acute infection of lung parenchyma. 폐실질의 급성 감염으로 때로는 폐포강과 간질조직에 국한된 염증을 일으킨다.

**lung abscess 폐고름집** : an abscess of the lung. 폐의 고름염증으로 대부분 폐렴 등의 폐질환에 속발된다.

**occupational lung disease 직업성 폐질환(진폐증 : pneumoconiosis).**

(1) silicosis 규폐증 : silica(이산화규소, $SiO_2$)
(2) anthracosis 석탄가루증, 탄분증 : dust(탄분), coal worker's
(3) berylliosis 베릴륨(중독)증 : beryllium dust
(4) byssinosis 면폐증 : cotton(면), flax(아마), hemp(대마), workers
(5) asbestosis 석면증 : asbestos(석면)
(6) talcosis 활석증 : talc(활석, 운모)
(7) siderosis 철침착증 : iron(철)
(8) baritosis 바륨먼지증, 바륨진폐증 : barium dust
(9) stannosis 주석증, 주석폐증 : stannic oxide(산화주석)

**lung tbc(tuberculosis) 폐결핵(증)** : infection of the lungs caused by *Mycobacterium tuberculosis*. 결핵균(*Mycobacterium tbc*)이 폐에 감염되면, 결핵성 폐렴이 생겨 과립(granulation), 괴사(necrosis), 석회화(calcification) 및 공동(cavity)이 형성된다. 혈액 및 림프관(lymph vessels) 등으로 전파된다. 증상으로는 체중감소, 피로, 쇠약(lassitude), 고름가래(purulent sputum), 객혈, 가슴통증 등이 있다.

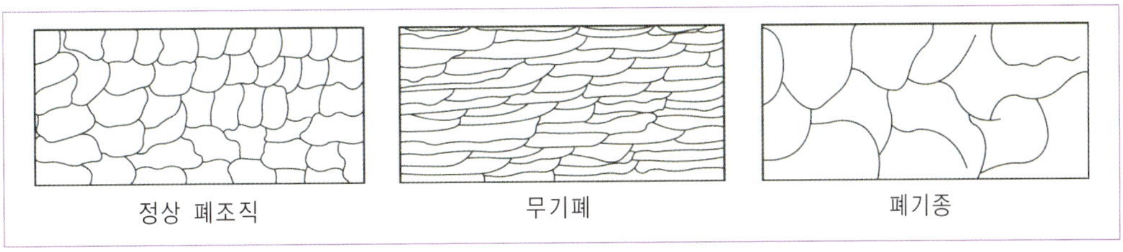


그림 5-7. 정상 폐 조직, 무기폐 및 폐기종 시 폐포

**pulmonary emphysema 폐기종** : enlargement of the air spaces. 폐포벽의 탄력성 소실로 폐포 내 공기량이 증가되어 폐가 부풀어진 상태.

**pulmonary edema 폐부종** : extravascular accumulation of fluid in the pulmonary tissue.

**pulmonary fibrosis 폐섬유증** : 만성염증으로 섬유성 결합조직이 증식되어 폐조직의 경화와 위축을 초래한 상태를 말한다. 폐렴, 규폐, 결핵 등에서 이행된다.

**pulmonary hypertension 폐고혈압증** : increased pressure within the pulmonary circulation. 폐순환 내의 압력(수축기 30 mmHg 이상, 확장기 12 mmHg 이상)의 증가.

### 5) 늑막과 가로막

**pleural effusion 가슴막삼출** : the presence of liquid in the pleural space. 가슴막안에 액체가 들어 있는 상태이다.

(1) pyothorax 고름가슴증 : suppurative inflammation of the pleural space.

(2) hydrothorax 물가슴증 : a collection of watery fluid in the pleural cavity.

(3) hemothorax 혈액가슴 : blood in the pleural cavity.

(4) chylothorax 암죽가슴, 유미흉 : a millky or chylous pleural effusion.

**pneumothorax 공기가슴증** : free air in the pleural cavity, between the visceral and parietal pleura.

## 5. 치료 및 수술용어

**rhinoplasty 코성형(술)** : a plastic surgery on the nose.

**rhinotomy 코절개(술)** : incision into the nose.

**septoplasty 코사이막성형(술)** : surgical reconstruction of the nasal septum.

**septal dermoplasty (코)사이막피부성형(술)** : dermoplasty of the nasal septum.

**septectomy (비)사이막절제(술)** : excision a portion of the nasal septum.

**sphenoidotomy 나비굴절개(술)** : incision into the sphenoidal sinus.

**ethmoidectomy 벌집(굴)절제(술)** : excision of the ethmoid cells or of a portion on the ethmoid bone.

**maxillary sinustomy 위턱굴절개(술)** : incision into the maxillary sinus.

**Caldwell-Luc operation 콜드웰-뤼크수(술)** : the operation of opening into the maxillary sinus.

**tonsillectomy 편도절제(술)** : excision of the tonsilla.

**pharyngoplasty 인두성형(술)** : plastic operation on the pharynx.

**cordectomy 성대절제(술)** : excision of a vocal cord.

**laryngectomy 후두절제(술)** : surgical operation of the laryngeal cancer.

**lavage of sinus (코곁비)굴세척** : the irrigation of the sinus, such as the sinusitis.

**adenoidectomy 아데노이드절제(술)** : excision of the adenoids.

**tracheotomy 기관절개(술)** : incision of the trachea.

**tracheoplasty 기관성형(술)** : a plastic operation upon the trachea. 상부기도 폐색 환자에게서 실시하기도 한다.

**tracheal aspiration 기관흡인** : the removal of fluids from the trachea by the application of suction.

**bronchial lavage 기관지세척** : instillation of fluid into a lung through a bronchoscope.

**bronchotomy 기관지절개(술)** : incision of the bronchus.

**pneumonectomy 폐절제(술)** : excision of the long.

**lobectomy (폐)엽절제(술)** : excision of a lobe.

**pleurectomy 가슴막절제(술)** : excision of the pleura.

## 6. 임상검사 및 기타

**chest imaging 가슴영상(검사)** : examination of the thorax. 가슴에 대한 X선검사로 가슴 내의 폐, 가로막, 심장, 혈관 등의 질병의 감별, 진전의 정도를 나타낸다. 검사방법으로 가슴검사(chest P-A, Lat.), 기관지조영(술)(bronchography), CT, MRI, lung scan 등이 있다.

**thoracentesis 흉강천자, 가슴천자** : surgical puncture of the chest wall into the parietal cavity for aspiration of fluids.

**thoracoscopy 흉강경검사, 가슴안보개검사** : examination of the pleura through a scope under general anesthesia.

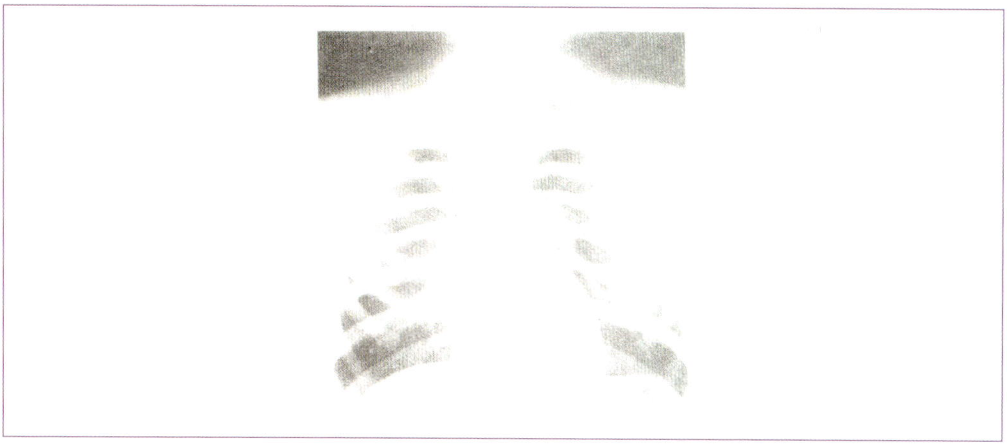

그림 5-8. 가슴 후-전 촬영

**bronchoscopy 기관지경(술), 기관지보개(술)** : direct visual examination of the tracheobronchial tree using a flexible tube. 기관지이물, 점액 등 제거로 기도 등을 관찰하여 질병의 상태를 파악한다.

**bronchial lavage 기관지세척** : the irrigation or washing out of the bronchi.

**lung biopsy 폐생검법** : the removal and examination, usually microscopic, of pulmonary tissue from the living body.

**tracheal aspiration 기관흡인(술)** : the removal of fluids or gases from a trachea by the application of suction.

**endotracheal intubation 기관내삽관** : insertion of a tube into the trachea for administration of anesthesia. 기관지 내의 이물질 침입 방지와 폐환기 등 충분한 공기의 통과를 확보하기 위해 실시한다.

**bronchography 기관지조영(술)** : radiography of the bronchus after the injection of contrast material into the bronchus. 코안이나 입안을 통해 관을 기관지에 삽입 후 조영제를 주입하여 기관지확장증(bronchiectasis) 등 기관지의 질병을 보고자 하는 투시검사법.

**laryngography 후두조영(술)** : radiography of the larynx after the injection of contrast medium into the larynx. 코안(nasal cavity)이나 입안을 통해 관을 후두덮개(epiglottis) 상단에 삽입 후 조영제를 주입하여 후두의 질병을 보고자 하는 투시검사법.

**laryngoscopy 후두경검사 :** examination of the interior of the larynx, especially that performed with the laryngoscope.

**examination of sputum 가래검사 :** 폐질환 의심시 실시한다.

**Tuberculin test 투베르쿨린 검사 :** a test for the exitence of tuberculosis. 결핵균 감염의 유무를 조사하는 검사법이다.

**pulmonary function test 폐기능검사 :** 폐의 환기능력 측정과 폐의 모세관과 폐포의 모세관망의 gas 확산이 잘되는지의 여부를 측정하기 위해 한다.

**postural drainage 체위배출 :** positioning of the body so that there is drainage from a specific segment of the lungs to the main bronchi. 가래를 뱉어내는데 힘들어 하는 환자에게 실시한다.

## 7. 약어

| | | |
|---|---|---|
| ARD | acute respiratory disease | 급성 호흡기질환 |
| ARI | acute respiratory illness | 급성 호흡기질환 |
| BR | breathing reserve | 호흡예비력 |
| BRO | bronchography | 기관지조영(술) |
| COPD | chronic obstructive pulmonary disease | 만성폐쇄성 폐질환 |
| CPA | costophrenic angle | 갈비뼈가로막각 |
| CPAP | continuous positive airway pressure | 지속기도양압 |
| CPPB | continuous positive pressure breathing | 지속성 양압호흡(법) |
| NPRQ | nonprotein respiratory quotient | 비단백질호흡지수 |
| OC | oxygen closed | 산소폐쇄 |
| PNS | paranasal sinus | 코곁굴, 부비동 |
| RDS | respiratory distress syndrome | 호흡곤란증후군 |
| Tb | tuberculosis | 결핵 |
| URI | upper respiratory infection | 상기도감염 |

# 6장

# 비뇨계통 Urinary System

소변(urine)의 생산과 배설에 관련되는 비뇨기관(urinary organ)은 콩팥동맥에 의해 콩팥 내로 들어간 혈액 중의 노폐물이나 불필요한 물질을 제거·여과시키는 콩팥(kidney)과 이를 운반하는 요관(ureter) 및 일시 저류시키는 방광(bladder), 외부로 소변을 배출시키는 요도(urethra)로서 구성되어 있다.

## 1. 용어

| 결합형 | 의 미 | |
|---|---|---|
| nephr/o, ren/o | 콩팥, 신장 | kidney |
| glomerul/o | 토리, 사구체 | glomerulus |
| cortic/o | 겉질, 피질 | cortex |
| medull/o | 속질, 수질 | medulla |
| pyel/o | 신우, 콩팥깔때기 | renal pelvis |
| ureter/o | 요관 | ureter |
| vesicul/o, cyst/o, vesic/o | 방광 | bladder |
| urethr/o | 요도 | urethra |
| ur/o, urin/o | 소변, 요 | urine |
| uric/o | 요산 | uric acid |
| ure/o, azot/o | 요소 | urea |
| cali/o | 콩팥잔, 신배 | calix, calyx |
| -uria | 소변, 요, 배뇨 | urine, urination |

## 2. 해부학적 용어

**kidney 콩팥** : either of a pair of glandular organs in the upper abdominal cavity of vertebrae. 콩팥은 제11등뼈에서 제3허리뼈 높이의 복막과 후복벽 사이에 있는 강낭콩 형태의 장기로서, 피막과 지방조직으로 둘러싸여 있다. 기능은 요의 생성·배설, 체액의 삼투압조절 및 신체의 산·염기평형을 조절한다. 그 구성은 다음과 같다.

1) cortex 겉질 : the outer part of the kidney. 콩팥의 외측에 위치하며, 속질을 둘러싸는 기관으로 사구체(토리)와 요세관이 그 속에 있다.

2) medulla renis 속질 : the inner part of the kidney. 내측에 있으며, 콩팥피라미드(renal pyramid)와 콩팥기둥이 있다.

3) renal sinus 콩팥굴(renal sinus) : 콩팥문(renal hilus) 주위의 소변의 집합부로 다음과 같이 구성된다.

(1) renal calyces 콩팥잔, 신배 : 신우 내에 위치하며, 큰 콩팥잔(major calyces)과 작은 콩팥잔(minor calyces)으로 구성된다.

(2) renal pelvis 신우, 콩팥깔때기 : 요관 상단의 확장부로 콩팥잔이 모여서 되며, 주머니 형태의 넓은 부분이다.

(3) infundibulum 깔때기, 누두 : 큰 콩팥잔과 작은 콩팥잔 사이의 깔대기 형태다.

4) renal hilus 콩팥문 : 콩팥의 내측연에 위치하며, 콩팥동맥, 정맥, 림프관, 신경 및 요관이 출입한다.

**ureter 요관** : carries urine from a kidney to the bladder. 콩팥에서 형성된 소변을 꿈틀운동에 의해 방광으로 운반한다. 그 구성은 다음과 같다.

1) ureteropelvic junction 요관깔때기이음부, 요관신우접합부 : meeting point between ureter and renal pelvis, proximal part of the ureter.

2) ureterovesical junction 요관방광이음부 : meeting point between ureter and urinary bladder, distal part of the ureter.

3) ureteral orifice 요관구멍 : the opening of the ureter in the bladder. 요관 끝으로 방광의 입구이다.

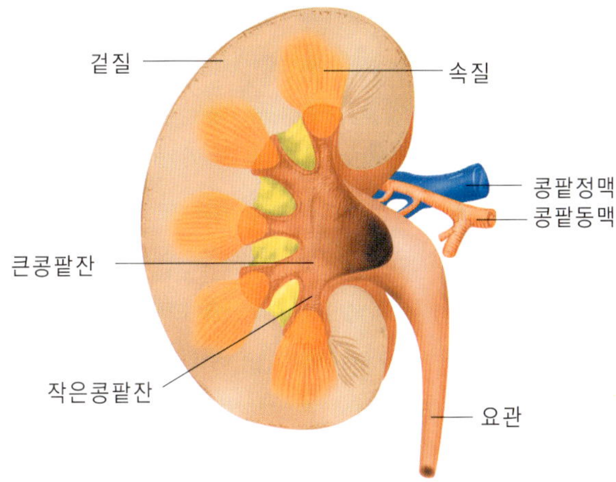


그림 6-1. 콩팥

**bladder 방광** : a muscular, epithelium-lined sac in the pelvis. 골반 내 장기로 소변을 일시 저장하며 요도로 배출시킨다. 그 구성은 다음과 같다.

1) neck of bladder 방광목 : lowest part of the bladder.
2) vesical sphincter 방광조임근 : muscle surround the bladder neck.
3) vesical trigone 방광삼각 : a triangular area of the bladder mucosa. 좌·우 두 개의 요관출구와 하나의 요도입구의 구멍이 삼각형을 이루는 부분.
4) apex of bladder 방광꼭대기 : superior margin of the pubic symphysis. 치골결합의 상부에 위치.
5) fundus of bladder 방광바닥, body of bladder 방광몸통.

**urethra 요도** : conveys urine from the bladder to the exterior of the body. 소변을 체외로 배설하는 관. 남성에게는 정액사출도 하며, 전립샘부(prostatic), 막성부(membranous), 해면부(cavernous)가 있다.

**urine 소변, 요** : fluid, containing water and metabolic products. 콩팥에 의해 분비된 액체와 대사산물로서, 방광에서 저장되고 요도에 의해 체외로 배출된다. 정상 성인에서 호박색을 띠며, 1일 양은 1500cc 정도이다.

**nephron 콩팥단위, 신장단위** : the anatomical and functional unit of the kidney. 콩팥의 기능 및 해부적 단위로, 한쪽 콩팥에 약 100만 여개가 있으며, 그 구성은 다음과 같다.

1) Bowman's capsule, glomerular capsule 보우만낭, 사구체낭 : 사구체를 싸고 있는 구상팽대의 부분.
2) glomerulus 토리, 사구체 : 혈관 또는 신경섬유로 구성된 구형구조.
3) renal tubules 콩팥요세관 : 각각의 사구체주머니의 연속된 긴 관을 말하는데, 토리쪽세관(proximal tubule), 먼쪽세관(distal tubule), 집합관(collecting duct) 및 콩팥세관고리(Henle's loop)로 나뉘어진다.

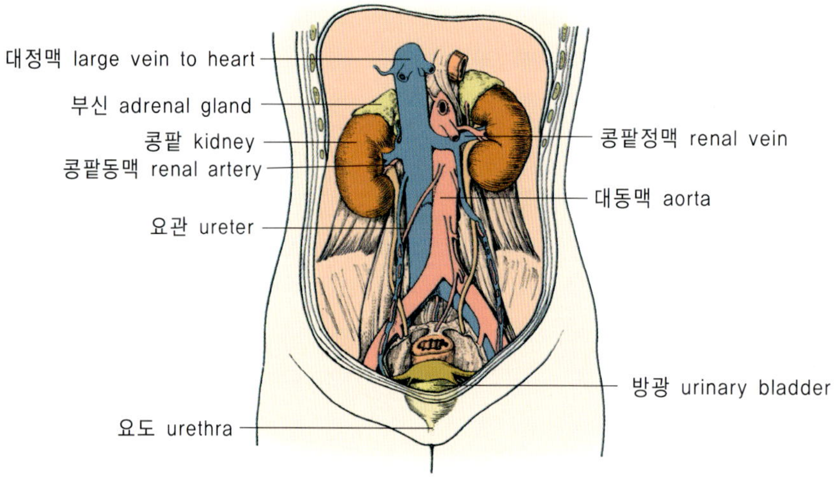


그림 6-2. 비뇨계통의 기관

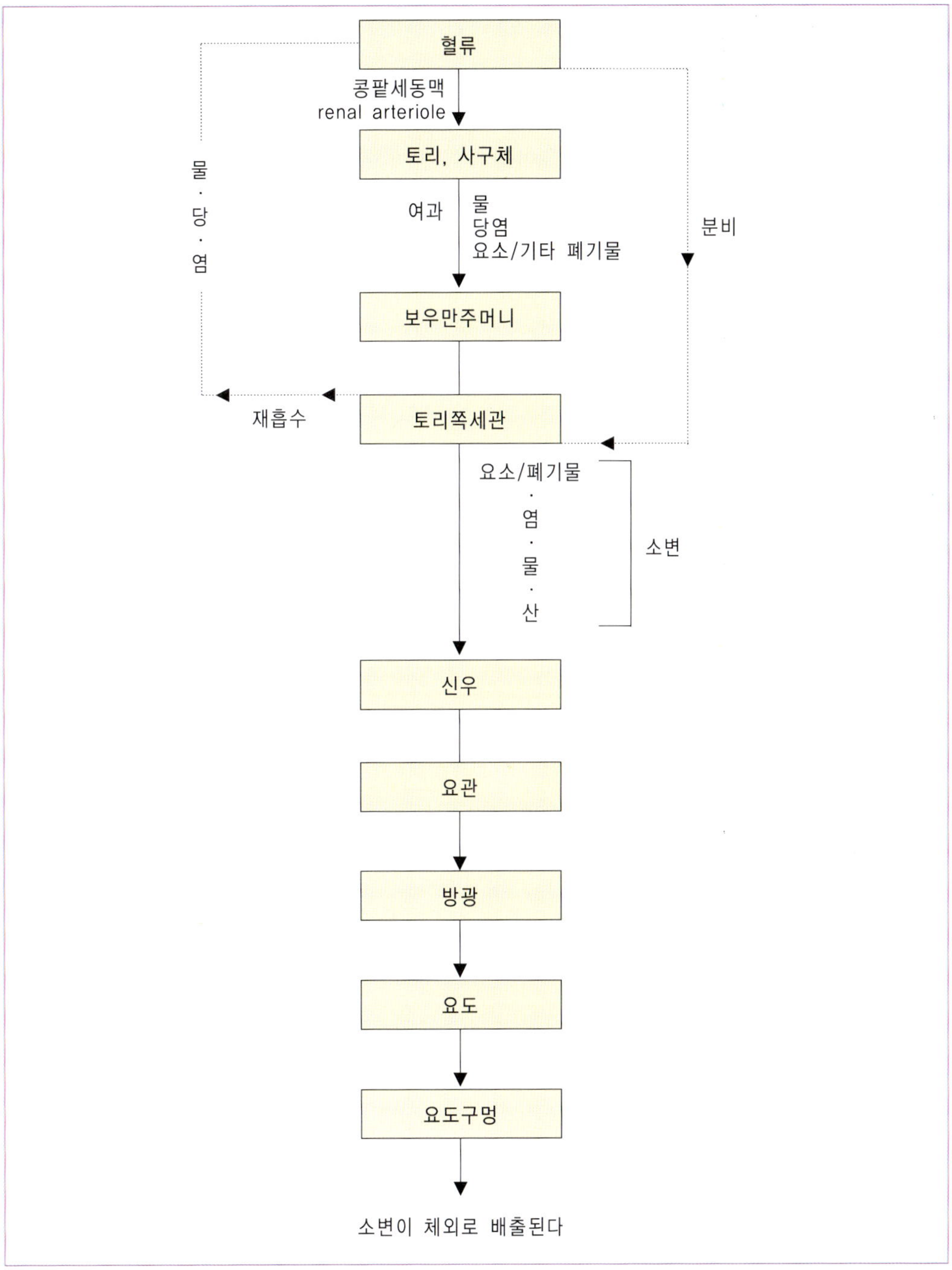


그림 6-3. 소변의 형성과 방출과정

# 3. 증상 및 질병 용어

## 1) 증상 용어

### (1) 배뇨변화 Changes in micturition

**micturition, urination, voiding 배뇨** : voiding urine from the urinary bladder.

**urinary frequency 빈뇨** : unassociated with an increase in urine volume, is a symptom of lessened bladder effected filling capacity. 1회 소변량은 증가 않고, 방광용량이 감소되면서 자주 소변을 보는 경우.

**urgency 절박, (소변)못참음** : a compelling need to urinate. 소변이 급히 마려움.

**vesical tenesmus 배뇨뒤무직** : a feeling of urgent need to urinate with a straining. 배뇨가 시원하게 되지 않고, 뒤무직하여 계속 통증이 지속되는 상태.

**dysuria 배뇨통, 배뇨장애** : difficult urgency.

**nocturia 야간뇨** : excessive urination during the night.

**enuresis 유뇨증** : uncontrollable urination while sleeping. 불수의적으로 소변을 많이 보는 경우로 특히 밤에 많다.

**urinary incontinence 요실금, 오줌새기, 오줌지림** : involuntary passing of urine from the bladder. 방광이나 요도조임근의 조절부전으로 인한 불수의적 요배설 현상.

**stress incontinence 복압성 요실금** : partial incompetence of the urinary sphincter. 방광이나 요도조임근의 국소적 부전으로 기침, 재채기, 복압 등에 의해 불수의적으로 소변을 보는 현상.

**pneumaturia 공기뇨** : the presence of air or gas in the urine.

### (2) 요배출량 및 상태의 변화 Change in the output and the appearance of urine : normally, adults void between 700 and 2000cc daily.

**polyuria 다뇨** : a daily urine volume 〉 2500cc.

**oliguria 소변감소, 요감소** : a daily urine volume 〈 500cc.

**anuria 무뇨** : a daily urine volume 〈 100cc.

**hematuria 혈뇨** : the presence of blood in the urine.

**albuminuria 알부민뇨** : the presence in the urine of serum albumin.

### (3) 비특이성 증상 및 징후 Nonspecific symptoms and signs

**uremia 요독증** : 배뇨장애가 와서 요성분이 혈액 중에 축적되어 일어나는 중독성(toxic) 장애이다.

**renal pain 콩팥통증** : usually in the flank or back pain. 12번째 갈비뼈에서 엉덩뼈능 사이의 옆구리에 통증이 있다.

**bladder, prostatic pain 방광, 전립샘통증** : usually suprapubic and referred to the urethra during urination. 보통 통증은 두덩뼈 상부에 오며, 또한 배뇨 중에 요도로 전달된다.

**edema 부종** : an abnormal accumulation of fluid. 특히 눈꺼풀에 나타나며, 심하면 콩팥이나 전신에 나타난다.

**hematospermia 혈정액증** : bloody semen.

## 2) 질병 용어

### (1) 염증과 감염

**glomerulonephritis 토리콩팥염, 사구체신염** : inflammation in the glomeruli of the kidney.

**pyelonephritis 신우신염, 깔때기콩팥염** : an acute or chronic inflammation of the renal pelvis and interstitium. 세균감염이 원인이 되며 오한, 욕지기(nausea), 열, 옆구리(flank) 통증 등의 증세가 나타난다.

**pyelitis 신우염, 깔때기염** : inflammation of the renal pelvis.

**ureteritis 요관염** : inflammation of the urinary ureter.

**cystitis 방광염** : inflammation of the urinary bladder.

**urethritis 요도염** : inflammation of the urethra.

**prostatitis 전립샘염** : inflammation of the prostate.

**renal abscess 콩팥고름집** : a focal, suppurative lesion of the renal parenchyma tissues. 세균감염에 의한 콩팥실질의 고름(화농성) 병소이다.

**renal tuberculosis 콩팥결핵** : tuberculosis of the kidney. 다른 장기의 결핵이 전이 주로 혈행전이에 의해 발생한다.

### (2) 혈관성 질환 Vascular diseases

**renal syndromes 콩팥증후군**

① mailgnant nephroangiosclerosis 악성콩팥혈관경화증 : renal arteriolar necrosis associated with hypertension.

② renal infarction 콩팥경색증 : ischemic necrosis of renal tissue. 콩팥동맥, 정맥의 폐쇄로 혈류부전으로 콩팥조직이 응고 괴사되는 현상.

③ atheroembolic renal disease 죽종 콩팥색전증 : 콩팥동맥이 죽종성(atheromatous)물질에 의해 폐색되어 신기능이 부전되는 경우.

④ renal cortical necrosis 콩팥겉질괴사 : necrosis of cortical tissues. 동맥경색증의 드문 형태이다.

⑤ renal vein thrombosis 콩팥정맥혈전증 : presence of the thrombus

**renovascular hypertension 콩팥혈관고혈압** : elevation of systemic BP caused by partial or complete occlusion of renal arteries. 콩팥동맥의 협착이나 폐쇄로 인해 오는 혈압의 상승현상.

**renal failure 콩팥기능상실, 신부전** : a loss of normal function of the kidneys. 급성과 만성으로 분류하는데, 급성은 급성 토리콩팥염(acute glomerulonephritis), 동·정맥폐쇄(arterial or venous obstruction)가 만성은 만성 신우신염(chronic pyelonephritis), 고혈압 등이 원인이 된다.

### (3) 요로막힘 Urinary obstruction

**hydronephrosis 물콩팥증** : dilatation of the renal pelvis and, usually, of the infundibula and calyces beyond the normal capacity of 3 to 10cc. 요관, 요관깔때기이음부가 폐쇄되어 콩팥에 소변이 배출되지 못하여 콩팥이 팽창된 경우이다.

**ureteral obstruction, stenosis 요관폐쇄, 협착** : obstruction and stricture of the ureter.

**hydroureter 물뇨관(증)** : ureteral overdistention caused by the obstruction. 먼 요관 등이 폐쇄되어 소변이 내려가지 못하여 요관이 팽창된 경우이다.

**benign prostatic hypertrophy 양성전립샘비대** : benign adenomatous hyper-plasia of the periurethral prostate gland. 전립샘요도 주위에서 발병되는 질병으로 50세 이상에서 많으며 방광출구의 폐쇄 정도에 따라 질병이 다르다.

**urethral obstruction 요도폐쇄** : obstruction of the urethra. 남성에서 많다.

**urinary calculus 요로결석** : a calculus of the urinary tract. 요로계 어디서나 발병하며, 통증이나 폐쇄 및 2차감염의 원인이 된다. 증상으로 급통증(colic), 등통증(back pain), 오한(chills), 열(fever), 혈뇨(hematuria) 등이 있으며, 또한 증상이 안 나타나기도 한다.

### (4) 종양

**hypernephroma 콩팥세포암종** : adenocarcinoma of the renal cortex. 콩팥의 겉질에 나타나는 샘암으로서 혈뇨, 통증, 배뇨장애 등이 있다.

carcinoma of the ureter, urinary bladder 요관, 방광암

**Wilms' tumor 빌름스종양** : 소아의 콩팥에 주로 생기는 혼합종양으로 배아성 샘근육종(embryonal adenomyosarcoma)이다.

### (5) 기타

**nephroptosis 콩팥처짐증** : a downward displacement or other unusual mobility of the kidney. 선천성 기형이나 외상 등으로 콩팥위치가 정상보다 아래로 내려간 경우.

**nephrorrhagia 콩팥출혈** : renal hemorrhage.

**nephromegaly 콩팥비대(증)** : renal largement.

**nephrocolic 콩팥경련통증** : intermittent and acute pain. 콩팥이나 요관에 돌 등으로 인해 콩팥에 통증이 생기는 현상.

**cyst 낭, 물혹** : any closed cavity or sac, containing a liquid or semisolid materials. 대부분 병적으로 생긴 둥근 주머니로 내부에는 액체나 반고형물질이 들어 있다.

**nephrocalcinosis 콩팥석회증** : deposition of calcium salts on the kidneys. 콩팥 실질이나 요세관에 칼슘염이 침착된 경우이다.

**ureterostenosis 요관협착** : stricture of the ureter.

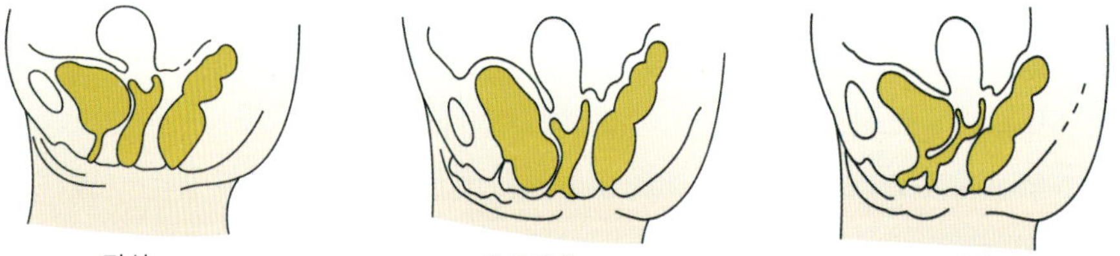


그림 6-4. 정상 골반, 방광탈출 및 요도탈출의 시상면

**ureterocele 요관꽈리** : bulging of the lower end of the ureter into the bladder. 방광입구인 요관말단부가 부풀어 튀어나온 경우이다.

**duplication of ureters 요관중복** : partial or complete duplication of one or both ureters.

**cystoceles 방광탈출** : herniation of the urinary bladder into the vagina.

**vesicoureteral reflux 방광요관 역류** : reflux of urine from the bladder into the ureter.

**urethrocele 요도탈출** : prolapse of the female urethra through the urinary meatus.

## 4. 치료 및 수술용어

**nephrotomy 콩팥절개(술)** : incision into kidney.

**nephrectomy 콩팥절제(술)** : excision of kidney.

**nephrolithotomy 콩팥절개돌제거** : incision into kidney for removal of renal stones.

**nephropexy 콩팥고정(술)** : surgical fixation of a floating kidney. 콩팥처짐증 환자에서 콩팥을 움직이지 않게 외과적으로 고정하는 수(술).

**nephrorrhaphy 콩팥꿰맴(술)** : suturing of an injuried kidney.

**pyelolithotomy 신우결석제거** : incision into renal pelvis for removal of stones.

**renal transplantation 콩팥이식** : 말기 콩팥기능상실(terminal renal failure) 환자와 같이 콩팥기능상실 시 다른 사람의 콩팥을 떼 내어 이식하는 경우이다.

**cystectomy 방광절제(술)** : excision of urinary bladder.

**dialysis 투석** : 콩팥기능상실(renal failure) 환자에서 다른 치료가 효과가 없을 때 콩팥기능회복을 위해 노폐물을 제거하는 시(술)로 혈액투석(hemodialysis)과 복막투석(peritoneal dialysis)이 있다.

# 5. 임상검사

## 1) 검사

**cystoscopy 방광경검사** : direct visual examination of the urinary tract with a cystoscope.

**urinalysis 소변검사** : physical, chemical, or microscopic analysis or examination of urine.

**measurement of renal function 콩팥기능측정** : evaluating the severity of renal disease and in following its progress.

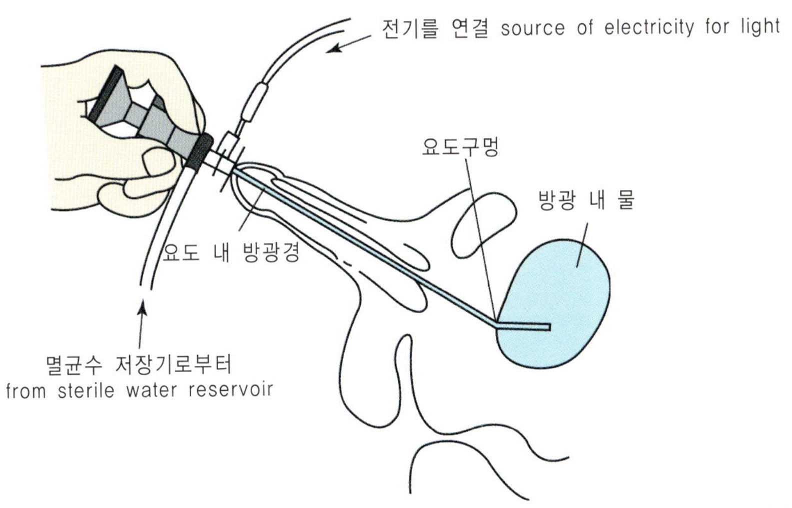


그림 6-5. 방광 내에 위치한 방광경

## 2) 방사선검사

### (1) 방사성 핵종검사 Radionuclide examination

Mechanisms by which radionuclides is delivered to the kidney. 방사선 핵종이 콩팥에 전달되는 기전을 이용한다.

### (2) 방사선촬영(술) Radiography

단순촬영으로 KUB 촬영이 있고, 조영제를 이용한 검사법 등이 있다.

**kidney, ureter, bladder(KUB) 콩팥-요관-방광(촬영)** : demonstrate the size, shape, and location of the kidney, ureter, bladder.

**intravenous pyelography(IVP) 정맥신우조영(술)** : radiography of the kidney by an intravenous injection of contrast medium. 정맥 내에 조영제 주입 후 X선 촬영하여 배설성으로 콩팥(kidney), 요관, 방광(bladder) 내 질병을 보고자 하는 촬영법.

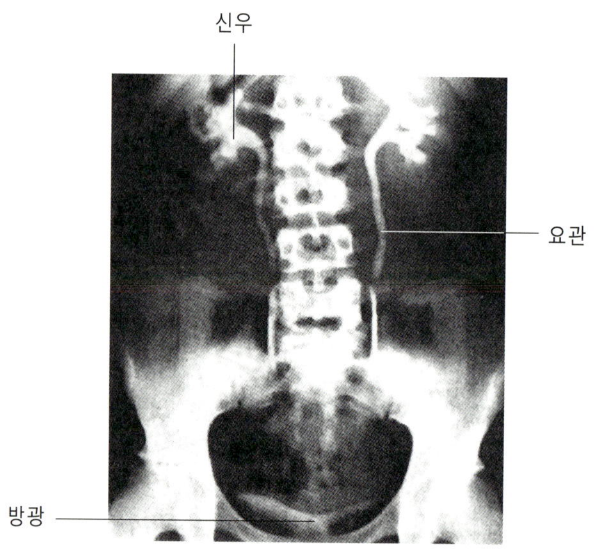


그림 6-6. 정맥신우조영(술)

**rapid sequential pyelography 급속(연속)신우조영(술)** : 정맥 내에 조영제주입 후 빠른 시간에 콩팥을 연속 X선촬영하는 배설성 검사법으로 콩팥, 요관, 방광이 나타난다. 주로 콩팥동맥성 고혈압(renoarterial hypertension) 환자에서 많이 실시한다.

**drip infusion pyelography 점적(방울주입)신우조영(술)** : IVP상에서 콩팥이 잘 보이지 않을 때 다량의 조영제를 천천히 주입하여 콩팥, 요관, 방광을 관찰하기 위한 X선촬영법.

**voiding cystourethrography 배뇨방광요도조영(술)** : radiography of the urinary bladder and urethra in which the radiography made before, during and after voiding. 주로 방광요관역류(vesicoureteral reflux) 등 방광, 요도의 질환 환자에서 요도를 통해 방광에 카테터를 삽입 후 조영제를 주입하여 배뇨 전, 중, 후에 방광, 요도의 질환을 관찰하기 위한 검사법.

**retrograde urethrography 역행요도조영(술)** : radiography of the urethra after the injection of an contrast medium through the urethra. 요도를 통해 카테터를 삽입 후 조영제를 주입하여 촬영하는 검사법으로 전립샘비대에 의한 전립샘요도협착(prostatic stricture) 등 요도의 질병을 관찰한다.

**retrograde pyelography 역방향 신우조영(술)** : detailed examination of the urinary tract following cystoscope and catheterization of the ureter. 방광경을 이용하여 요관카테터를 역행성으로 요도, 방광, 요관 및 콩팥까지 삽입하여 조영제를 주입해 검사한다. 이 검사법은 환자가 조영제에 알레르기 반응이 있거나, 요관이나 콩팥에 조영제가 충만이 잘 되지 않을 때 IVP 대신에 시행한다.

**renal angiography 콩팥혈관조영(술)** : 조영제를 혈관 내에 직접 혹은 카테터를 이용하여 주입해 콩팥의 동맥, 정맥 등의 장애 및 종양 등의 질병을 진단하는 검사법이다.

**ultrasonography 초음파촬영(술)** : 초음파를 이용하여 콩팥, 요관 및 방광의 질병을 진단하는 검사법.

**computed tomography 컴퓨터단층촬영(술)** : 인체를 X선단층촬영하여 얻어진 정보를 컴퓨터를 이용하여 처리하는 검사법으로 콩팥, 요관, 방광 및 후복막 종양 등을 진단해내는 데 이용한다.

**magnetic resonance imaging(MRI) 자기공명영상** : 핵자기를 이용해 인체를 단층촬영한 검사법.

## 6. 약어

| | | |
|---|---|---|
| AGN | acute glomerulonephritis | 급성 토리콩팥염 |
| ARF | acute renal failure | 급성 콩팥기능상실(증) |
| BUN | blood urea nitrogen | 혈액뇨질소 |
| BPH | benign prostatic hypertrophy | 양성전립샘비대(증) |
| BP | blood pressure | 혈압 |
| CRF | chronic renal failure | 만성콩팥기능상실 |
| DIP | drip infusion pyelography | 점적신우조영(술) |
| DTPA | diethylenetriaminepentonic acid | 디에틸렌 삼아민펜톤산 |
| EPD | equilibrium peritoneal dialysis | 평형복막투석(법) |
| GFR | glomerular filtration rate | 사구체여과율 |
| GU | genitourinary | 생식비뇨기의 |
| HD | hemodialysis | 혈액투석 |
| IPD | intermittent peritoneal dialysis | 간헐복막투석 |
| IVP | intravenous pyelography | 정맥신우조영(술) |
| IVU | intravenous urography | 정맥요로조영(술) |
| IRD | immune renal diseases | 면역콩팥질환 |
| KUB | kidney ureter bladder | 콩팥-요관,<br>방광(단순 X선촬영) |
| PNH | paroxysmal nocturnal hemoglobinuria | 발작성 야간혈색뇨 |
| RBF | renal blood flow | 콩팥혈류(량) |
| RGP | retrograde pyelography | 역방향신우조영(술) |
| RGU | retrograde urethrography | 역방향 요도조영(술) |
| RPGN | rapidly progressive glomerulonephritis | 급속진행성 사구체신염 |
| RSP | rapid sequential pyelography | 급속신우조영(술) |
| RTA | renal tubular acidosis | 콩팥요세관산증 |
| TIN | tubulointerstitial nephritis | 요세관 사이질 콩팥염 |
| TUR | transurethral resection | 요도경유절제(술) |
| UA | urinalysis | 소변검사 |
| UPJ | ureteropelvic junction | 요관깔때기이음부 |
| UTI | urinary tract infection | 요로감염증 |
| VCU | voiding cystourethrography | 배뇨방광요도조영(술) |

# 7장 여성 생식계통 Female Reproductive System

난자난소에서 생성된 난자(ovum)는 자궁관, 자궁에서 수정, 착상 발육한다. 교접기 및 산도로서의 질과 유선이 부속한다.

## 1. 용어

| 결합형 | 의 미 | |
|---|---|---|
| gynec/o, gyn/o | 여성 | woman |
| vulv/o, episi/o | 음문, 외음 | vulva |
| ovari/o, oophor/o | 난소 | ovary |
| salping/o | 자궁관, 난관 | uterine tubes |
| ov/o, ovi-, oo/o | 난, 난자 | egg, ova |
| vagin/o, colp/o | 질 | vagina |
| cervic/o, trachel/o | 목(자궁) | neck, cervix |
| hyster/o, uter/o, metr/o, metri/o | 자궁 | uterus |
| perine/o | 샅, 회음 | perineum |
| men/o | 월경 | menses, menstruation |
| mamm/o, mast/o | 유방 | breast |
| lact/o | 젖, 우유 | milk |
| thel/o | 젖꼭지, 유두 | nipple |
| -salpinx | 자궁관 | uterine tubes |

# 2. 해부학적 용어

## 1) 난소, 자궁, 음문… 등

**ovary 난소** : one of the two sexual glands in which the ova are formed. 난자를 발육, 성숙시켜 배출하는 배란(ovulation)과 호르몬을 형성·분비한다.

**ovum 난자** : the female reproductive cell.

**oviduct, uterine tube, Fallopian tube 자궁관** : the tube connecting between the ovary and uterus. 1쌍의 관으로 수정이 이루어진다.

**uterus 자궁** : muscular, pear-shaped organ in which the developing embryo and fetus is nourised. 방광과 직장 사이에 있으며, 임신과 분만 등 중요한 기능을 수행한다.

(1) fundus uteri 자궁바닥 : the part of the uterus above the orifices of the uterine tubes.

(2) body, corpus uteri 자궁몸통 : part of the uterus above the isthmus and below the orifices of the uterine tubes. 내부에 삼각형 자궁안(uterine cavity)이 있다.

(3) isthmus uteri 자궁잘룩(잘룩부) : constricted part of the uterus between the cervix and the body.

(4) cervix uteri 자궁목 : the lower of the uterus between the isthmus and the ostium uteri. 자궁몸통의 아래 좁은 부분으로 잘룩(잘룩부)과 질로 개구하는 자궁구멍 사이에 위치한다.

**vagina 질** : the canal extending from the uterus to the exterior of the body.

**vulva 음문, 외음** : the external genital organs of the female.

(1) labium major 대음순 : an elongated fold running downward and backward from the mons pubis. 남성의 음낭에 상동한다.

(2) labium minor 소음순 : a small fold of skin between the labium majora and the opening of the vagina. 남성의 요도에 상동한다.

(3) mons pubis 불두덩, 치구 : the rounded fleshy prominences over the symphysis pubis.

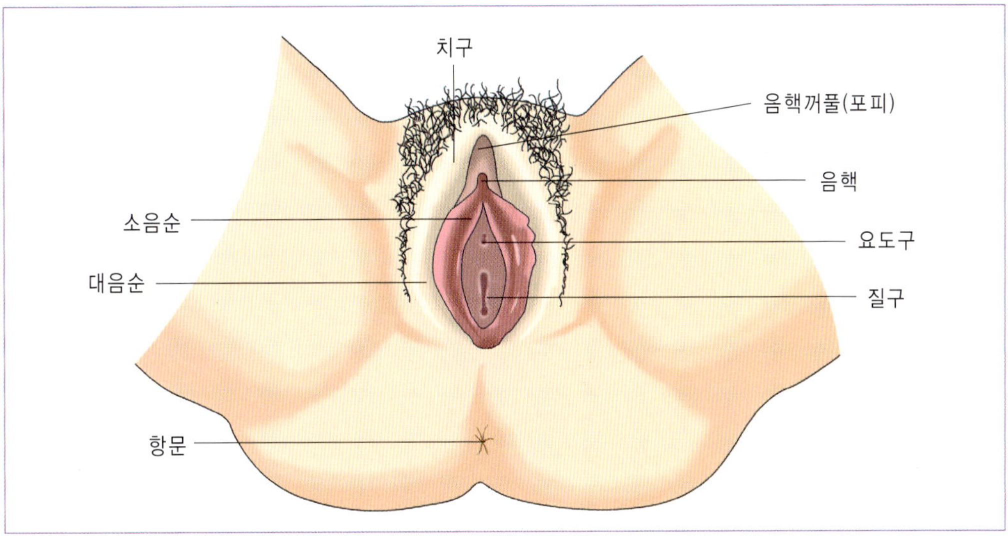


그림 7-1. 여성 외부생식기 External female genitalia

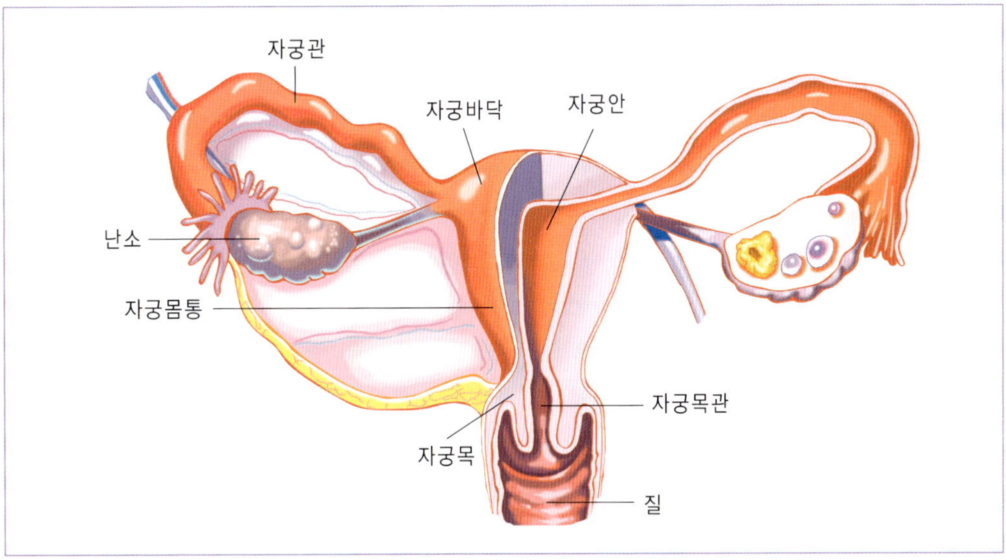


그림 7-2. 여성 생식기의 내부구조

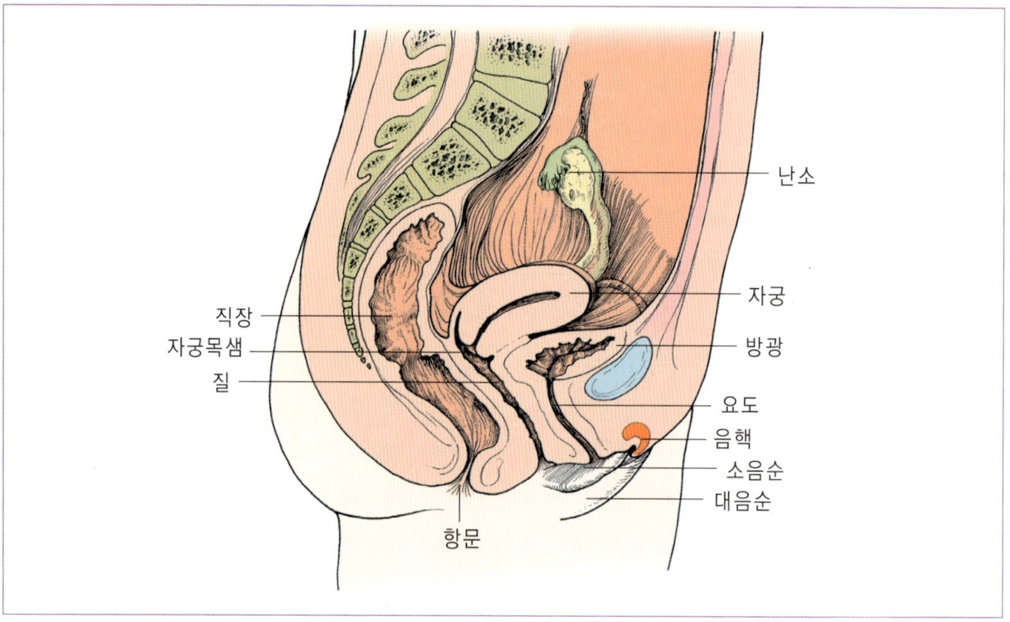


그림 7-3. 여성 생식기관의 시상단면도

(4) vestibule of vagina 질안뜰, 질전정 : the space between the labia minora into which the urethra and vagina open.

(5) hymen 처녀막 : the membranous fold which partially or wholly occludes the external orifice of the vagina.

(6) clitoris 음핵 : erectile body situated at the anterior angle of the rima pudendi. 남성의 음경(penis)에 상동하는 기관으로 발기성 조직이다.

(7) Bartholin's gland, vulvovaginal gland, greater vestibular gland 큰질어귀샘, 바르톨린선, 음문질샘, 큰안뜰샘 : one of the two small bodies on either side of the vaginal orifice. 남성의 망울요도샘(bulbourethral gland)에 상동하는 기관이다.

## 2) 유방

**breast 유방** : the anterior aspect of the chest, especially to the modified cutaneous glandular structure it bears.

**mammary gland 젖샘, 유선** : the specialized accessory gland of the skin of female mammals that secretes milk.

**nipple, mammary papilla 젖꼭지** : elevated area in the center of the areola.

**lactiferous ducts, mammary ducts 젖샘관** : channels coneying the milk secreted by the lobes of the breast to and through the nipples.

**mammary areola 젖꽃판, 유륜** : the darkened ring surrounding the nipple of a breast.

**milk 젖, 우유** : the fluid secretion of the mammary gland.

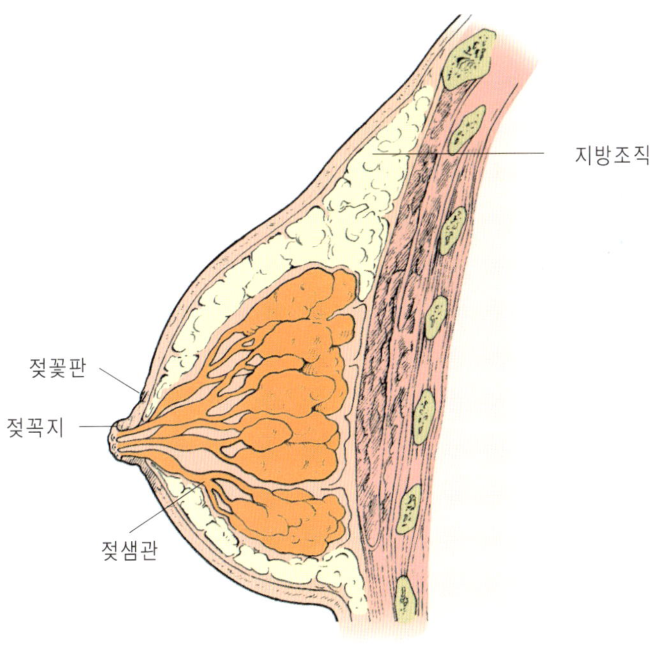


그림 7-4. 유방

## 3. 증상 용어

**menstrual disorders 월경장애**

1) amenorrhea 무월경 : absence of menstruation.
2) abnormal uterine bleeding 이상자궁출혈 : 정상적인 월경의 출혈량이나 기간이 벗어난 경우이다.
3) precocious puberty 성조숙, 이른사춘기 : unusally early sexual maturity. 8세 이하의 여아에서 성적인 발달과 월경이 시작되는 경우이다.
4) dysmenorrhea 월경통 : painful menstruation.
5) premenstrual tension, premenstrual syndrome 월경 전 긴장 : a syndrome occuring during the ten days preceeding menstruation. 월경 시작 전 10일 동안에 나타나는 정서적, 신체적 증상군으로 두통(headache), 유방팽만감, 압통, 정서불안정, 우울증 등을 포함하는 증후군이다.

**leukorrhea 백색질분비물** : a whitish, viscid discharge from the vagina and uterine cavity. 질에서 배출되는 백색의 끈적한 분비물로 염증성 병변이다.

**abnormal uterine bleeding 이상자궁출혈**

1) oligomenorrhea 사이뜬월경, 희발월경 : diminished menstrual flow. 정상 월경 주기보다 긴 35~40일 이상의 간격이 불규칙한 월경.
2) polymenorrhea 잦은월경 : abnormally frequent menstruation. 정상 월경주기 (24~32일) 보다 짧은 21일 이하의 간격으로 규칙, 혹은 불규칙한 월경
3) hypermenorrhea 월경과다증 : excessive uterine bleeding occuring at regular intervals.
4) metrorrhagia 자궁출혈 : menstruation occuring irregular intervals.
5) hypomenorrhea 과소월경 : uterine bleeding of less than the normal account.
6) intermenstrual bleeding 월경사이출혈 : bleeding between the regular menstrual cycle.

**frigidity 냉감증, 불감증** : persistent inhibition of sexual excitement during sexual activity.

**dyspareunia 성교통증** : painful of difficult coitus.

**infertility 불임(증)** : failure to achieve conception by couples.

**sterility 불임, 무균** : the inability to conceive.

**hirsutism 털과다증** : abnormal hairness in women. 여성에서 비정상적으로 털이 많음.

**itching of vulva 음문가려움증** : scratch or rub the vulva.

**menopause 폐경기** : the physiologic cessation of mense as a result of decreasing ovarian function.

**vaginism 질경련** : spasm of the vagina. 질의 국소적 감각과민으로부터 일어나는 하부질 근육의 수축 현상으로 질에 경련이 일어난다.

**inhibited orgasm 성극치감 억제** : inhibition of orgasm during the sexual activity.

**premature menopause 조기 폐경** : menstrual pause in which under 40 yr. of age present. 정상인의 50세경 보다 일찍 월경이 정지되는 것.

**postmenopausal bleeding 폐경후출혈** : bleeding after the menopause.

**galactorrhea 젖흐름증, 젖분비과다** : excessive flow of milk.

**nipple discharge 젖꼭지분비물** : purulent, bloody discharge during pregnancy and lactation. 임신 중 및 젖분비시 고름이나 피가 섞여 나오는 경우.

**mastalgia 유방통(증)** : pain in the mammary gland.

**gynecomastia 여성형 유방증** : hypertrophy in the male breast.

**physical sign of the breast cancers 유방암의 신체적 징후** : 유방암의 증상으로 유방이 단단해지고(scirrhous), 침윤(infiltration)되며, 덩어리가 만져지며, Paget 병 변화가 오며, 보조개 증상(sight dimple) 및 발적현상이 있다.

## 4. 질병 용어

### 1) 난소, 자궁관 및 음문

**oophoritis 난소염** : inflammation of an ovary.

**ovarian cyst 난소낭, 난소물혹** : collection of fluid within a cavity of sac of the ovary proper. 비종양성 낭종으로 난소부기의 원인이 된다.

**ovarian carcinoma 난소암종** : malignant tumor of the ovary. 악성종양 중 장액성 장액낭샘암종(serous cystadenocarcinoma)이 가장 흔하며, 골반 내 장기 중 전이성 암에 의해 침범되기 가장 쉬운 부위가 난소다.

**Brenner tumor 브렌너종양** : a tumor of the ovary. 상피세포와 간질세포로 구성된 난소의 종양으로 대부분 고형성이고, 또한 양성종양이다.

**Meigs' syndrome 메이그증후군** : ascites and hydrothorax associated with ovarian fibroma. 복수와 가슴막삼출(pleural effusion)을 동반한 양성 난소섬유종이다.

**salpingitis 자궁관염** : inflammation of Fallopian tubes.

**pelvic inflammatory disease(PID) 골반염증질환** : include infection of the cervix (cervicitis), the uterus(endometritis), or the ovaries(oophoritis) as well. 보통 생식기를 통해 감염이 퍼지며, 여성 생식기의 전 구조를 침범한다. 임질균이 가장 흔한 원인이다.

**pyosalpinx 고름자궁관** : one or both fallopian tubes are filled with pus.

**hydrosalpinx 물자궁관증** : a collection of watery fluid in a uterine tube.

**carcinoma of the fallopian tube 자궁관암종** : 드문 경우로 모르가니낭이 가장 흔하다.

**vulvitis 음문염** : inflammation of the vulva.

**vulvovaginitis 음문질염** : inflammation of the vulva and vagina. 세균이 원인이다.

**Condyloma acuminatum 뾰족콘딜로마** : a papilloma usually occuring skin of the external genitals, caused by a virus. 성병사마귀(venereal wart)라고 부르는 음문부의 양성종양.

**Bartholinitis 큰질어귀샘염, 바르톨린샘염** : inflammation of the Bartholin gland.

**vulvar dystrophies 음문발육이상** : 위축성과 증식성 발육이상이 있다. 백색피부증(vitiligo), 즉 백색의 반점(macule)이 주로 나타난다.

## 2) 자궁, 질 및 유방

**cervicitis 자궁목염** : inflammation of the cervix uteri. 포도상구균, 연쇄상구균, 창자알균(enterococci) 등이 원인이며, 유발소인으로 출산시 손상, 치료과정 중의 기구사용, 성교, 에스트로겐의 과다분비 등이다.

**endometritis 자궁내막염** : inflammation of the endometrium.

**adenomyosis 샘근육증** : the benign invasion of endometrium into the myometrium. 자궁내막조직의 일부가 자궁근육층에 존재하는 것.

**endometrial hyperplasia 자궁내막과다형성** : abnormal overgrowth of the endometrium. 비정상적인 자궁출혈을 일으키는 원인이 된다.

**endometriosis 자궁내막증** : the presence of endometrial tissue in abnormal locations.

**pyometra 고름자궁** : an accumulation of pus within the uterus.

**congenital anomalies of the uterine cervix 자궁목의 선천(성)이상** : 선천성 발육부전으로 오는 바깥자궁구멍의 협착(stenosis)과 폐쇄(atresia)가 있다.

**carcinoma of cervix 자궁경부암종** : 침윤성 암의 대부분은 편평세포암종(squamous cell carcinoma)이며, 파파니콜라(Papanicolaou)의 세포학적 검사로 인해 조기진단이 되어 사망률이 현저히 감소되었다.

**cervical polyp 자궁목폴립** : inflammatory tumor protruded from mucous membranes of the uterine cervix.

**uterine leiomyoma 자궁근종** : benign tumor of the uterus derived from smooth muscle. 여성의 발생종양 중 가장 흔하며, 섬유결합조직이 함께 증식하므로 섬유근종 혹은 근종이라 부른다. 자궁몸통에 흔히 발생한다.

**vaginitis 질염** : inflammation of the vagina

**Trichomonas vaginitis 편모충질염** : vaginitis produced by Trichomonas. 세모편모충에 의해 질에 감염되는 경우로 나쁜 냄새의 분비물, 성교통 및 고름염증반응 등이 있다.

**candidiasis 칸디다증** : infection with a fungus of the genus Candida. 칸디다속의 균에 의한 감염증으로 질, 피부를 통해 감염된다. 부종, 가려움증, 발적증상이 일어난다.

**fistula 샛길, 루, 누공** : abnormal passage or communication. 장기간의 비정상적인 통로.

(1) vesicovaginal fisitula 방광질샛길 : fistula from the bladder to the vagina.
(2) rectovaginal fistula 직장질샛길 : fistula between the rectum and vagina.
(3) urethrovaginal fistula 요도질샛길 : fistula between the urethra and vagina.

**vaginal carcinoma 질암종** : carcinoma of the vagina. 장액혈액상의 분비물, 대량의 피 섞인 고약한 냄새의 농성분비물 등의 증상이 있다.

**hydrocolpos 물질증** : a collection of watery fluid in the vagina.

**galactocele 젖낭종** : a cystic enlargement of the mammary gland containing milk. 수유 중인 유방 내에서 젖샘이 낭처럼 확장되는 것

**mast-adenitis, mastitis 유방염** : inflammation of the mammary gland.

**Paget's disease of the breast 유방의 파제트병** : an inflammatory cancerous affection of the areola and nipple. 주로 젖꼭지를 중심으로 국한성으로 암이 발생하며, 유두의 피부에 미란(erosion, 까짐)이나 습진(eczema)을 동반하는 것이 특징이다.

**fibroadenoma of the breast 유방의 섬유샘종** : adenoma containing fibrous tissue. 유방에서 양성종양 중 가장 빈도가 높다.

**trauma of the breast 유방외상** : 젖꼭지균열(nipple fissure)을 제외하고 대부분이 단순 타박상(contusion)이 대부분이다.

**mammary cancer 유방암** : cancer of breast. 대부분이 침윤성 암이다.

# 산과기 및 태아기
## The Obstetrical and Fetal Periods

전 임신기간 중 임신부(gravida)와 태아(fetus) 및 그의 초생아에 대한 관리와 관련된 활동이다.

## 1. 용어

| 결합형 | 의 미 | |
|---|---|---|
| gravid/o | 임신 | pregnancy, gravidity |
| amni/o | 양수, 양막 | amniotic fluid, amnion |
| chori/o | 융모막 | chorion |
| toc/o, tok/o | 출산, 분만 | childbirth, labor |
| nat/i | 분만, 출산 | birth |
| -para | 임신부, 산부 | gravida |
| -cyesis | 임신 | pregnancy |
| -partum | 분만, 출산 | birth, labor |

## 2. 일반 용어

**pregnancy, gestation 임신** : a developing embryo or fetus in the body.

**gravida 임신부** : a pregnant women.

**multipara 다산부, 다분만부** : a women who has had two or more children.

**primigravida 초임녀, 초임부** : a women pregnant for the first time.

**primipara 초산녀** : a women who has had one children.

**labor 분만, 진통** : the act or process of giving birth to a child.

1) spontaneous labor 자연분만, 자연진통 : labor in which no artificial air is required.
2) induced labor 유도분만, 유도진통 : labor brought on by mechanical or other extraneous means. 인공양막파열(amniotomy)나 자궁수축제의 투여에 의해 분만하도록 하는 것.

**fetus 태아** : the unborn offspring before the birth.

**presentation 태아위치** : the relationship of the axis of the fetus to that of the mother.

**lower portion of the presentation 태아하향부** : 골반 입구상의 태아부분으로 머리, 안면, 골반 또는 어깨이다.

**immature infant 미숙아** : one weighing 500 to 999 grams at birth, usually before the twenty-eighth week of gestation.

**premature infant 미숙아, 조산아** : born after the twenty-seventh week and before full term, weighting 1000 to 2499 grams at birth.

**meconium 배내똥, 태변** : mucilaginous material in the intestine of the full term fetus.

**vernix caseosa 태아기름막, 태지** : an unctuous substance cover the skin of the fetus. 태아 피부를 덮은 기름성분의 물질.

**quickening 첫태동감** : the first recognizable movements of the fetus. 임신 16~18주에 대개 느낀다.

## 3. 해부학적 용어

**pelvis 골반** : the lower portion of the trunk of the body. 볼기뼈(hip bones), 엉치뼈(sacrum) 및 꼬리뼈(coccyx)로 구성되어 있다.

**placenta 태반** : blood bone substances providing endocrine secretion selective exchange of soluble, nutrition and the protection of the fetus until birth.

**fetal membrane's 태아막** : the trophoblastic parts of the conceptus that support the embryo or fetus by attachment. 배아나 태아를 지지하며, 융모막, 양막, 탯줄, 태반을 포함한다.

**amnion 양막** : membrane enveloping the fetus, extraembryonic membrane containing the fetus and the amniotic cavity.

**amniotic fluid 양수** : fluid within the amniotic cavity.

**chorion 융모막** : outermost extraembryonic membrane.

**umbilical cord 탯줄, 제대** : the structure connecting the umbilicus of the embryo and fetus with the placenta. 배아 및 태아의 배꼽을 태반과 연결시키는 구조로 제대동맥과 정맥이 지나간다.

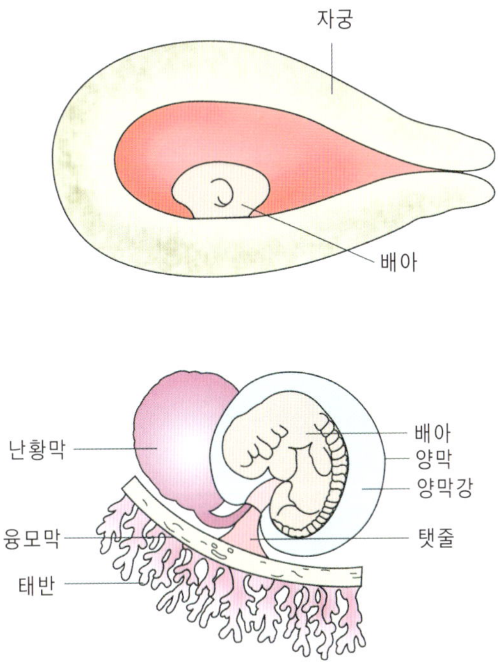


그림 7-5. 태반과 태아

# 4. 증상 및 질병 용어

## 1) 증상 용어

**dystocia 난산, 이상분만** : abnormal labor or childbirth.

**still-birth 사산** : the delivery of a dead child.

**ballottement 뜨느낌, 부구감** : a palpatory maneuver to test for a floating object. 임신 4~5월경에 자궁을 갑자기 타진하면 양수 중의 태아가 가라앉고 뜨는 현상.

**Goodell's sign 구델징후** : If the woman's cervix uteri is soft, she is pregnant.

**anemia 빈혈** : a reduction in the number of erythrocytes. 임신 시 자궁의 압박으로 장꿈틀운동운동의 감소로 빈혈이 올 수 있다.

**postpartum hemorrhage 분만후출혈** : blood loss of 500cc during or after the 3rd stage of labor.

## 2) 질병 용어

**abortion 유산, 낙태** : the premature explusion from the uterus of the products of conceptions. 태아가 정상 분만되기 전에 임신이 중단 되는 것.

(1) induced abortion 유도유산, 유발유산 : abortion brought on intentionally.

(2) spontaneous abortion 자연유산 : abortion occuring naturally.

(3) criminal abortion 범죄유산 : an abortion that is produced illegally.

**premature rupture of membranes 성숙전 막파열** : rupture of the membranes or more hours before onset of labor. 감염 때문에 즉시 분만하여야 한다.

**inertia uteri 자궁무력증** : sluggish of the uterine contractions during labor.

**ectopic pregnancy 딴곳임신, 자궁외임신** : pregnancy in which implantation occurs outside the endometrium and endometrial cavity. 수정란이 자궁바닥(uterine fundus)에 착상되어 발육되지 않고, 다른 부위(주로 자궁관)에 착상되는 것.

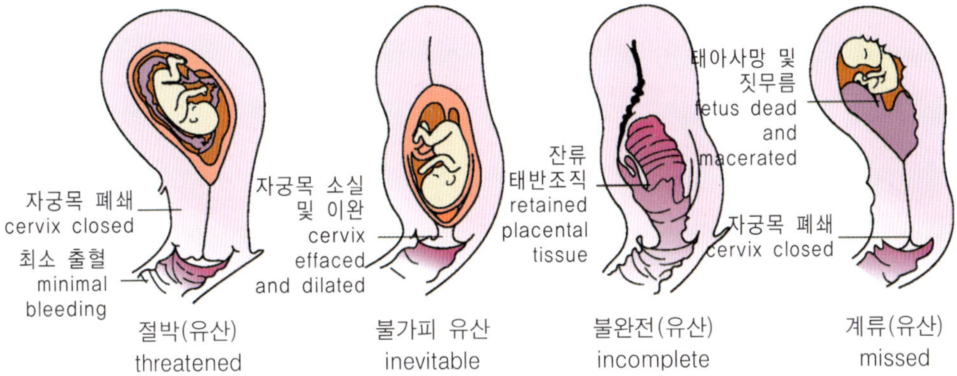


그림 7-6. 유산의 형태

**toxemia of pregnancy 임신중독증** : a group of pathogenic conditions occuring in pregnant women. 임신말기에 호발되는 고혈압, 단백뇨 및 부종을 특징으로 하는 복합증상을 일컬어 말한다.

(1) preeclampsia 자간전증, 전자간증 : development of hypertension, albuminuria, or edema between the 20th week of pregnancy.

(2) eclampsia 자간 : coma and or convulsive seizures between the 20th week of pregnancy. 임신 20주 사이에 오는 고혈압, 부종과 관련된 경련 또는 혼수가 온다.

**hyperemesis gravidarum 임신입덧** : malignant nausea and vomiting in the pregnant women.

**premature separation of placenta 태반조기박리** : premature separation of a normally implanted placenta from the uterus.

**placenta previa 전치태반** : implantation of the placenta over or near the internal os of the cervix. 정상적인 수정란이 자궁의 아래쪽에 착상되어 내자궁구 위에 태반이 놓일 때이다.

**placenta accreta 유착태반** : abnormal adherence of part or all of the placenta to the uterine wall. 태반융모가 직접 자궁근층에 부착되는 경우로 태반분만이 안되고 자궁수축이 되지 않아 출혈이 심하며, 자궁절제(술)을 필요로 한다.

**erythroblastosis fetalis 태아적혈모구증** : hemolytic anemia of the fetus or neonate. 태아 또는 신생아의 용혈빈혈.

**herpes gestations 임신헤르페스** : a variant from of dermatitis herpetiformis peculiar to pregnant women. 출산 후 소실된다.

**inverted uterus 자궁내반증** : a turning inward. 태반이 만출되는 동안 자궁의 안쪽이 바깥쪽으로 뒤집힌다.

**puerperal infection 산후기감염** : infection of genital tract occuring after the postpartum. 생식기 분만 후 감염으로 보통 자궁내막이나 전신에 감염이 전파된다.

**hydramnois 양수과다증** : excessive amount of amniotic fluid.

**prolapsed cord 탯줄탈출** : 양막파열에 뒤따르는 제대의 하강.

**placentitis 태반염** : inflammation of the placenta.

**hydatidiform mole 포상기태** : an abnormal pregnancy resulting from a pathologic ovum. 태반의 융모막융모의 팽대로 질출혈이 있고, 자궁이 증대된다.

**chorioangioma 융모막혈관종** : an angiomatous tumor of the chorion.

**amniotic fluid embolism 양수색전증** : embolism due to amniotic fluid.

### 3) 성적 전파질환 Sexually transmitted disease

**gonorrhea 임질** : an acute infectious disease of the epithelium of the genital tract ; caused by Neisseria gonorrhoeae. 대부분 성교에 의해 감염되는 급성 질병으로 원인균은 임균이다.

**syphilis 매독** : a contagious systemic disease caused by the spirochete Treponema pallidum. 스피로헤타 매독균에 의해 일어나는 전염성 성병이다. 전신에 퍼진다.

**trichomoniasis 질편모충증** : infection of the genitourinary tract of the sex, caused by Trichomonas. 세모편모충균에 의해 감염되는데, 주 원인은 질염(vaginitis)으로서, 여성에 많이 나타난다.

**chancroid 무른궤양** : an acute, contagious disease caused by hemophilus ducrey. 성적 접촉에 의한 통증성 생식기 궤양의 급성 성병으로 무른궤양균에 의해 감염된다.

**vulvitis 음문염** : inflammation of the vulva.

**inguinal granuloma 샅굴육아종** : a chronic granulomatous condition usually genitalia. 생식기를 포함한 만성육아종으로서, 성교 등에 의해 퍼진다.

**genital herpes 생식기헤르페스** : infection of the skin of the genital area. 음부 주위 피부에 발생하는 단순포진.

**genital warts 생식기 사마귀(우췌)** : a papilloma occuring on the mucous membrane or skin. 인체 유두종바이러스가 원인이며, 성관계에 의해 전파되며, 남성의 음경, 여성의 음문, 질 등 점막이나 피부의 결합조직에 발생하는 유두종.

## 5. 치료 및 수술용어

**oophorectomy 난소절제(술)** : the removal of an ovary or ovaries.

**oophorocystectomy 난소낭절제(술)** : excision of an ovarian cyst.

**oophoropexy, ovariopexy 난소고정(술)** : fixing an ovary to the abdominal wall.

**oophorosalpingectomy 자궁관난소절제(술)** : surgical removal of a uterine tube and ovary.

**salpingectomy 자궁관절제(술)** : surgical removal of the uterine tube.

**salpingostomy 자궁관연결(술)** : surgical restoration of the patency of a uterine tube.

**tubal ligation 자궁관묶음, 난관결찰** : sterilization of the female by constricting the uterine tubes by means of ligatures.

**perineorrhaphy 샅꿰맴(술), 회음봉합(술)** : suture of the perineum. 샅 중의 찢김 치료를 위한 수(술).

**radical vulvectomy 근치음문절제(술)** : total vulvectomy with inguinal node dissection.

**vaginectomy, colpectomy 질절제(술)** : excision of the vagina.

**hysterectomy 자궁절제(술)** : the operation of excising the uterus.

1) Cesarean hysterectomy 제왕자궁절제(술) : cesarean section followed by removal of the uterus.

2) subtotal hysterectomy 대부분자궁절제(술) : hysterectomy in which the cervix is left in place. 자궁목만 남기고, 자궁을 절제하는 경우.

3) total hysterectomy 전체자궁절제(술) : a complete excision of the uterus and cervix. 자궁과 자궁목의 완전절제.

**suction or vacuum curettage 흡인 혹은 진공 긁어냄(술)** : removal of the uterine contents by means of hollow curet. 긁어냄기구를 자궁 내에 넣고 흡인해 자궁 내용물을 제거.

**cryotherapy 냉동요법** : the therapeutic use of cold.

**electrocautery 전기지짐기, 저기소작** : destruction of tissue using an electric current. 부식된 조직에 전극을 대고 자궁목의 입구를 따라 지진다.

**dilatation and curettage 자궁긁어냄(술), 자궁소파(술)** : dilatation of the cervix and removal of other material from the uterine wall. 대개 이상출혈의 원인을 알기 위해 시행하는데, 자궁목의 입구를 확장시키고 자궁표면을 긁어내는 것으로 불임의 원인을 알기 위해서도 시행한다.

**chemotherapy 화학요법** : useful in patients at high risk of developing recurrent cancer(ie, those with axillary lymphnode metastssis).

**radiotherapy 방사선치료** : if axillary metastasis are found after radical mastectomy. 유방수술에 보조적으로 이용되며, 수술 후 겨드랑림프절(axillary lymphnode)로 암전이 가능성이 있을 때 이용한다.

**hormone therapy 호르몬치료** : use in polliation of symptoms or in delaying advance of the disease.

**mastectomy 유방절제(술)** : excision of the breast.

1) simple mastectomy 단순유방절제(술) : 림프절을 절개하지 않고, 유방만을 절개한다.

2) partial mastectomy, lumpectomy 부분유방절제(술), 덩어리절제(술) : removal of a part of the breast.

3) modified radical mastectomy 변형근치유방절제(술) : total mastectomy with axial node dissection. 유방암 환자에서 흉근은 보존하고, 겨드랑림프절을 포함한 전체 유방을 절개하는 수(술).

**forceps delivery 집게분만, 겸자분만** : extraction of the child by application of forceps. 집게로 태아머리(fetal head)를 견인하여 산도를 통해 태아를 분만하는 시(술).

**amniocentesis 양막천자** : surgical transabdominal perforation of the uterus, to obtain amniotic fluid.

**amniotomy 인공양막파열, 양막절개(술)** : deliberate rupture of the fetal membranes.

## 6. 임상검사

**Papanicolaou test 파파니콜라(도말)검사, 자궁경부질세포진검사** : examines exfoliated cells to detect malignant and premalignant condition of the female genital tract. 자궁 또는 질의 표면에서 떨어져 나온 분비물의 세포들을 도말표본(smear)해서 현미경으로 검사하여 암세포의 유무를 진단하는 방법.

**biopsy 생검** : colposcope(질확대경)를 이용하여 조직 내의 세포를 떼어내어 질병을 진단하는 방법.

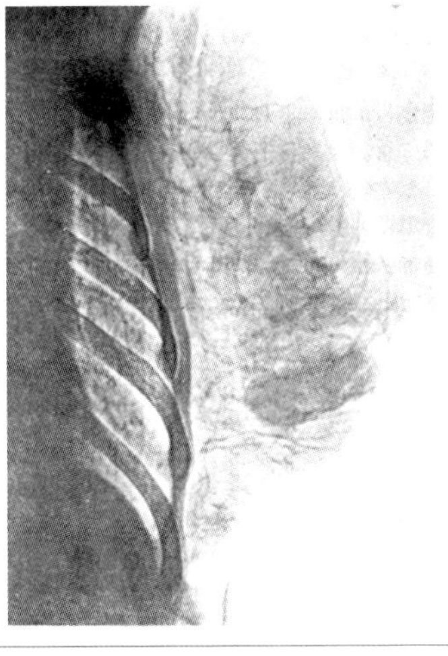

그림 7-7. 유방 건조방사선촬영(술)

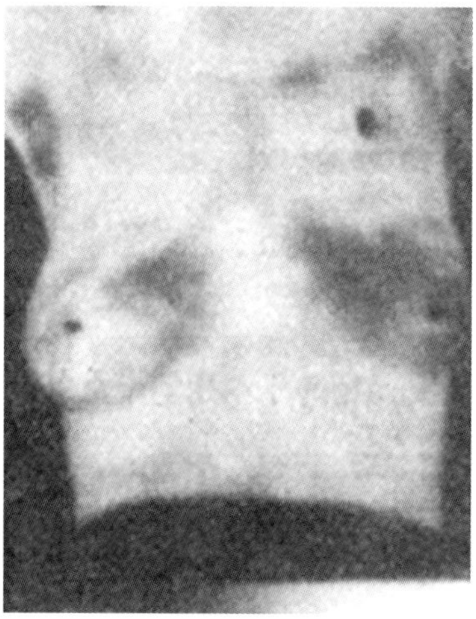

그림 7-8. 유방 체열촬영(술)

**laparoscopy 복강경검사** : examination of the interior of the abdomen by means of a laparoscope. 주로 자궁관폐쇄, 딴곳임신, 골반내종양, 자궁관불임(술) 등의 진단에 이용된다.

**fetal ultrasonography 태아초음파촬영(술)** : 태아에 비추어진 초음파(ultrasonic waves)의 반사를 기록하여 태아위치(presentation), 발육정도, 이상(anoma ly), 태반위치 등을 진단하는 검사법.

**palpation 촉진** : the act of the feeling with the hand. 누워서 유방을 중심으로 외측의 상・하부와 겨드랑이 밑을 만져서 종괴(mass)가 만져지는지를 점검한다.

**hysterosalpingography 자궁자궁관조영(술)** : roentgenography of the uterus and uterine tubes after the injection of opaque material. 조영제를 질내를 통해 자궁, 자궁관에 주입하여 자궁관의 폐쇄여부 등을 진단하기 위한 투시촬영으로 불임환자에서 많이 시행된다.

**aspiration of discrete 분리성 흡인** : 유방암(breast cancer), 낭(cyst)에서 종괴(mass)를 흡인하여 진단을 내린다.

**xeroradiography(soft tissue X-ray) 건조방사선촬영(술)** : a dry, totally photoelectric process for recording X-ray images, using metal plates coated with a semiconductor.

**mammography 유방촬영(술)** : roentgenography of the mammary gland. 단순촬영과 조영제를 이용한 젖샘관촬영(mammary ductgraphy) 등이 있다. 촉지불능의 유방암이나 암의 침윤범위 및 크기 등 결정에 이용된다.

**ultrasonography 초음파촬영(술)** : an imaging technic in differentiating cystic from solid breast masses. 유방에 낭과 고형종괴의 구별에 특히 좋다.

**thermography 체열측정(술), 체열촬영(술)** : 인체에서 발생되는 열을 탐지, 계측하고 영상화하는 방법으로 유방질환의 양측의 비교 관찰이나, 이전 검사의 비교 관찰진단에 유용하다.

**pelvimetry 골반측정법** : the measurement of the dimensions and capacity of the pelvis.

**placentography 태반조영(술)** : radiological visualization of the placenta after the injection of a contrast medium.

## 7. 약어

| | | |
|---|---|---|
| D&C | dilatation and curettage | 자궁긁어냄(술) |
| DIC | disseminated intravascular coagulation | 파종혈관내응고 |
| DUB | dysfunctional uterine bleeding | 기능장애자궁출혈 |
| FECG | fetal electrocardiogram | 태아심전도 |
| HSG | hysterosalpingography | 자궁자궁관조영(술) |
| IUD | intrauterine device | 자궁내장치(피임기구) |
| IUCD | Intrauterine contraceptive device | 자궁내피임장치 |
| LMP | last menstrual period | 최종월경기 |
| OB | obstetrics | 산과(학) |
| PID | pelvic inflammatory disease | 골반염증질환 |
| STS | serologic test for syphilis | 매독혈청검사 |
| TPHA | Treponema pallidum hemagglutination | 매독균혈구응집검사 |
| VD | venereal disease | 성병 |
| VDRL | venereal disease reserach laboratory | 성병연구소식(테스트) |

# 8장

# 남성 생식계통 Male Reproductive System

남성생식기는 정자(spermatozoa)를 생산하고, 남성호르몬인 테스토스테론(testosterone)을 분비하는 고환(testis)과 남성의 신체적 특징을 발달시키고, 정자의 활동성, 생존력을 돕는 액체를 분비하는 부속기관(전립샘, 정낭 등)으로 되어 있다.

## 1. 용어

| 결합형 | 의 미 | |
|---|---|---|
| balan/o | 음경귀두 | glans penis |
| test/o, orch/o<br>orchid/o | 고환 | testis, testicle |
| prostat/o | 전립샘 | prostate gland |
| vas/o | 관(정낭), 혈관 | vessel, duct |
| vesicul/o | 정낭, 소물집 | seminal vesicle, vesicula |
| epididym/o | 부고환 | epididymis |
| sperm/o, spermat/o | 정자 | spermatozoon, sperm |
| cry/o | 한랭 | cold |
| crypt/o | 숨겨진, 은폐 | hidden |
| andr/o | 남성 | male |
| zo/o | 동물 | animal |
| genit/o | 생식기관 | genitalia |
| gen/o | 생식, 번식 | reproduction |
| -genesis | 생성, 생식 | generation |

## 2. 해부학적 용어

**testis 고환, 정소** : the paired egg-shaped glands situated in the scrotum. 음낭 내에 위치하는 1쌍의 선으로 정자생성과 남성호르몬 테스토스테론을 분비한다.

**scrotum 음낭** : the pouch which contains the testes and their accessory organs. 고환, 부고환 및 정관의 일부를 싸는 주머니다.

**epididymis 부고환** : the elongated cordlike structure along the posterior border of the testis. 고환과 함께 음낭 내에 있으며, 정자를 저장하며, 정관으로 운반하는 역할.

**vas deference 정관** : the excretory duct of the testis. 정자를 요도(전립샘)로 나르는 가는 관.

**seminal vesicle 정낭** : pouches attached to the posterior part of the urinary bladder. 정액의 한 성분인 누런 빛의 액체를 분비한다.

**ejaculatory duct 사정관** : the canal formed by union of the ductus deference and the excretory duct of the seminal vesicle. 정관과 정낭관이 합쳐 이루어진 통로로 요도로 연결된다.

**prostate gland 전립샘** : a gland surrounding the neck of the bladder and the urethra. 직장 앞 방광 아래에 위치하며, 정액의 일부인 알카리성 분비물을 분비하는데, 이 분비물은 사정에 앞서 요도를 윤활하게 하고, 요로부터 정자를 보호한다.

**bulbourethral gland, Cowper's gland 망울요도샘, 구요도선** : posterior to the membranous part of the urethra. 요도로 분비물을 분비한다.

**penis 음경** : the male organ of copulation and of urinary excretion. 두 개의 음경 헤면체와 한 개의 요도 해면체로 되어 있으며, 피부로 덮여 있고, 그 선단의 귀두는 음경꺼풀(foreskin)에 의해 싸여져 있다.

**urethra 요도** : the canal conveying urine from the bladder to the exterior of the body. 요와 정액의 통로로 전립샘부(prostatic portion), 망울부(bulbous portion), 음경부(pendulous portion)로 나누어진다.

**semen 정액** : the thick, whirish secretion of the reproductive organs in the male. 사정에 의해 체외로 나오는 액체.

**ejaculation 사정** : a sudden act of the semen.

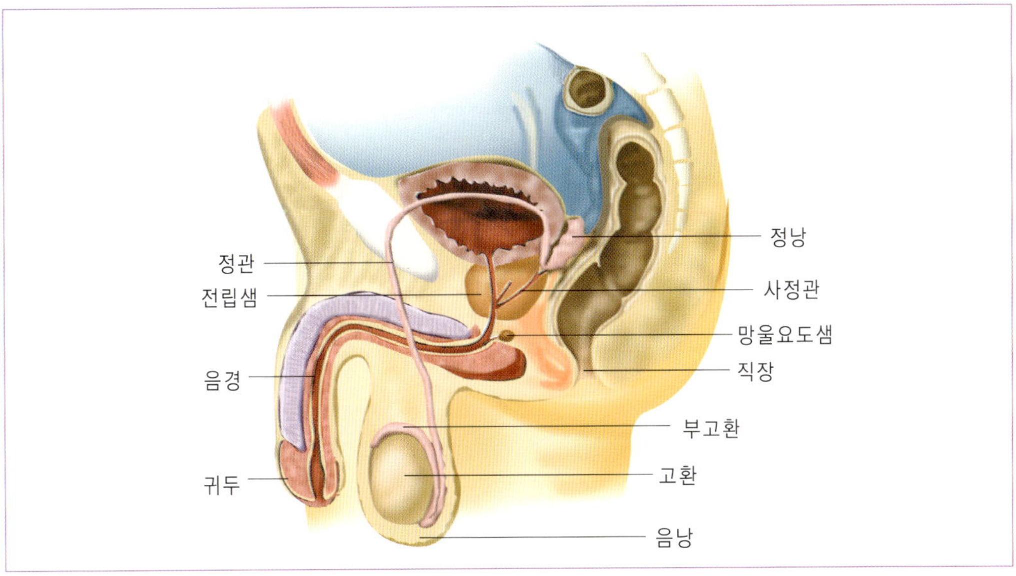


그림 8-1. 남성 생식계통

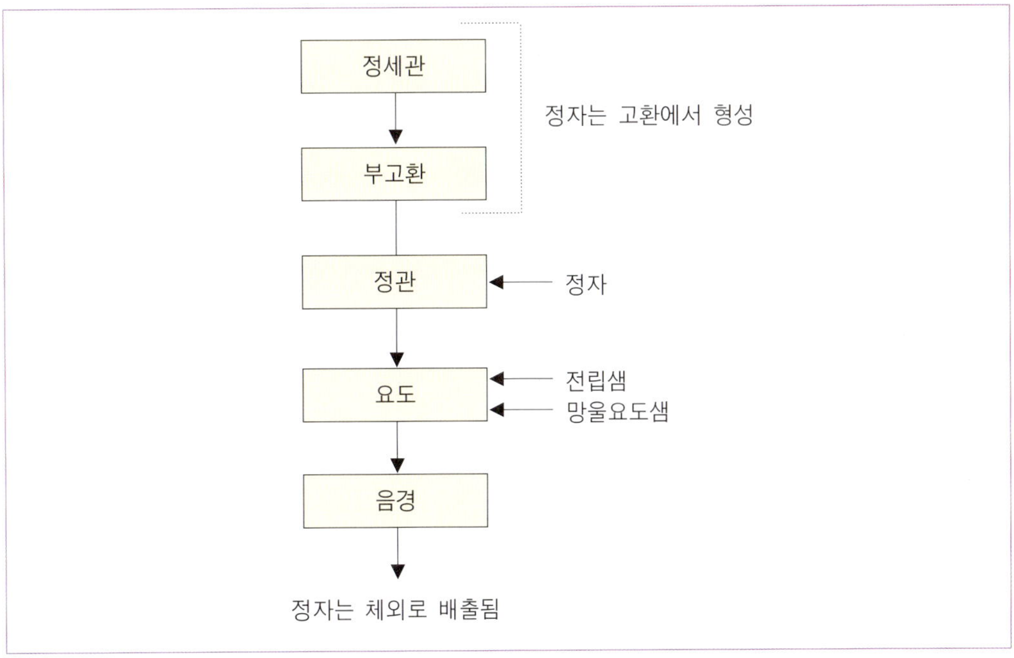


그림 8-2. 정자의 형성 및 방출 과정

# 3. 증상 및 질병 용어

## 1) 증상 용어

**azoospermia 정자없음(증)** : absence of spermatozoa in the semen.

**mucopurulent discharge 점액고름 배출** : an excretion both mucus and pus. 소변 볼 때 고름이 섞인 점액이 나오는 경우.

**oligospermia 정자부족(증)** : deficiency in the number of spermatozoa in the semen.

**stranguria 통증배뇨, 배뇨곤란** : slow and painful discharge of the urine.

**dysuria 배뇨통, 배뇨장애** : painful or difficult urination.

**dyspareunia 성교통증** : difficult or painful coitus.

**urethral irritation 요도자극** : a state of urethral stimulation.

**chancre 굳은궤양** : the primary sore of syphilis, a painless eroded papule.

## 2) 질병 용어

**epididymitis 부고환염** : inflammation of the epididymis.

**urethritis 요도염** : inflammation of the urethra.

**prostatitis 전립샘염** : inflammation of the prostate.

**balanitis 귀두염** : inflammation of the glans penis. 보통 포경(phimosis)과 연관됨.

**priapism (음경)지속발기증** : painful, persistent, and abnormal penile erection. 성욕과 관계없이 비정상적으로 음경이 지속적으로 발기하는 경우.

**Peyronie's disease 페로니병** : dysplasia of the cavernous sheaths in the penis.

**phimosis 포경** : constriction of the preputial orifice. 포피입구의 수축.

**balanoposthitis 귀두꺼풀염, 귀두포피염** : inflammation of the glans penis and the prepuce.

**proctitis 직장염** : inflammation of the anorectal mucosa caused by gonococci, herpes simplex, syphilis.

**epididymoorchitis 부고환고환염** : inflammation of the epididymis and testis.

**hydrocele 물음낭종** : a collection of fluid in the tunica vaginalis of the testicle. 고환집막(tunica vaginalis testis) 내에 액체가 축적된 경우이다.

**spermatocele 정액류** : a cystic distention of the epididymis or the rete testis containing spermatozoa. 정액을 함유한 부고환이나 고환망의 낭포성 확장.

**inguinal hernia 샅굴탈장, 서혜탈장** : hernia into the inguinal canal. 음낭이 서혜관 내로부터 탈출.

**testis tumor 고환종양** : the tumor of the testis. 대부분이 30세 이상에서 발생한다.

**scrotal varicocele 음낭덩굴정맥류** : a collection of veins of the pampiniform plexus. 고환과 부고환에서 나오는 덩굴정맥얼기의 상태.

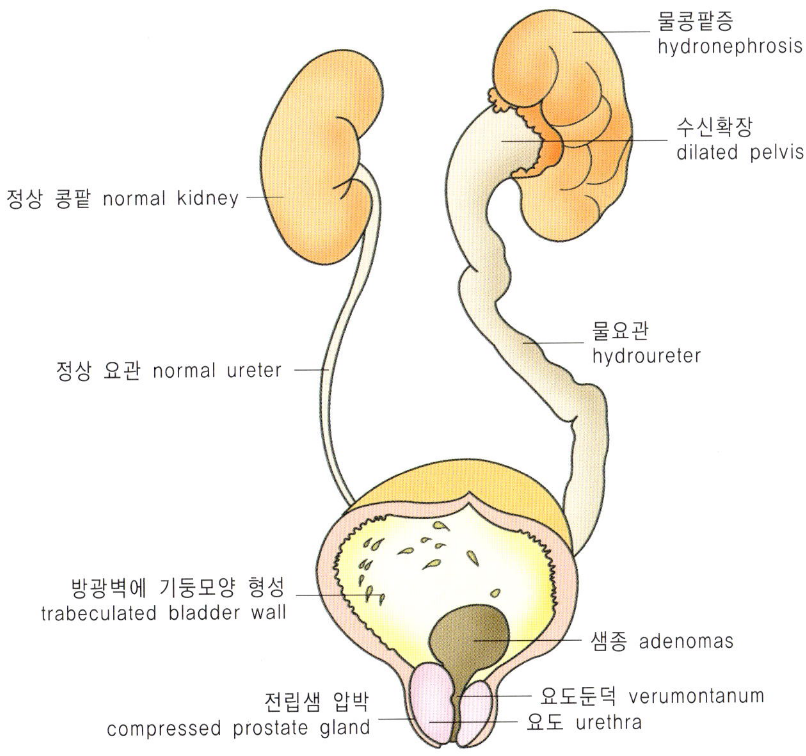


**그림 8-3.** 물요관 및 콩팥기능상실을 동반하는 양성전립샘비대의 합병증

Complications of benign prostatic hypertrophy include obstruction of the upper tracts, producing hydroureters and renal insufficiency.

**acquired immunodeficiency syndrome(AIDS) 후천면역결핍증후군** : a secondary immunodeficiency syndrome caused by a human immunodeficiency virus (HIV). 사람면역결핍바이러스(HIV)균의 감염에 의한 질병으로, 세포의 면역저하를 나타내며, 주로 동성연애자로 인한 성교, 수혈 등에서 감염된다. 증상으로는 림프절병증(lymphadenopathy), 체중감소, 발열과 만성설사, 백혈구감소(leukopenia), 빈혈, 입안의 칸디다증(oral candidiasis) 등이 있다.

**anorchism 고환없음(증)** : congenital absence of the testis.

**cryptorchism 잠복고환(증)** : failure of the testis to descend into the scrotum

**benign prostatic hypertrophy(BPH) 양성전립샘비대** : hyperplasia of periurethral prostate gland commonly seen in men over age 50. 50세 이상 남성에서 흔하며, 방광출구의 폐색에 따라 전립샘이 비대해지면 요도가 압박을 받아 배뇨(urination)가 힘들어지고, 소변이 저류된다. 증상으로 잦은배뇨(빈뇨), 야간뇨 등이 있다.

**urethral obstruction, stricture 요도폐쇄, 협착** : BPH, 전립샘암, 만성 전립샘염증, 방사선치료, 수술 등으로 폐쇄될 수 있다.

**male hypogonadism 남성생식샘저하증** : abnormally decreased functional activity of the gonads 성장과 성 성숙의 지연이 온다.

**male hypergonadism 생식샘항진증(증)** : abnormally increased functional activity of the gonads. 체격의 성장, 남성적 특징이 조기에 나타난다(음경의 비대, 수염발생, 성욕의 조기발견 등).

**eunuchoidism 유사고자증** : a deficiency of the testis or of the testicular secrection. 고환의 분비부진으로 성 성숙 저하가 있다.

**Klinefelter's syndrome 클라인펠터증후군** : 정세관의 섬유화를 일으키며, 정자부족증(oligospermatism)으로 불임이 된다.

**hypospadia 요도밑열림(증), 요도하열** : the urethra opens on the underside of the penis or on the perineum. 남성에서 요도가 음경하부나 샅 위에 열려있는 비정상 상태.

## 4. 치료 및 수술용어

urethrectomy **요도절제(술)** : the surgical removal of the urethra.

urethroplasty **요도성형(술)** : plastic surgury of the urethra.

urethrotomy **요도절개(술)** : a cutting operation for curing a strictuer of the urethra.

castration **거세** : bilateral orchiectomy and oophorectomy. 생식샘(고환, 난소)의 양측제거(술).

circumcision **포경수술, 음경꺼풀절제(술)** : the removal of all or part of the prepuce, or foreskin.

epididymectomy **부고환절제(술)** : surgical removal or the epididymis.

orchiectomy **고환절제(술)** : excision of one or both testes.

penectomy **음경절제(술)** : surgical removal of the penis.

vasectomy **정관절제(술)** : surgical removal of the vas deference.

prostatectomy **전립샘절제(술)** : surgical removal of the prostate.

hydrocelectomy **물음낭종절제(술)** : excision of a hydrocele.

spermatocelectomy **정액류절제(술)** : operative excision of a lesion of the epididymis(spermatocele).

vasoligation **정관결찰** : ligation of the vas deference.

vasovasostomy **정관이음(술), 정관연결(술)** : an anastomosis of the ends of the served vas defernce.

## 5. 임상검사

prostatography **전립샘조영(술)** : the detection of calcareous deposits and, as shown by urinary retention, of prostatic enlargement. 전립샘을 중심으로 X선 촬영하는 검사로 요의 저류에 의한 석회성 침전이나 전립샘 질병을 보기 위해 검사한다.

retrograde urethrography **역행요도조영(술)** : an urethal examination after the injection of an opaque medium. 요도에 카테터를 삽입하여 조영제를 주입 후 요도의 질병을 탐지하기 위한 X선촬영(술).

Treponema pallidum hemagglutination test **매독균혈구응집검사** : a test for syphilis.

venereal disease research laboratory **성병연구소식(테스트)** : a test for syphilis.

## 6. 약어

| | | |
|---|---|---|
| AIDS | acquired immunodeficiency syndrome | 후천면역결핍증후군 |
| BPH | benign prostatic hypertrophy | 양성전립샘비대 |
| GU | genitourinary | 생식비뇨기 |
| RGU | retrograde urethrography | 역행요도조영술 |
| STD | sexually transmitted disease | 성전달질병 |
| TPHA | Treponema pallidum hemagglutination(test) | 매독균혈구응집검사 |
| VDRL | venereal disease research laboratory | 성병연구소식 |

# 9장

# 내분비계통 Endocrine System

내분비계통는 여러 내분비샘(endocrine gland)으로 구성되며, 체내 각 기관의 기능적 조정을 해주는 호르몬을 분비하는데 이 호르몬(hormone)은 혈액을 경유하여 장기에 운반된다.

## 1. 용어

| 결합형 | 의미 | |
|---|---|---|
| pineal/o | 솔방울샘 | pineal body |
| thyr/o, thyoid/o | 갑상샘 | thyroid gland |
| parathyriod/o | 부갑상샘 | parathyroid gland |
| adren/o, adrenal/o | 부신, 콩팥위샘 | adrenal gland |
| pancreat/o | 이자 | pancreas |
| thym/o | 가슴샘 | thymus |
| test/o, orch/o, orchi/o | 고환 | testis |
| ovari/o, oophor/o | 난소 | ovary |
| lact/o, galact/o | 젖, 우유 | milk |
| myx/o, myx- | 점액 | mucus |
| immun/o | 면역 | immune |
| glyc/o | 당, 설탕 | sugar |

| | | |
|---|---|---|
| giant/o | 거대 | huge |
| acr/o | 선단, 말단 | top, summit |
| nan/o | 왜소 | small size |
| crin/o | 분비 | secretion |
| hyper- | 과잉, 상방 | excessive, above |
| hypo- | 결핍, 아래 | deficient, beneath |

## 2. 해부학적 용어

**exocrine gland 외분비샘** : a gland which discharges its secretion through a duct of the body. 체내의 분비관을 통해 분비물을 배출하는 선으로 땀샘(sweat gland), 눈물샘(lacrimal gland), 침샘(salivary gland) 등이 있다.

**hormone 호르몬** : a chemical substances, produced in the body by an organ or cells of an organ which has a specific regulatory effect. 특별한 조절효과가 있는 조직이나 세포에 의해 체내에서 생산되는 화학적 물질이다.

**endocrine gland 내분비샘** : organs that secrete specific substances(hormone). 호르몬을 분비관 없이 직접 혈류 속으로 보낸다.

1) Hypophysis, pituitary gland 뇌하수체 : located at the base of the brain in the sella turcica. 뇌의 나비뼈(sphenoid bone)의 (터키)안장 내에 위치하며, 다른 내분비기관의 기능조절 및 호르몬을 분비하는 내분비계통의 주샘(master gland)이다.

(1) 뇌하수체 전엽 호르몬, 샘뇌하수체호르몬 adenohypophyseal hormones

① growth hormone 성장호르몬 : any substances that stimulates growth.

② thyroid stimulating hormones 갑상샘자극호르몬

③ adrenocorticotropic hormones 부신겉질자극호르몬

④ follicle stimulating hormone 난포자극호르몬

⑤ luteinizing hormone 황(색)체형성호르몬 : 난포의 성숙, 정자(sperm)의 형성 촉진 및 에스트로겐(estrogen)의 분비를 촉진한다.

⑥ lactogenic hormone 젖분비호르몬

⑦ melanocyte stimulating hormone 멜라닌세포자극호르몬 : influences the formation of deposition of melanin in the body.

(2) neurohypophysial hormone 신경뇌하수체호르몬

① antidiuretic hormone 항이뇨호르몬

② oxytocin 옥시토신 : 분만 시 자궁수축 및 수유기에 유즙방출에 관여한다.

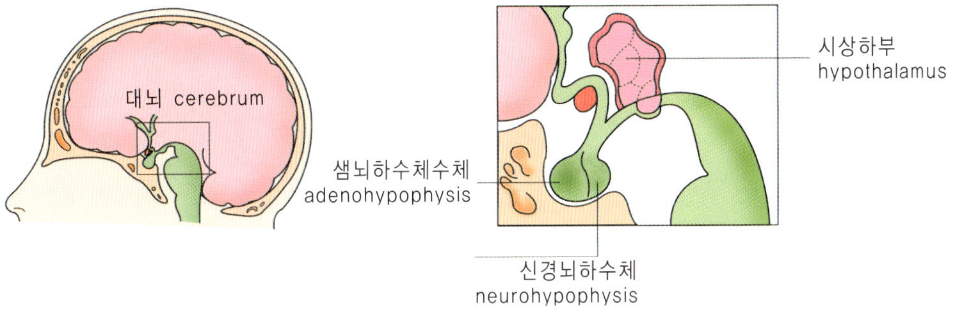


그림 9-1. 뇌하수체

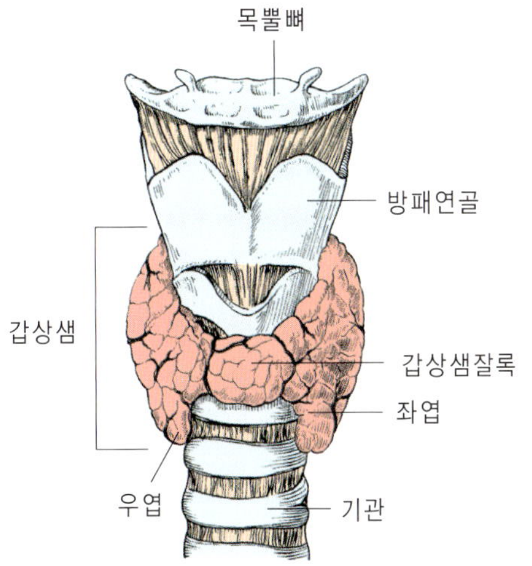


그림 9-2. 갑상샘의 구조

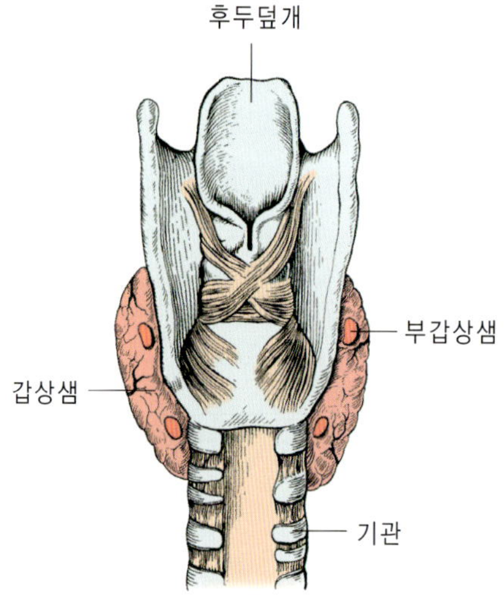


그림 9-3. 부갑상샘의 구조

2) Pineal body 솔방울샘 : 사이뇌(diencephalon)의 제3뇌실(3rd ventricle)에 위치하며, 멜라토닌(melatonin)을 분비한다.

3) Thyroid gland 갑상샘 : situated in the lower part of the front of the neck and consisting of two lobes. 성장과 분화 등의 대사를 조정하는 갑상샘호르몬(thyroxin)과 골에서의 칼슘조절을 하는 칼시토닌(calcitonin)을 분비한다.

4) Parathyroid glands 부갑상샘 : secretes parathyroid hormone and are concerned chiefly with the metabolism of calcium and phosphorus. 갑상샘 후면에 붙어있으며, 좌·우엽에 한 쌍씩 4개가 붙어 있다.

5) Adrenal gland 부신 : situated in the superior portion of either kidney. 겉질(cortex)과 속질(medulla)로 구성되어 있다.

(1) adrenal cortex hormones 부신겉질호르몬

① mineral corticoid, aldosterone 광질코르티코이드(호르몬), 알도스테론 : sodium (Na)과 potassium(K)의 대사 즉, 혈중농도를 조절

② glucocorticoid 글루코르티코이드(호르몬) : 단백질(pretein), 지방(fat) 대사 및 혈압유지 등에 관여한다.

③ sex hormone 성호르몬 : androgen, estrogen을 분비한다.

(2) 부신속질호르몬 adrenal medulla hormones : 두 종류의 카테콜라민(catecholamine), 즉 에피네프린(epinephrine)과 노르에피네프린(norepinephrine)을 분비한다.

6) Pancreas 이자 : a large gland situated transversely behind the stomach, between the spleen and the duodenum. 이자 내에 산재한 랑거한스섬(Langerhan's island)에서 당질대사와 관련된 글루카곤(glucagon)과 인슐린(insulin)을 분비한다. 인슐린은 영양소들(특히 포도당)의 혈중 농도를 저하시키며, 글루카곤은 정반대로 혈당을 상승시키는 역할을 한다.

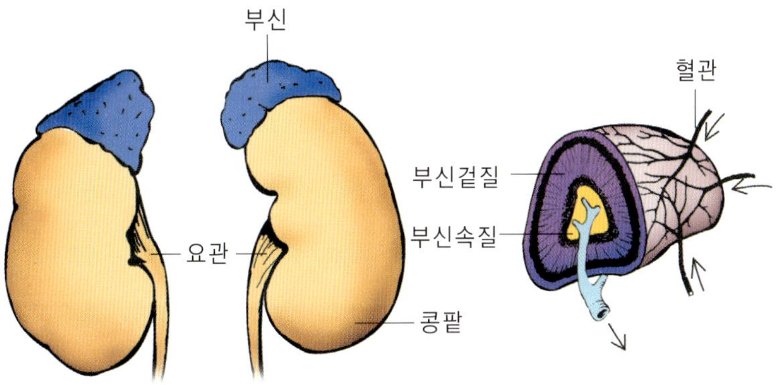


그림 9-4. 부신

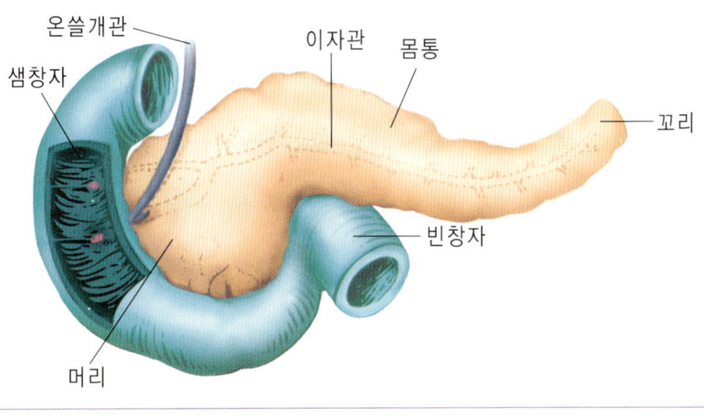


그림 9-5. 이자

7) Thymus gland 가슴샘 : a lymphoid organ situated in the anterior superior mediastinum. 복장뼈 뒤 가슴세로칸의 전상부에 위치하는 림프기관으로 주로 림프구(lymphocytes), 항체(antibody)의 생산 및 감염으로부터 생체방어 즉 면역기전에 중요한 역할을 담당한다.
8) Testis 고환 : either of the paired egg-shaped gland normally situated in the scrotum. 음낭 내에 있는 두 개의 난형의 선으로, 정자를 형성·배출하며, 남성호르몬인 테스토스테론(testosterone)을 분비한다.
9) Ovary 난소 : one of the two sexual glands in which the ova are formed. 난자를 형성·배출하는 외에 여성호르몬인 에스트로겐(estrogen)과 프로게스테론(progesterone)을 분비한다.

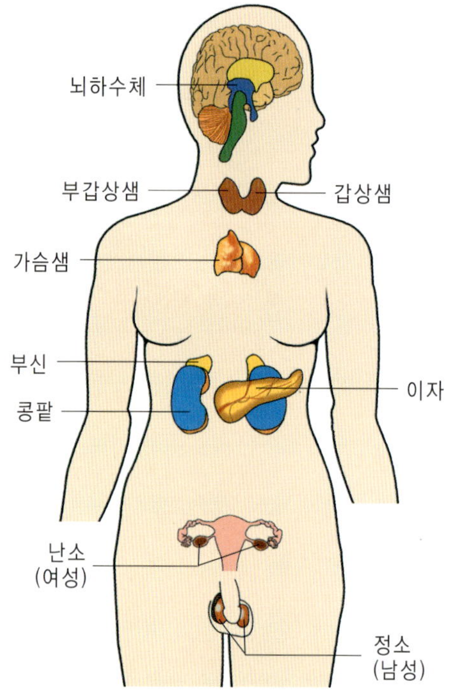


그림 9-6. 내분비계통

## 3. 증상 및 질병 용어

### 1) 증상 용어

**obesity 비만** : an increase in body weight, as the result of the excessive accumulation of fat in the body. 부신겉질호르몬의 과잉분비에서 오는 쿠싱병(Cushing's disease)에서 나타나는 증상이다.

**delayed growth 성장지연** : 해당 연령의 콩팥(height)보다 작은 경우로 성장을 조절하는 성장호르몬, 갑상샘호르몬 등의 생산결핍에서 일어난다.

**glucosuria 당뇨** : the presence of glucose in the urine.

**dehydration 탈수** : the condition that result from excessive loss of body water. 항이뇨호르몬 분비부족시 소변양(urinary volume)이 많아져 물을 많이 마시는데 이때 수분을 제한하면 탈수상태가 일어난다.

**goiter 갑상샘종** : an enlargement of the thyroid gland. 내분비질환 중 가장 많은 갑상샘항진증(hyperthyroidism) 등에서 오는 증상.

**exophthalmos 눈알돌출(증)** : abnormal protrusion of the eyeball. 갑상샘항진증 등에서 오는 증상이다.

**palpitation 두근거림** : an unduly rapid or irregular heart beat. 갑상샘항진증(thyrotoxicosis)의 3대 주증상 중의 하나이다.

**amenorrhea 무월경** : absence or abnormal stoppage of the mense. 임신이나 갱년기의 생리적인 것 외에 처짐체, 난소계의 기능부전에서 온다.

**tetany 테타니, 강축** : a syndrome manifested by sharp flexion of the wrist and ankle joints, muscle twitchings, convulsions. 손목과 발목의 심한 굴곡, 근의 연축, 경련이 나타나는데 부갑상샘저하증(hypoparathyroidism)에서 오는 증후군이다.

**hirsutism 털과다증** : abnormal hairiness, especially an adult male pattern of hair distribution in women. 부신겉질호르몬의 과잉분비에서 생긴다.

**osteoporosis 뼈엉성증, 골다공증** : abnormal rarefaction of bone. 골의 병적 희박화로서 부신겉질호르몬의 과잉분비 등에서 나타난다.

**hyperglycemia 고혈당증** : abnormally increased content of sugar in the blood.

**hypoglycemia 저혈당증** : an abnormally diminished content of glucose in the blood.

## 2) 질병 용어

### (1) 뇌하수체 pituitary gland

**gi(g)antism 거인증** : abnormal overgrowth ; excessive size and stature. 소아기에서 뇌하수체 전엽의 성장호르몬의 과잉분비에서 생긴다.

**acromegaly 말단비대(증)** : enlargement of the extremities of the skeleton-the nose, jaws, fingers, and toes. 성인에서 뇌하수체 전엽의 성장호르몬의 과잉분비에서 생긴다.

**dwarfism 난쟁이증, 왜소증** : the state of an abnormally undersized person.

**Simmond's disease, panhypopituitarism 시먼즈병, 범뇌하수체저하증** : hypopituitarism due to absence to the pituitary gland. 뇌하수체전엽 전체의 기능저하증으로 권태감(malaise), 저혈압, 성기능 감퇴가 온다.

**pituitary tumor 뇌하수체종양** : 대부분이 샘종(adenoma)이며, 이 외에 수막종(meningioma)과 시신경교종(optic glioma) 등이 있다. 부신겉질호르몬이 과잉분비하여 생긴 질환으로 흔히 여자에 많이 발생하며, 증상으로는 비만증, 척추연화, 뼈엉성증 등이 온다.

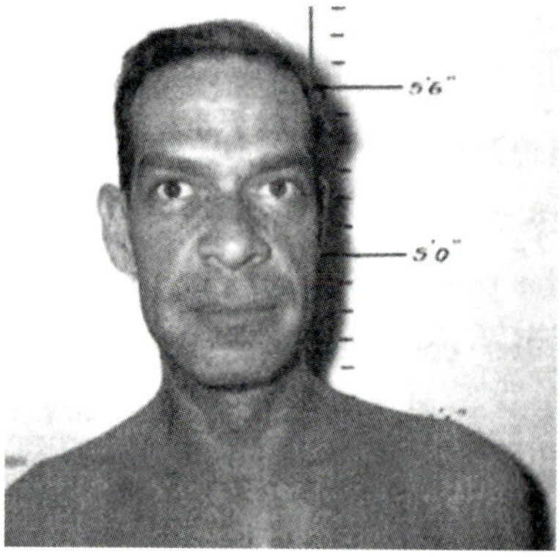


그림 9-7. 거인증

### (2) 갑상샘, 부갑상샘 thyroid gland, parathyroid gland

**thyrotoxicosis, Basedow's disease 갑상샘항진증, 바세도우씨병** : a condition resulting from overactivity of the thyroid gland. 갑상샘항진증(hyperthyroidism)으로, 내분비질환 중 가장 많으며, 여성에 많다. 주 증상으로는 갑상샘종(goiter), 두근거림(palpitation) 및 눈알돌출(exophthalmos)이 있다.

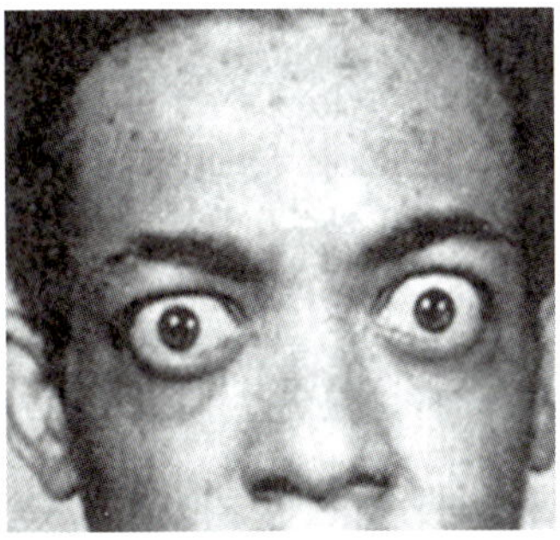

그림 9-8. 갑상샘항진증 환자(심한 눈알돌출)

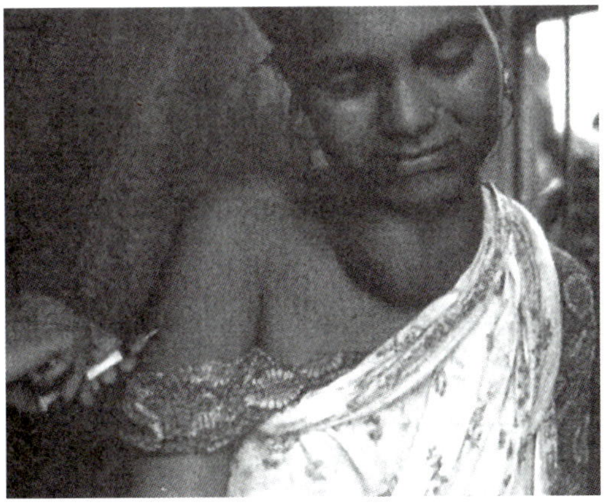

그림 9-9. 갑상샘종 환자

**myxedema 점액부종** : disease associated with hyporthyroidism. 갑상샘호르몬분비 저하에서 오는 질환으로 피부건조(dry), 부종(edema) 및 월경폐지 등이 온다.

**thyroid cancer 갑상샘암** : cancer of the thyroid gland.

**hyperparathyroidism 부갑상샘항진증** : abnormally increased activity of the parathyroid gland. 소변(urine) 중 칼슘과 인에 배설이 있으며 뼈의 탈석회화(decalcification)로 골절되기 쉽다.

**hypoparathyroidism 부갑상샘저하증** : reduced function of the parathyroids. 테타니(tetany, 강직), 귀울림(tinnitus), 치매(dementia) 및 혈중 칼슘저하와 인의 증가가 나타난다.

**thyroiditis 갑상샘염** : inflammation of the thyroid gland.

### (3) 부신 Adrenal gland

**Cushing's disease 쿠싱병** : a condition due to hyperadrenocorticism.

**Addison's disease 애디슨병** : disease due to hypofunction of the adrenal gland. 부신겉질기능의 장해에서 오는 질환으로 피부에 색소침착(pigmentation), 저혈압, 힘없음증(asthenia)을 보인다.

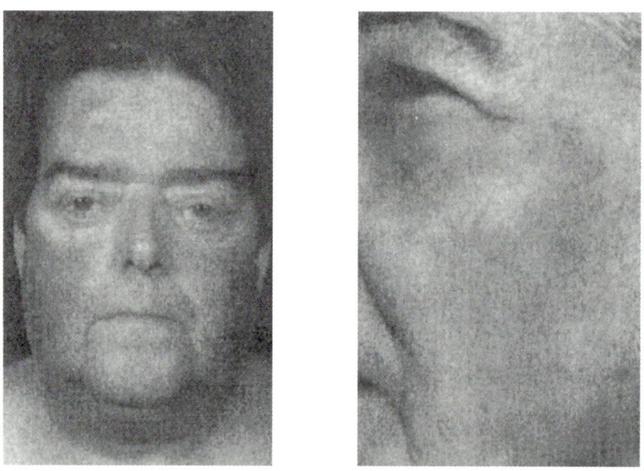

그림 9-10. 쿠싱증후군과 에디슨병

**aldosteronism 알도스테론증** : an abnormality of electrolyte matabolism caused by excessive secretion of aldosterone. 부신겉질샘종 등에 의해서 알도스테론 분비과잉으로 오며 고혈압과 팔다리마비(quadriplegia)를 일으킨다.

**adrenogenital syndrome 부신생식기증후군** : hyperfunction of the adrenal cortex. 부신겉질의 기능항진으로 남성호르몬이 과잉분비 되어 생긴 질환으로 털과다조숙증(hirsute premature)과 여성의 남성화가 주요증상이다.

**pheochromocytoma 크롬친화세포종** : vascular tumor of the adrenal medulla. 부신속질에 발생하는 종양으로 발작성 고혈압(paroxysmal hypertension)이 주 증상이다.

**neuroblastoma 신경모세포종** : sarcoma of nervous system origin, composed chiefly of neuroblasts. 신경계통에서 기원된 육종으로 신경모세포로 구성되며, 소아에서 흔히 발생한다.

### (4) 이자, 가슴샘, 솔방울샘 pancreas, thymus, pineal gland

**diabetes mellitus 당뇨병** : metabolic disorders due to consequent disturbances of insulin mechanism. 당혈증(glycosemia) 및 이에 수반되는 대사장애를 특징으로 하는 질병을 인슐린의 결핍에 기여한다.

**thymoma 가슴샘종** : a tumor derived from the epithelial or lymphoid elements of the thymus.

**pinealoblastoma 솔방울샘모세포종** : pinealoma in which the pineal cells are not well differentiated. 미분화된 솔방울샘세포로 된 솔방울샘종.

### (5) 난소, 고환 ovary, testis

**oophoritic cyst 난소낭** : a cyst of the ovary.

**cystadenoma 낭샘종** : adenoma associated with cystoma.

**orchitis 고환염** : inflammation of a testis.

**testicular tumor 고환종양** : tumor of a testis. 고환종양의 대부분은 생식세포(germ cell)에서 기원하며, 대개 악성종양이다.

## 4. 치료 및 수술용어

hypophysectomy 뇌하수체절제(술) : surgical removal of the hypophysis.

thyroidectomy 갑상샘절제(술) : surgical removal of the thyroid. 전체(total) 절제와 부분적(subtotal) 절제(술)이 있다.

radioactive iodine 방사성요오드 : used in the treatment and diagnosis of both benign and malignant disease of the thyroid gland. I-131에서 나오는 베타선을 이용하여 갑상샘종양 등을 파괴한다.

thyroid hormone injection 갑상샘호르몬투여 : 갑상샘종를 감소시키거나 갑상샘저하증(hypothyroidism)이 있을 때 시행한다.

parathyroidectomy 부갑상샘절제(술) : excision of a parathyroid gland.

adrenalectomy 부신절제(술) : excision of adrenal gland.

insulinization 인슐린요법 : 체내에서 인슐린을 충분히 생성하지 못할 때 인슐린주사(insulin injection)를 통해 공급한다.

dietotherapy 식사요법 : treatment of the diabetes mellitus by regulation of the diet. 균형 있는 영양상태와 표준체중을 성취하고 꾸준히 유지해야 한다.

thymectomy 가슴샘절제(술) : surgical removal of the thymus gland.

## 5. 약어

| | | |
|---|---|---|
| ACTH | adrenocorticotropic hormone | 부신겉질자극호르몬 |
| ADH | antidiuretic hormone | 항이뇨호르몬 |
| AGS | adrenogenital syndrom | 부신생식기증후군 |
| BMR | basal metabolic rate | 기초대사율 |
| CIA | chemoluminescence immunoassay | 화학형광면역측정법 |
| Ca | calcium | 칼슘 |
| CG | chorionic gonadotropin | 융모생식샘자극호르몬 |
| DI | diabetes insipidus | 요붕증 |
| DKA | diabetic ketoacidosis | 당뇨병케톤산증 |
| EIA | enzyme immunoassay | 효소면역분석(법) |
| FIA | fluorescence immunoassay | 형광면역측정법 |
| FSH | follicle stimulating hormone | 난포자극호르몬 |
| GH | growth hormone | 성장호르몬 |
| HCG | human chorionic gonadotropin | 사람융모생식샘자극호르몬 |
| LH | luteinizing hormone | 황체형성호르몬 |
| MSH | melanocyte stimulating hormone | 멜라닌세포자극호르몬 |
| Na | sodium, natrium | 나트륨 |
| P | phosphorus | 인 |
| PHA | passive hemagglutination | 수동적혈구응집 |
| PTH | parathyroid hormone | 부갑상샘호르몬 |
| RIA | radioimmunoassay | 방사선면역측정법 |
| $T_3$ | triidothyronine | 삼요오드타이로닌 |
| $T_4$ | tetraiodothyronine | 사옥화타이로닌 |
| TSH | thyroid stimulating hormone | 갑상샘자극호르몬 |

# 10장

# 순환계통 Circulatory system

물질의 흡수와 운반을 담당하는 체내 유일의 운송계통으로 두 개의 혈관계통, 즉 심혈관계통(cardiovascular system)과 림프계통(lymphatic system)으로 되어 있다. 심혈관계통은 혈액과 심장 및 혈관을 일컬으며, 림프계통은 림프관, 림프절, 지라로 구성된다.

## 심혈관계통 Cardiovascular System

### 1. 심장

#### 1) 용어

| 결합형 | 의 미 | |
|---|---|---|
| cardi/o, cor/o | 심장 | heart |
| angi/o, vas/o | 혈관 | vessel |
| aort/o | 대동맥 | aorta |
| cyan/o | 푸른 | blue |
| atri/o | 심방 | atrium(of heart) |
| ventricul/o | 심실 | ventricle(of heart) |
| valv/o | 판막, 밸브 | valve |

| | | |
|---|---|---|
| sphygm/o | 맥박 | pulse |
| dextr/o | 우측 | right |
| sinstr/o | 좌측 | left |
| tachy- | 빠른 | rapid |

## 2) 해부학적 용어

### (1) 심장을 통하는 혈액의 흐름

**heart 심장** : the organ that maintains the circulation of the blood. It is divided into four cavities-two atria and two ventricles. 혈액순환을 관장하는 장기로 두 개의 심방과 두 개의 심실로 나누어진다.

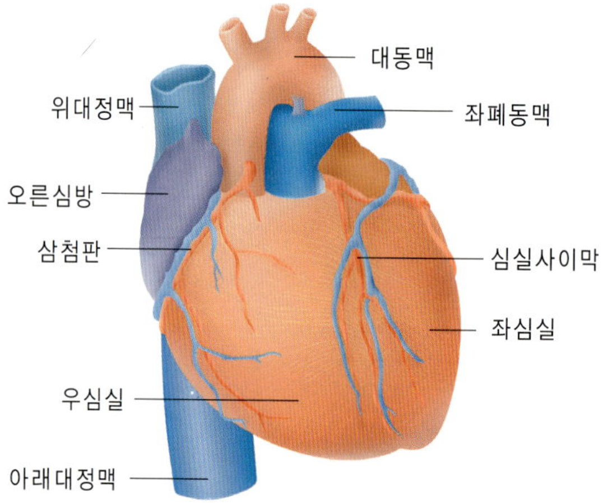


그림 10-1. 심장의 전도계 conducting system of the heart

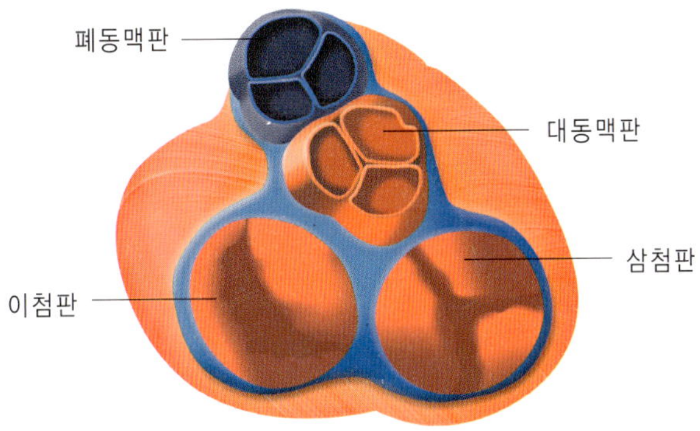


그림 10-2. 심(장)판막

**right atrium & left atrium 우심방과 좌심방** : the right and left chamber of the heart.

**valves of heart 심장의 판막**

① tricuspid valve **삼첨판** : the valve between the right atrium and right ventricle of the heart.

② bicuspid, mitral valve **이첨판, 승모판** : the valve between the left atrium and left ventricle of the heart.

③ pulmonary valve **폐동맥판** : a valve composed of three segments guarding the pulmonary orifice in the right venticles of the heart. 우심실로의 혈액의 역류를 방지하며, 우심실의 폐동맥구에 위치한다.

④ aortic valve **대동맥판** : a valve composed of three segments, guarding the aortic orifice in the left ventricle of the heart.

**vena cava 대정맥** : the largest vein in the body. 위대정맥(superior vena cava)과 아래대정맥(inferior vana cava)으로 구성되어 있으며, 심장에 연결된다.

**aorta 대동맥** : the main, largest artery in the body. 동맥계의 주간(main trunk)으로, 오름대동맥(ascending aorta), 대동맥활(aortic arch), 가슴대동맥(thoracic aorta), 배대동맥(abdominal aorta), 온엉덩동맥(common iliac artery)으로 구성된다.

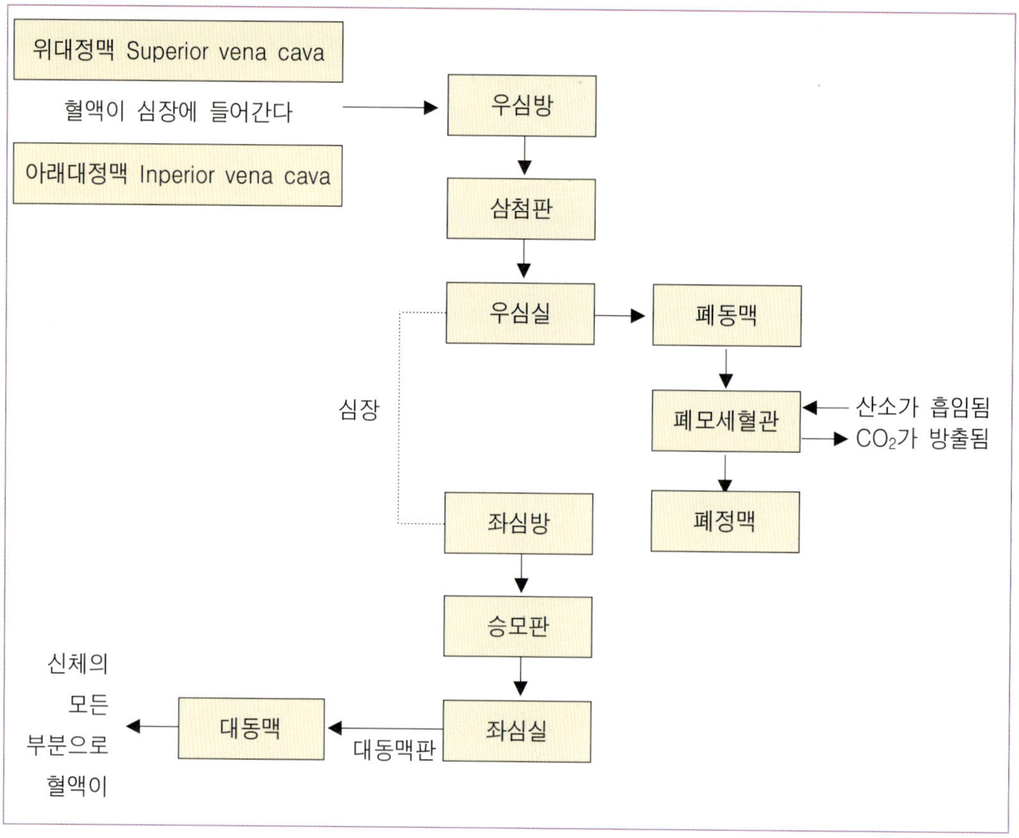


그림 10-3. 심장을 통하는 혈액의 경로

**pulmonary artery 폐동맥** : the vessel arising from the conus arteriosus of the right ventricle, conveying unaerated blood toward the lungs.

**pulmonary vein 폐정맥** : return aerated blood from the lungs to the left atrium of the hearts.

## (2) 심장의 내부구조 및 흥분파 전도계

**heart wall 심장벽** : the limiting structure of a space of the heart.

① endocardium 심장속막 : the inner lining membrane of the heart.

② myocardium 심장근육 : the middle and muscular layer of the heart wall.

③ epicardium 심장바깥막 : the layer of serious pericardium of the heart.

**pericardium 심장막** : the fibroserous sac that surround the heart. 심장의 외부를 싸는 장막주머니로 내부층은 내장쪽 심장막(visceral pericardium)과 외층은 벽쪽심장막(parietal pericardium)으로 구성되어 있다.

**pericardial cavity 심장막안, 심장막** : a space between the viscerel pericardium and the parietal pericardium.

**septum 사이막, 중격** : a dividing wall or partition between the right and left sides of the heart.

① interatrial septum 심방사이막 : the wall that separates the atria of the heart.

② interventricular septum 심실사이막 : the partition that separate the left ventricle from the right ventricle.

**impulse conducting system 심장흥분전도계통** : the system comprising the sinoatrial node, the atrioventricular node, the atrioventricular bundle, and the Purkinje fibers. 굴심방결절, 방실결절, 방실다발 및 푸르킨예섬유 등 네 구조물로 구성되어 있다. 자극발생은 굴심방결절에서 시작된다.

## (3) 기타

**coronary artery 관상동맥, 심장동맥** : blood vessels of the heart supplying blood to the cardiac wall, composed of the right and left coronary artery. 심장에 혈액을 공급하는 일종의 영양동맥이다.

**coronary sinus 관상정맥동** : lies in the coronary sulcus between the left atrium and ventricle. 우심방으로 개구한다.

**blood pressure 혈압** : the pressure of the blood on the walls of the arteries. 수축기혈압(maximum or systolic pressure)과 확장기압(minimum or diastolic pressure)으로 나타낸다.

① maximum, systolic pressure 수축기(혈)압, 최고혈압 : occurs near the end of the stroke output of the left ventricle of the heart. 좌심실로부터 박출이 끝나기 직전에 생기는 압력이다.

② minimum, diastolic pressure 확장기(혈)압, 최소혈압 : occurs late in ventricular diastole. 좌심실의 확장이 끝나는 시기에 생기는 혈압.

## 3) 증상 용어

**tachycardia 빠른맥, 빈맥** : excessive rapidity in the action of the heart.

**palpitation 두근거림** : sensation of an unduly rapid or irregular heart beat. 환자가 느낄 수 있는 빠르고 강력하며, 불규칙적인 심박동을 말한다.

**angina pectoris 협심증, 가슴조임증** : a paroxymal thoracic pain, due most often to anoxia of the myocardium. 대부분 심근의 저산소증으로 야기되는 가슴의 발작적 통증이나 압박감으로 특징되는 임상증후군이다.

**cardiac souffle 심장잡음** : any cardiac or vascular murmur of a blowing quality.

**cardiomegaly 심장비대** : hypertrophy and enlargement of the heart.

**pericardial effusion 심장막삼출** : the escape of fluid into a cavity of pericardium. 심장막의 강 내로 액체가 유출.

**dysarteriotony 혈압이상** : abnormality of blood pressure. 혈압강하 증상이 많다

**paroxysmal nocturnal dyspnea 발작야간호흡곤란** : a form of respiratory distress related to posture, especially reclining at night.

**thromboembolism 혈전색전증** : obstruction of a blood vessel with thrombotic materials.

**water-hammer pulse 물망치맥박** : a jerky pulse with a full expansion, followed by a sudden collapse. 좌심실 박출량의 증대와 관계있는 크고 강한 맥박.

**pulmonary congestion 폐울혈** : engorgement of the pulmonary vessel. 폐포(alveolus)와 조직 사이로 체액의 침윤을 수반한 폐혈관의 충혈이다.

**cyanosis 청색증** : discoloration of skin mucous membrane.

**chest pain 가슴통증** : pain in the thorax.

**arrhythmia 부정맥** : any variation from the normal rhythm of the heart beat.

(1) fibrillation 세동, 잔떨림 : a small local, and irregular contraction of the cardiac muscle.

(2) flutter 조동, 된떨림 : a rapid vibration or pulsation.

(3) sinus arrhythmia 굴부정맥 : the physiologic cyclic variation in heart rate related to vagal impulses to the sinoatrial node.

## 4) 질병 용어

### (1) 선천심장병 Congenital heart disease

**tetralogy of Fallot 팔로네증후** : a combination of congenital cardiac defect. 청색증을 동반하는 선천성 심장질환 중에서 가장 흔하다.

① pulmonary stenosis 폐동맥협착

② interventricular septal defect 심실사이막결손

③ dextroposition of the aorta 대동맥 오른쪽위치

④ right ventricular hypertrophy 우심실비대

**ventricular septal defect 심실사이막결손** : abnormally in which there is persistent patency of the ventricular septum. 가장 흔한 선천성 심장기형이다.

**atrial septal defect 심방사이막결손** : abnormally on which there is persistent patency of the atrial septum.

**patent ductus arteriosus 동맥관열림증** : abnormal persistence of an often lumen in the ductus arteriosus after birth. 태생기의 동맥관이 생후에도 닫히지 않는 기형이다.

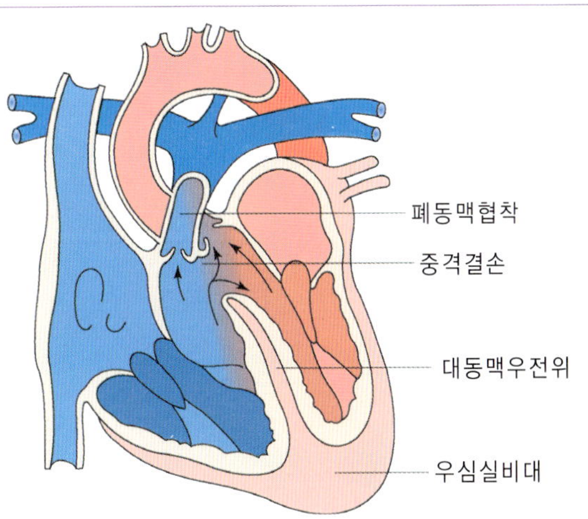


그림 10-4. 팔로네증후

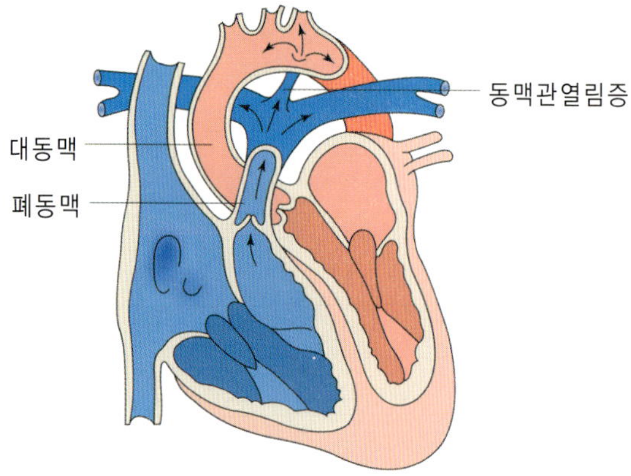


그림 10-5. 동맥관열림증

**aortic stenosis 대동맥협착** : a norrowing of the aotric orifice of the heart.

**pulmonary stenosis 폐동맥협착** : narrowing of the opening betweeen the pulmonary artery and the right ventricle.

**coarctation of the aorta 대동맥축착** : deformity of the aortic media, causing narrowing. 대동맥 잘룩부가 좁아지는 대동맥의 기형이다.

### (2) 감염과 염증

**carditis 심장염** : inflammation of the heart.

**pericarditis 심장막염** : inflammation of the pericardium.

① suppurative pericarditis 고름심장막염, 화농심장막염 : pericarditis chara-cterized pus formation.

② serofibrinous pericarditis 장액섬유소 심장막염 : a variety attended with a serious fluid effusion with deposition of fibrin on the pericardial surfaces.

**endocarditis 심(장)내막염** : exudative and proliferative inflammatory alteration of the endocardium.

**myocarditis 심근염** : inflammation of the muscle walls of the heart.

**rheumatic heart disease 류마티스심장질환** : heart disease caused by rheumatic fever, consisting chiefly of valvular deformities. 류머티스성 열의 급성기나 후기에 나타나는 심장증상으로 근본원인인 류머티스성 열은 흔히 5~15세에서 발병하는 A군 연쇄상구균에 의한 질병으로 주로 심장, 관절, 중추신경계통, 피부밑조직을 침범하는 염증성 질환이다.

### (3) 후천성 질환 Acquired heart disease

**mitral stenosis 승모판막협착** : a narrowing of the left atrioventricular orifice (mitral orifice).

**aortic regurgitation 대동맥판역류** : the backflow of blood from the aorta into the left ventricle.

**rupture of cardiac muscle 심(장)근파열** : disruption of cardiac muscle. 심근경색증 후에 온다.

**myocardial infarction 심근경색증** : gross necrosis of the myocardium as a result of coronary thrombosis. 혈전에 의해 관상동맥 등이 폐쇄되어 그 결과 혈액공급의 차단으로 폐색된 부위에 심근조직이 파괴되는 과정을 말한다.

**congestive heart failure 울혈심장기능상실** : heart disease characterized by breathlessness and abnormal sodium and water retention, resulting in edema. 혈액공급이 충분히 안되어서 심박출량의 저하나 전신 정맥 쪽으로 혈액이 흘러넘치므로 인해 생기는 심장기능의 저하상태를 말한다.

**corpulmonale, pulmonary heart disease 폐성심** : heart disease due to pulmonary hypertension secondary to disease of the lung. 폐기능장애나 구조로 인해 우심실확장이 나타난다.

**cardiac myxoma 심장점액종** : 원발성 양성종양으로 심장종양 중 가장 흔하며, 좌심방에서 많이 생긴다.

## 2. 혈액

혈액은 심장과 이에 연결되어 있는 혈관에 들어있는 액체로서, 세포성분과 혈장(plasma)으로 나눈다. 인체를 순환하는 동안 가스대사(gas metabolism), 영양분이나 노폐물운반 및 체온유지 등의 기능을 한다.

### 1) 용어

| 결합형 | | 의 미 |
|---|---|---|
| hemat/o, hem/o | 혈액 | blood |
| erythr/o | 적색 | red |
| leuk/o | 백색 | white |
| cyt/o | 세포 | cell |
| blast/o | 발아, 모세포 | bud, blast, budding |
| myel/o | 골수, 뼈속질 | bone marrow |
| thromb/o | 덩이, 혈전 | clot, thrombus |
| granul/o | 과립 | granules |
| eosin/o | 담홍색, 적색 | rosy, down-colored |
| reticul/o | 그물, 망 | network |
| spher/o | 구, 둥근 | sphere |
| sider/o | 철 | iron |
| koil/o | 오목, 함요 | hollow, concave |
| -osis | 증가, 상태 | increase, condition |
| -penia | 감소, 부족 | decrease |
| -poiesis | 형성 | formation |
| -emia | 혈액상태 | blood condition |

## 2) 혈액학적 용어

**blood cell, hematocyte 혈구** : formed element of the blood.

**erythrocyte 적혈구** : the mature form is a nonnucleated, biconcave disk. 핵을 소유하지 않으며 양 면이 함몰한 원판상의 형태로 골수(bone marrow)에서 생산되며, 산소를 조직으로 운반하는 기능이 있다.

**erythroblast 적혈모구, 적모구** : immature red blood cells, any type of uncleated erythrocyte.

**leucocyte 백혈구** : white blood cells.

(1) granulocytes 과립백혈구 : any cell containing granules in its cytoplasm. 골수에서 생산되며, 세포질 내에는 과립이 있다.

① eosinophils 호산구 : a cell readily stained by eosin. 식균력이 있다.

② neutrophils 중성구, 호중구 : any cell readily stainable by neutral dyes. 중성색소로 쉽게 염색되는 과립구.

③ basophils 호염기구 : a cell staining readily with basic dyes.

(2) agranulocyte 무과립(백혈)구 : product in the lymphoid organ.

① lymphocyte 림프구 : a mononuclear leucocyte, cell mediated immunity. 단핵백혈구로 면역기능에 관여한다.

② monocyte 단핵구 : a mononuclear phagocytic leucocyte. 식균작용이 있는 단핵 백혈구.

**thrombocyte, platelet 혈소판** : a disk shaped structure, chiefly known for its role in blood coagulation. 혈액응고기전에 관여하는 소입자이다.

**plasma 혈장** : the fluid portion of the blood without cellular components. 혈액에서 혈구성분을 제외한 액체성분.

**hemoglobin 혈색소** : the oxygen-carrying pigment of the erythrocytes. 적혈구 중의 산소운반색소로서 복합단백질로 접합되어 있다.

**hematopoiesis 조혈, 혈액생성** : the formation and development of blood cells.

**blood types 혈액형(ABO blood group)** : depends on the presence or absence of two antigenic structures, A and B. 적혈구막에 존재하는 항원의 종류에 의해 분류하는데 A형, B형, AB형 및 O형의 형태가 있다.

**bone marrow 골수** : the soft material filling the cavities of the bones, made up of a connective tissue.

**blood coagulation 혈액응고** : a coagulation formed of blood.

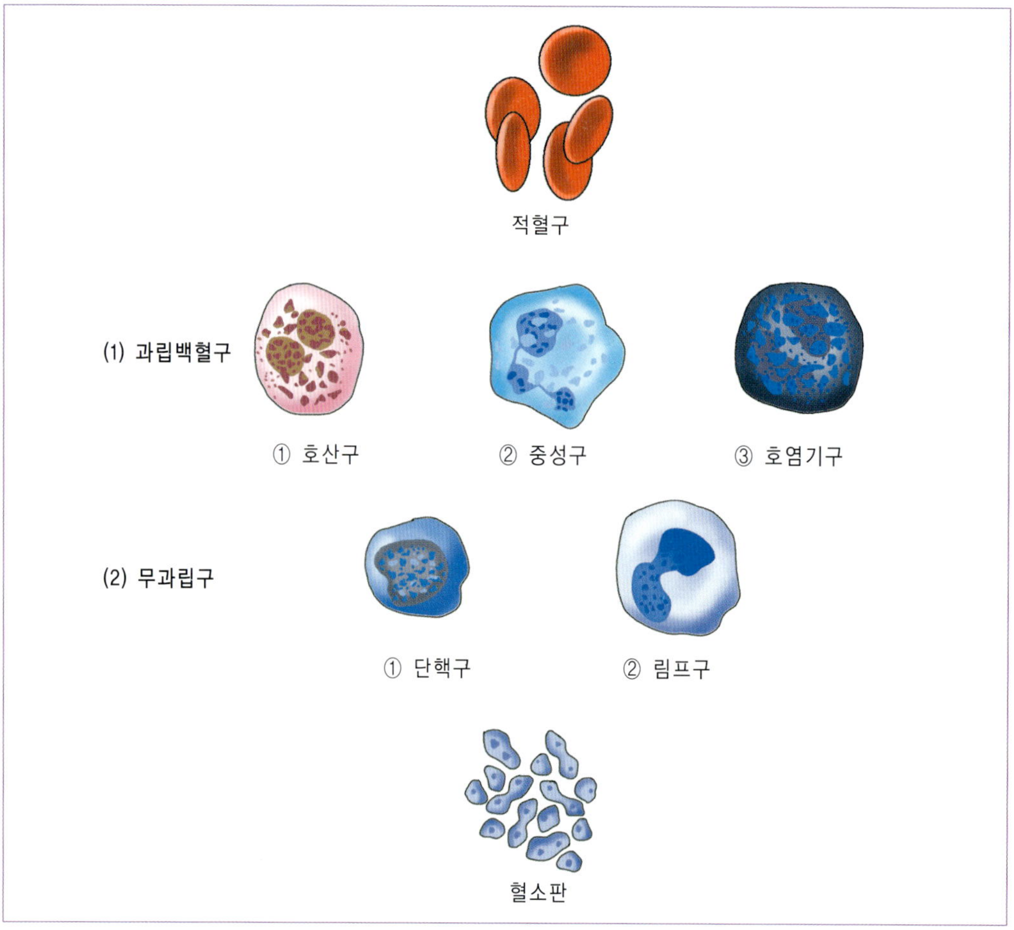


그림 10-6. 혈액세포의 형태

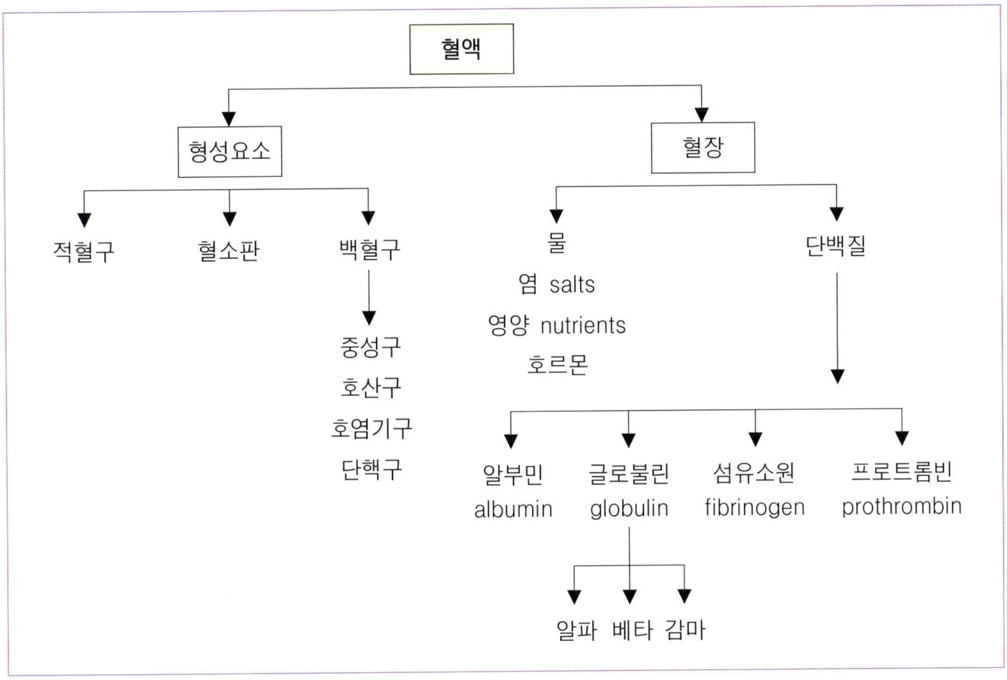


그림 10-7. 혈액의 조성

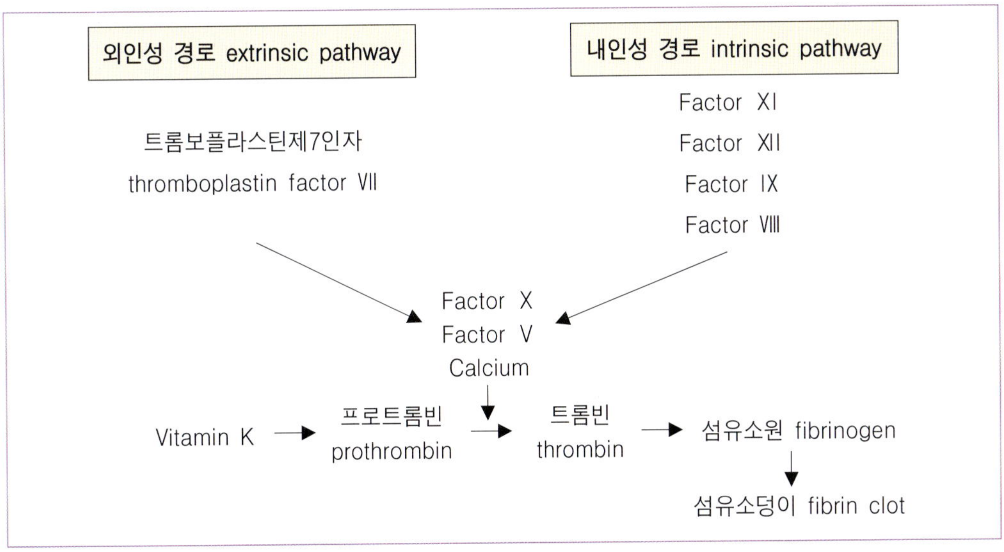


그림 10-8. The factors of coagulation 응고인자

## 3) 증상 및 질병 용어

### (1) 증상 용어

**erythrocytosis and erythropenia 적혈구증가증과 감소증** : increase and deficiency in the number of erythrocytes.

**leucocytosis and leukopenia 백혈구증가증과 감소증** : increase and deficiency in the number of leucocytes in the blood.

**thrombocytosis and thrombocytopenia 혈소판증가증과 감소증** : increase and deficiency in the number of blood platelets.

**neutrophilia and neutropenia 중성구증가증과 감소증** : increase and decrease in the number of neutrophilic leucocytes in the blood.

**pancytopenia 범혈구감소증** : deficiency of all cell elements of the blood.

**megaloblastosis 거대적혈모구증** : a large, nucleated, immature progenitor of an abnormal red blood cell series.

**polycythemia 적혈구증가증** : an increase in the total red cell mass of the blood. 적혈구나 혈색소량이 정상보다 많아진 상태.

**monocytosis 단핵구증가증** : increase of monocytes in the blood.

**eosinophilia 호산구증가증** : an abnormally large number of eosinophils in the blood.

**anemia 빈혈** : a reduction below normal in the number of erythrocyte. 증상은 빈혈의 발생속도에 따라 다르며, 임상증상은 다음과 같다.

① paleness 창백 : absence of the skin.

② purpura 자색반 : purplish or brownish red discoloration, caused by hemorrhage into the tissues. 출혈로 인해 혈액이 피부나 점막으로 스며 나오는 현상이다.

③ kolionychia 스푼형 손톱 : nails are thin and concave, with the edges raised. 철결핍성 빈혈과 관련된다.

④ ecchymosis 반(상)출혈, 얼룩출혈 : a small hemorrhagic spot, in the skin or mucous membranes forming blue or purplish patch. 작은 출혈반으로 피부나 점막에 청색 또는 자색의 반점이 생긴다.

⑤ dyspnea 호흡곤란 : difficult breathing.

⑥ tachycardia 빠른맥 : excessive rapidity in the action of the heart.

⑦ edema 부종 : the presence of abnormally fluid.

⑧ dizziness 어지럼 : a disturbed sense of relationship to space.

⑨ faintness 실신 : a temporary suspension of consciousness.

⑩ symptom of digestive system 소화계통증상 : anorexia, vomiting, constip-tion, diarrhea, etc.

⑪ amenorrhea 무월경 : absence stoppage of the mense.

**aplastic crisis 골수무형성위기** : sudden disappearance of erythroblasts from the bone marrow. 골수에서 적혈모구의 갑작스런 소실을 특징으로 하는 것으로 용혈 상태(hemolytic states) 등에서 발생한다.

**splenomegaly 지라비대** : enlargement of the spleen.

**hepatomegaly 간비대** : enlargement of the liver.

**hepatic siderosis 간철침착증** : the deposit of an abnormal quantity of iron in the liver.

**hemosiderosis 혈철소증** : a focal or general increase in tissue iron stores.

**thrombosis 혈전증** : the formation or presence of a thrombus.

**cachexia 카켁시아, 종말증** : ill health and malnutrition.

**hemolysis 용혈** : the liberation of hemoglobin and the separation of the hemoglobin from the red cells.

**amyloidosis 아밀로이드증** : the accumulation of amyloid in various body tissues.

### (2) 적혈구와 혈액 응고

**anemia 빈혈** : 발생원인에 따라 분류하면 다음과 같다.

① blood loss 실혈, 혈액상실 : anemia due to loss of red cells. 급성과 만성출혈성 빈혈(acute and chronic posthemorrhagic anemias)이 있다.

② increased red cell destruction 적혈구 과도파괴

ⓐ hemolytic anemia 용혈빈혈 : shortened survical of mature red blood cells.

ⓑ hereditary spherocytic anemia 유전공모양적혈구빈혈 : form of hemolytic anemia characterized by spherocytosis. 혈구 형태가 공모양이고, 수명이 짧으며, 지라비대(splenomegaly)가 특징이다.

ⓒ sickle-cell anemia 낫적혈구 빈혈, 겸상혈구성 빈혈 : a hereditary, genetically determined hemolytic anemia. 혈색소병증(abnormal hemoglobinopathies)의 하나이며, 흑인에게서 주로 나타난다.

ⓓ thalassemia major 중증성 지중해빈혈 : 적혈구생성수 저하로 오는 유전성 가족성 빈혈로, 지중해 주변 여러 나라에서 흔히 발생한다.

ⓔ paroxysmal nocturnal hemoglobinuria 발작성야간혈색뇨 : acquired paroxysmal form of hemolysis characterized by episodic hemoglobinuria, increased amounts of plasma hemoglobin. 혈장 헤모글로빈 농도의 상승을 특징으로 하는 후천성 발작성 혈색뇨이다.

### (3) 적혈구 생성저하 Diminished erythropoiesis

① megaloblastic anemia 거대적혈모구빈혈 : the presence of megaloblasts in the bone marrow. 골수와 혈액에 DNA 합성장애로 세포의 거대화 및 세포분열 장애현상을 나타내는 빈혈.

② iron deficiency anemia 철결핍성 빈혈 : low or absent iron store.

③ aplastic anemia 재생불량빈혈 : fails to produce adequate numbers of blood cells in the bone marrow. 골수에서의 모든 혈구 등의 생산능력이 상실된 상태이다.

④ pernicious anemia 악성빈혈 : based on malabsorption of vitamin B12 due to failure of the gastric mucosa to secrete adequate and potent intrinsic factor. 위액 내의 내인자의 결핍으로 비타민 B12의 흡수가 방해되어서 초래되는 거대 악성빈혈을 말한다.

**hemophilia 혈우병** : deficiency of coagulation factor. 유전성 선천적 혈액질환으로 남성에게만 나타난다.

**purpura 자색반** : purplish or brownish red discoloration.

### (4) 백혈구, 골수 및 기타

**leukemia 백혈병** : growth of immature myeloid or lymphoid blast. 미숙골수성 세포나 림프계통세포의 증식으로 조혈기능장해와 조직침윤을 특징으로 하는 악성종양이다.

**agranulocytosis 무과립구증** : marked decrease in the number of the white blood cells and graunlocytes.

**multiple myeloma 다발골수종** : a malignant neoplasm of plasm cell arising in the bone marrow. 골수 내에 혈장세포가 생성되어 골을 서서히 파괴하고, 이상단백을 분비하는 악성종양질환이다.

**septicemia 패혈증** : toxins in the blood, causing systemic disease.

**hematemesis 토혈, 혈액구토** : the vomiting of blood.

**epistaxis 코피** : hemorrhage from the nose.

**hematocelia 복막안출혈** : effusion of blood into the peritoneal cavity.

**angiomegaly 혈관확장** : enlargement of blood vessls.

**angiosclerosis 혈관경화** : hardening of the walls of the blood vessels.

## 4) 치료 및 수술용어

**valvotomy 판막절개(술)** : incision of a valve of the heart.

**annuloplasty 고리성형(술)** : plastic repair of a cardiac valve.

**valvuloplasty 판막성형(술)** : plastic operation on a valve.

**balloon atrial septostomy 풍선심방사이막절개(술)** : surgical creation of an opening in the interatrial septum of the heart balloon. 카테터를 우심방에서 좌심방으로 사이막을 통해 통과시켜 심방사이막에 개구부를 만드는 시(술).

**open heart surgery 개심수술, 심장절개수술** : surgery that involves incision into one or more chambers of the hearts.

**cardiac pacemaker 심장박동조율기** : regulation of the rate of contraction of the heart muscle by an artificial cardiac pacemaker. 심장박동을 조절하기 위해 심근에 심장박동조율기를 이용한다.

**artificial cardiac pacemaker 인공심장박동조율기** : a device designed to stimulate, by electrical impulses, contraction of the heart muscle at a certain rate. 전기적인 자극에 의하여, 심근의 수축을 일정한 비율로 작동시키는 장치.

**pericardial puncture 심장막천자** : surgical puncture into the pericardial spaces. 진단 및 치료를 위해 심장막 내의 삼출물을 흡인하기 위해 주사침을 삽입한다.

**heart lung machine 인공심폐기** : a combination blood pump and blood oxygenator used in open-heart surgery.

**cardiopulmonary resuscitation 심폐소생술** : the reestablishing of heart and lung action as indicated for cardiac arrest. 익사 등으로 심장정지 시 심장 및 폐의 기능을 소생시키는 방법이다.

**cardiac massage 심(장)마사지** : rhythmic compression of the heart by pressure applied manually over the sternum.

**artificial respiration 인공호흡** : maintained by artificial means. 입과 입을 밀착시켜 공기를 불어넣는 것으로 심장의 활동을 정상적으로 하게 하는 방법.

**defibrillator 세동제거기** : an electronic apparatus used to counteract fibrillation by the electroshock to the heart. 심실이나 심방세동을 정상동조율로 전환시키기 위해 심장에 전기쇽을 주는 전기적 장치이다.

## 5) 약어

| | | |
|---|---|---|
| ABE | acute bacterial endocarditis | 급성세균 심(장)내막염 |
| AI | aortic insufficiency | 대동맥판막기능부전 |
| AR | aortic regurgitation | 대동맥판역류 |
| AS | aortic stenosis | 대동맥판협착 |
| ASD | atrial septal defect | 심방사이막결손 |
| ASHD | arteriosclerotic heart disease | 동맥경화성 심질환 |
| AV | atrioventricular | 방실의 |
| AVSD | atrioventricular septal defect | 방실사이막결손 |
| BP | blood pressure | 혈압 |
| CAD | coronary artery disease | 관상동맥질환 |
| CA | coarctation of the aorta | 대동맥축착 |

| | | |
|---|---|---|
| CHF | congestive heart failure | 울혈심장기능상실 |
| CHD | congenital heart disease | 선천심장병 |
| CPR | cardiopulmonary resuscitation | 심폐소생술 |
| CVP | central venous pressure | 중심정맥압 |
| diff | differential blood count | 감별혈구계산(백혈구의 백분율) |
| ECG | electrocardiogram | 심전도 |
| EPS | electrophysiological study | 전기생리학적 검사 |
| ESR | erythrocyte sedimentation rate | 적혈구침강속도 |
| HF | heart failure | 심장기능상실 |
| IHD | ischemic heart disease | 허혈심장병 |
| IVC | inferior vena cava | 아래대정맥 |
| LA | left atrium | 좌심방 |
| LV | left ventricle | 좌심실 |
| MI | myocardial infarction | 심근경색증 |
| MCV | mean corpuscular volume | 평균적혈구용적 |
| MR | mitral regurgitation | 승모판역류 |
| MS | mitral stenosis | 승모판협착 |
| PDA | patent ductus arteriosus | 동맥관열림증 |
| MVP | mitral valve prolapse | 승모판탈출증 |
| PA | pulmonary artery | 폐동맥 |
| PAT | paroxymal atrial tachycardia | 발작심방빠른맥 |
| PS | pulmonary stenosis | 폐동맥협착 |
| RA | right atrium | 우심방 |
| RV | right ventricle | 우심실 |
| SA | sinoatrial | 굴심방 |
| SBE | subacute bacterial endocarditis | 아급세균심내막염 |
| SVC | superior vena cava | 위대정맥 |
| TOF | tetralogy of Fallot | 팔로네증후 |
| TGV | transposition of great vessels | 대혈관자리바꿈 |
| VF | ventricular fibrillation | 심실세동 |

| | | |
|---|---|---|
| VHD | valvular heart disease | 판막심질환 |
| VSD | ventricular septal defect | 심실사이막결손 |
| VT | ventricular tachycardia | 심실빠른맥 |
| TS | tricuspid stenosis | 삼첨판막협착 |
| TR | tricupid regurgitation | 삼첨판막역류 |

# 동맥, 정맥 및 모세혈관

## 1. 용어

| 결합형 | | 의 미 |
|---|---|---|
| angio/o, vas/o | 맥관, 혈관 | vessel |
| hemangi/o | 혈관 | blood vessel |
| arteri/o | 동맥 | artery |
| arteriol/o | 세동맥, 소동맥 | arteriole |
| phleb/o. ven/o | 정맥 | vein |
| venul/o | 세정맥, 소정맥 | venule |
| varic/o, cirs/o | 정맥류 | varix |
| sphygm/o | 맥박 | pulse |
| oxy–, ox | 산소 | oxygen |

## 2. 해부학적 용어

**aorta 대동맥** : the main, largest artery of the body.

**artery 동맥** : a vessel through which the blood passes away from the heart to the various parts of the body.

**arteriole 세동맥, 소정맥** : a minute arterial branch.

**vena cava 대정맥** : the largest vein in the body.

**vein 정맥** : a vessel through which blood passes from various organs or parts back to the heart.

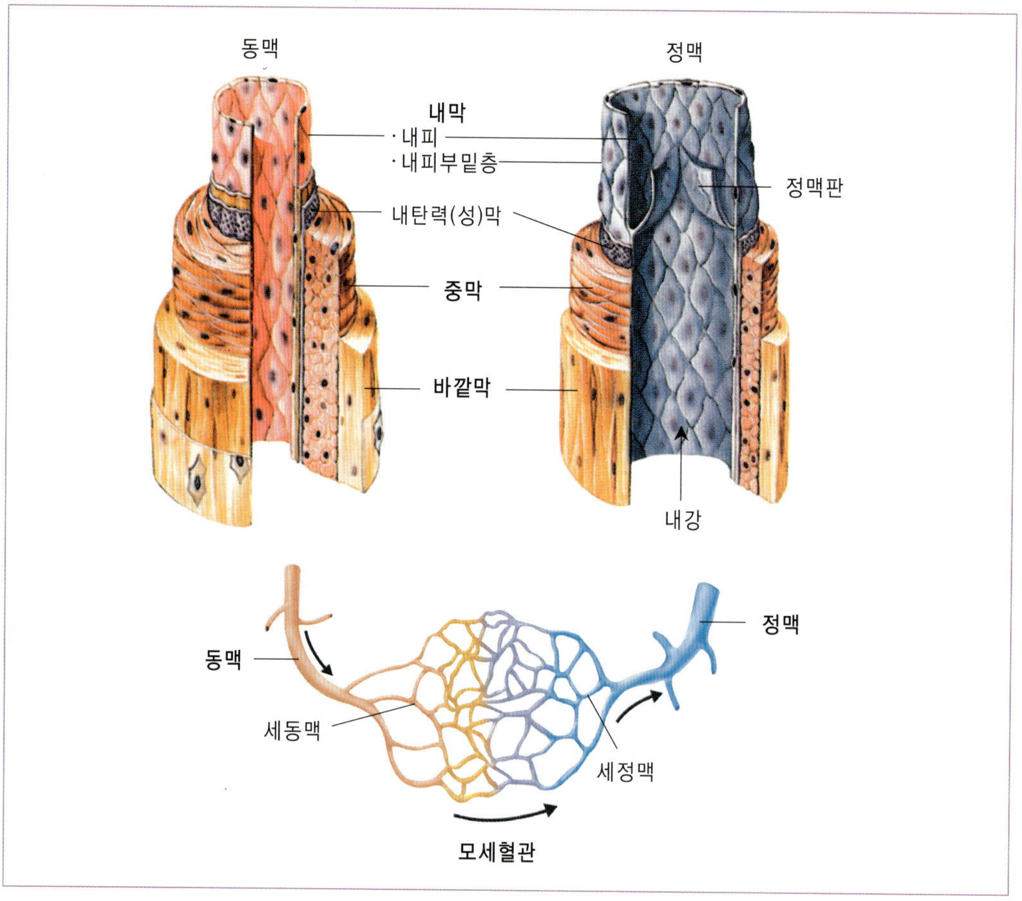


그림 10-9. 혈관

**venule 세정맥, 소정맥 :** a small vein.

**capillary 모세(혈)관 :** the smallest blood vessel and only one epithelial cell.

**structure of vascular wall 혈관 벽 구조**

1) tunica intima 속막 : 내부에 위치.

2) tunica media 중막 : muscle coat.

3) tunica adventitia 바깥막 : outer coat.

# 3. 증상 및 질병 용어

## 1) 증상 용어

**ischemia 허혈** : deficiency of blood in a part.

**angiospasm 혈관연축** : spasmodic contraction of the blood vessel.

**vasoconstriction 혈관수축** : the diminution of the caliber of vessel.

**vasodilation 혈관확장** : dilation of a vessel.

**claudication 절뚝거림, 파행** : a deficient blood supply in exercising muscle.

**rest pain 안정시통증** : a continuous burning pain of the distal portion of the lower limb. 주로 다리의 말단부에 오는 격심한 통증으로 누우면 시작하거나 악화되고, 앉거나 서면 완화되는 것으로 허혈에 기인하는 것으로 보인다.

**acrocyanosis 말단청색증** : persistent, painless, symmetric cyanosis of the extremities, caused by vasospasm of the small vessels of the skin.

**erythromelalgia 홍색팔다리통증** : syndrome of paroxymal vasodilation with burning pain, increased skin temperation, and redness extremities. 주로 사지에 일어나는 질환으로 발작성으로 혈관확장이 일어나며 작열통, 피부온도상승 등이 온다.

**Leriche's syndrome 레리시증후군** : a syndrome caused by obstruction of the terminal aorta, usally occuring in males. 증상으로 운동 시에 요부, 대퇴, 배복부의 피로(fatigue), 넙다리동맥박동의 결여, 하지 창백(pallor) 등이 온다.

**Raynaud's phenomenon 레이노현상, 저허혈현상** : spasm of arterioles, usually in the digits(and nose or ear), with intermittent pallor or cyanosis of the skin. 레이노씨 병에 의해 오는 증상으로 손가락, 발가락, 코나 귀에 간헐적 변색이 오며 심하면 창백해지며 통증이나 경련 등을 동반한다.

**Homan's sign 호만스징후** : discomfort behind the knee on forced dorsiflexion of the foot ; a sign of thrombosis in the veins of the calf. 지라정맥의 혈전증에서 발을 뒤로 강제로 구부리면, 무릎 뒤에 통증 혹은 불쾌감이 나타난다.

## 2) 염증과

**angiitis, vasculitis 맥관염, 혈관염** : inflammation of a vessel.

**aortitis 대동맥염** : inflammation of the aorta.

**arteritis 동맥염** : inflammation of an artery.

**endarteritis 동맥내막염** : inflammation of the tunica intima of an artery.

**periarteritis 동맥주위염** : inflammation of the externa coats of an artery and of the tissue around the artery.

**arteriolitis 세동맥염** : inflammation of the arterioles.

**temporal arteritis 측두동맥염** : a chronic generalized inflammatory disease of the branches of the aortic arch ; found principally in the temporal and occipital arteries.

**thrombophlebitis 혈전정맥염** : inflammation of a vein associated with thrombus formation.

**phlebitis 정맥염** : inflammation of a vein.

**thromboangiitis obliterans, Buerger's disease 폐쇄혈전혈관염** : an inflammatory and obliterative disease of the blood vessels of the extremities. 주로 하지혈관에 생기는 염증성 폐쇄성 질환으로 조직의 허혈에 기인한다.

## 3) 퇴행병 Degenerative disorders

**arteriosclerosis 동맥경화(증)** : thickening and loss of elasticity of arterial walls. 동맥벽이 두터워져서 벽의 탄력성이 소실되는 질환.

**atherosclerosis 죽(상)경화(증)** : atherosclerosis in which deposits of atheroma containing cholesterol, lipoid material.

**embolism 색전증** : the sudden blocking of an artery by a clot or foreign material brought by the blood current. 혈류에 부유하는 혈전이나 이물질이 동맥에 막히는 경우이다.

**hypertension 고혈압** : persistently high arterial blood pressure.

**hypotension 저혈압** : abnormally low blood pressure.

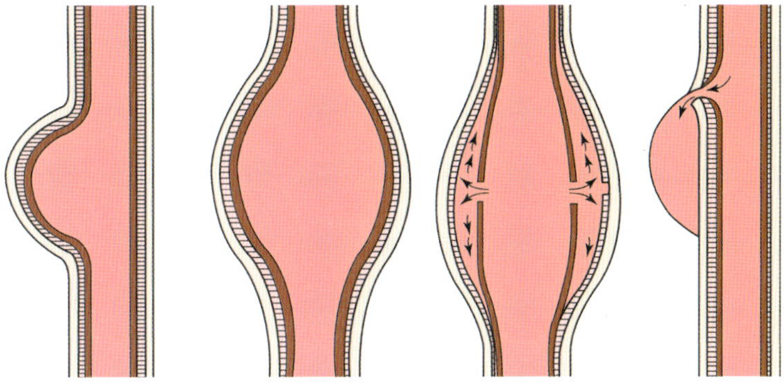


그림 10-10. 동맥자루(동맥류)

**aneurysm 동맥자루, 동맥류** : a sac formed by the dilatation of the wall an artery, a vein, or the heart.

**aortic aneurysm 대동맥자루** : aneurysm of the aorta. 매독(syphilis), 동맥경화에 의해 혈관벽의 저항의 감퇴되어 자루가 발생되며, 호발부위는 가슴대동맥(thoracic aorta), 배대동맥(abdominal aorta)이다.

**varicose vein 정맥류** : elongated, dilated, tortuous veins.

**phlebectasis 정맥확장** : a dilatation of a vein or a varicosity.

**phlebolith 정맥돌** : a calculus or concretion in a vein.

**phlebosclerosis, venosclerosis 정맥경화증** : fibrous thicking of the wall of a vein.

**thrombosis 혈전증** : presence of a thrombus.

**arteriovenous fistula 동정맥샛길** : abnormal communication between an artery and a vein.

## 4) 기타 혈액 및 구조적 이상

**aortic atresia 대동맥판폐쇄(증)** : absence or closure of the aortic root orifice. 대동맥 근부의 결여 · 폐쇄

**arteriomalacia 동맥연화(증)** : abnormal softness of the arterial coats.

**arterionecrosis 동맥괴사** : necrosis of an artery or of arteries. 동맥의 괴사로 위축신(atrophic kidney)에서 나타나기도 한다.

**arteriostenosis 동맥협착** : the narrowing or diminution of the caliber of an artery.

**phlebostenosis 정맥협착** : stenosis or constriction of a vein.

## 4. 치료 및 수술용어

**aneurysmectomy 동맥자루절제** : extripation of an aneurysm by removal of the sac.

**angiostomy 혈관연결(술)** : the operation of making an opening into a blood vessel.

**embolectomy 색전제거(술)** : surgical removal of an embolus from a blood vessel.

**vasodilator 혈관확장제** : causing dilation of the blood vessels.

**vasoconstrictor 혈관수축제** : causing constriction of the blood vessels.

**sympathectomy 교감신경절제(술)** : the transection, resection of some portion of the sympathetic nervous pathways.

**endarterectomy 동맥내막절제(술)** : excision of the thickened, atheromatous turnica intima of an artery.

**percutaneous transluminal angioplasty 피부경유혈관경유혈관성형(술)** : dilatation of a blood vessel by means of a balloon catheter inserted through the skin and into the chosen vessels.

**phlebotomy, venesection 정맥절개** : incision of a vein.

**phleborrhaphy 정맥봉합(술)** : the suturing of a vein.

**thrombectomy 혈전절제(술)** : removal of a thrombus from a blood vessel.

## 5. 약어

| | | |
|---|---|---|
| ACG | angiocardiography | 심장혈관조영(술) |
| AVA | arteriovenous aneurysms | 동정맥자루 |
| AVF | arteriovenous fistula | 동정맥샛길 |
| BT | bleeding time | 출혈시간 |
| CAG | carotid arteriography | 목동맥조영(술) |
| CBC | complete blood count | 온(전체)혈구계산(치) |
| CCA | circumflex coronary artery | 관상휘돌이동맥 |
| CEA | carcinoembryonic antigen | 암배아항원 |
| DVT | deep venous thrombosis | 깊은정맥혈전증 |
| ECG | electrocardiogram | 심전도 |
| HVD | hypertensive vascular disease | 고혈압성 혈관질환 |
| IMA | inferior mesenteric artery | 아래창자간막동맥 |
| IVC | inferior vena cava | 아래대정맥 |
| PTA | percutaneous transluminal angioplasty | 피부경유혈관경유혈관성형(술) |
| SMA | superior mesenteric artery | 위창자간막동맥 |
| SVC | superior vana cava | 위대정맥 |
| TIA | transient ischemic attack | 일과성허혈발작 |
| VAG | vertebral angiography | 척추동맥조영(술) |

# 림프계통 Lymphatic System

## 1. 용어

| 결합형 | | 의 미 |
|---|---|---|
| lymph/o | 림프 | lymph |
| lymphangi/o | 림프관 | lymphatic vessel |
| splen/o, lien/o | 지라 | spleen |
| thym/o | 가슴샘 | thymus |
| aden/o | 샘, 선 | gland |
| hist/o, histi/o | 조직 | tissue |

## 2. 해부학적 용어

**lymph 림프** : a transparent, slightly yellow liquid in the lymphatic vessel. 림프는 신체의 모든 부위에 모여 림프계통을 거쳐 혈액으로 돌아간다.

**lymphatic system 림프계통** : consists of the lymphatic vessels, lymphatic capillaries, lymph nodes, and the lymphatic trunk.

**lymphtaic vessels 림프관** : collect lymph from the tissue and carry it to the blood stream. 조직에서 스며 나온 림프는 림프관을 통해 심장에 가까운 정맥에 주입된다.

**lymph nodes 림프절** : any of the accumulations of lymphoid tissue, removing noxious agent, and probably play a role in antibody and lymphocytic production.

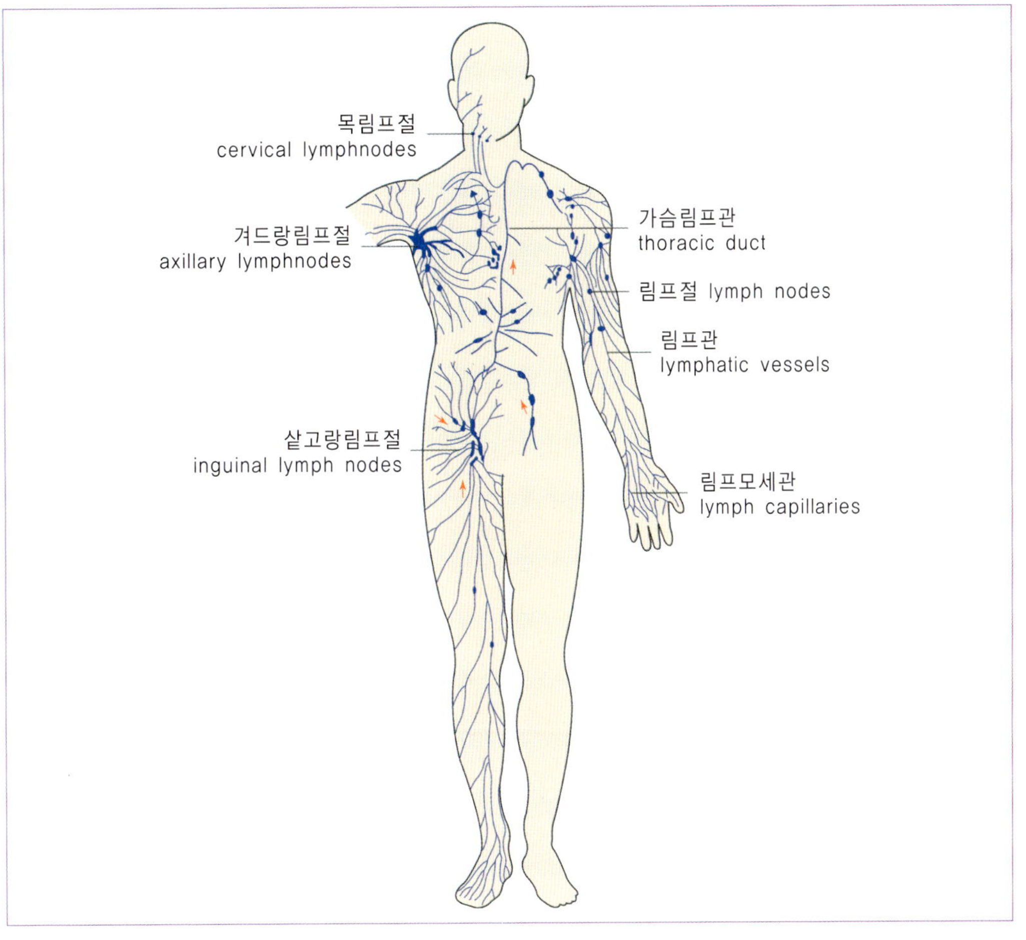


그림 10-11. 림프계통

**thoracic duct 가슴림프관** : a channel for the collection of the lymph from the portions of the body. 좌측 상반신 및 양측 하반신으로부터의 모든 림프관이 모이는 곳이다.

**spleen 지라** : the largest structure in the lymphoid system. 가장 큰 림프기관으로 림프구생산, 적혈구파괴 및 저장, 항체생산, 식작용 등의 작용을 한다.

**thymus 가슴샘** : a lymphoid organ situated in the anterior superior mediastinum. 림프구와 항체생산에 관여한다.

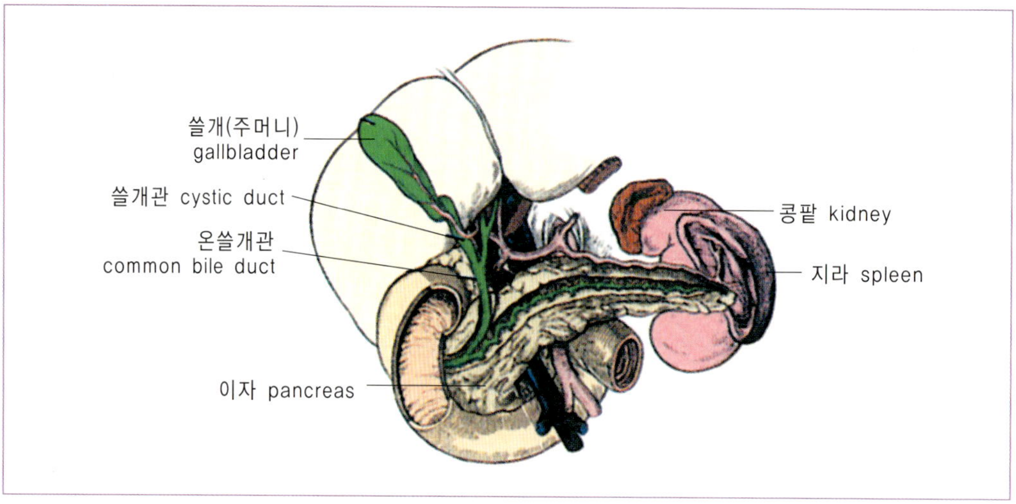


그림 10-12. 지라 및 인접장기

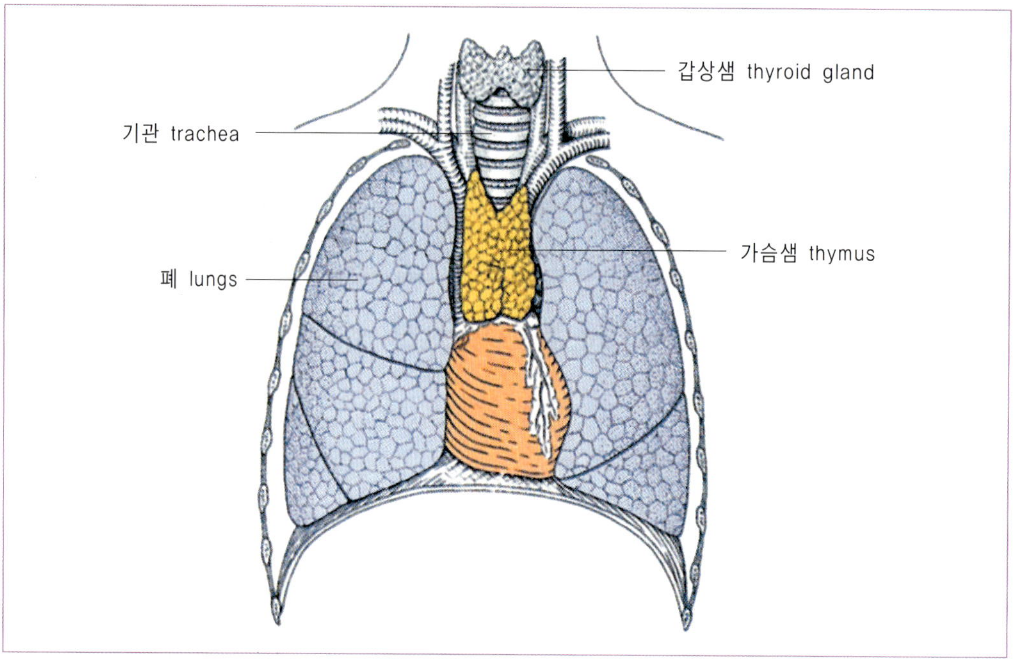


그림 10-13. 가슴샘

# 3. 증상 및 질병 용어

## 1) 증상 용어

**lymphadenopathy 림프절병(증)** : disease of the lymph nodes.

**hypertrophy of lymphatic gland 림프샘비대** : enlargement of lymph gland.

**enlarged lymph nodes 림프절종대** : increase in volume of lymph nodes.

**Pel-Ebstein fever 펠엡스타인열** : a cyclic fever seen in Hodgkin's disease. 호지킨병에서 나타나는 질병으로 며칠간은 정상체온을 유지하나 며칠씩은 불규칙적인 발병을 하는 질병.

**splenomegaly 지라비대** : enlargement of the spleen.

**hepatomegaly 간비대** : enlargement of the liver.

**lymphedema 림프부종** : accumulation of interstitial fluid as a result of stasis of lymph.

**lymphocytopenia 림프구감소(증)** : an acute or chronic reduction in blood lymphocytes.

## 2) 질병 용어

**lymphadenitis 림프절염** : inflammation of lymph nodes.

**lymphangitis 림프관염** : inflammation of a lymphatic vessels.

**lymphangioma 림프관종** : a tumor composed of new-formed lymph spaces.

**Waldenstrom's(primary) macroglobulinemia 발덴스트롬 마크로글로불린혈증** : a rare progressive syndrome of the reticuloendothelial system described by J. Waldenstrom. 그물내피계의 진행성 증후군으로 샘병증(adenopathy), 간비대, 지라비대, 림프구증다증 등을 수반한다.

**lymphocytic leukemia 림프구백혈병** : leukemia associated with hyperplasia and overactivity of the lymphoid tissue.

**malignant lymphoma 악성림프종** : malignant tumor of the lymphoid tissue.

(1) Hodgkin's disease 호지킨병 : malignant tumor characterized by painless, progressive enlargement of the lymph nodes, spleen and general lymphoid tissue.

(2) non Hodgkin's lymphoma 비호지킨림프종 : a heterogeneous group of disease, consisting of neoplastic proliferation of lymphoid cells that disseminate throughout the body.

(3) Burkitt's lymphoma 버킷림프종 : a highly undifferentiated B cell lymphoma. 아프리카 중부에서 유행하는 미분화한 악성림프종이다.

(4) mycosis fungoides 균상식육종 : an common chronic T-cell lymphoma primarily affecting the skin and occasionally internal organs. 피부림프종으로 점차로 림프절과 내부 장기까지 침범되는 질환이다.

## 4. 수술 및 치료 용어

**lymphadenectomy 림프절절제(술)** : surgical excision of one or more lymph nodes.

**lymphadenotomy 림프절절개(술)** : incision of a lymph node.

**lymphangiectomy 림프관절제(술)** : excision of an or more lymphatic vessels.

**splenectomy 지라절제(술)** : excision or extirpation of the spleen.

**bone marrow transplantation 골수이식** : the grafting of bone marrow.

**radiotherapy 방사선치료** : the treatment of disease by ionizing radiation.

1) mantle radiotherapy 맨틀방사선치료 : all lymph node-bearing areas above the diaphragm. 상복부 림프종양 치료에 이용한다.

2) invert Y-shaped technique 역Y자치료 : all lymph node-bearing areas below the diaphragm. 하복부 림프종양 치료에 이용된다.

**immunosuppressive drug 면역차단제** : an agent that induces immunosuppression.

**(blood) transfusion 수혈** : the introduction of whole blood or blood component directly into the blood stream.

**hemostasis 지혈** : the arrest of bleeding by surgical means. 탄력붕대(elastic bandage) 등으로 지혈한다.

## 5. 임상검사

**blood count 혈구계산** : determination of the number of formed elements in a measured volume of blood, usually a cubic millimeter(as red blood cell, white blood cell, or platelet count). 일정의 혈액량 $1mm^3$ 중 유형성분수(적혈구, 백혈구, 혈소판수)의 측정.

**hemoglobin test 헤모글로빈시험.**

**hematocrit 적혈구용적률, 헤마토크리트** : measurement of the volume percentage of erythrocytes in whole blood.

**Schilling test 실링검사** : test for gastrointestinal absorption of vitamin B12.

**prothrombin test 프로트롬빈시험** : a test for prothrombin based on clotting time.

**bone marrow puncture and biopsy 골수천자와 생검** : 복장뼈(sternum)이나 엉덩뼈(ilium) 등의 뼈에 천자하여 골수에 주사침을 삽입해 골수를 흡인하여 질병을 진단하는데, 특히 골수의 조혈상태 관찰과 말초혈액과의 비교로 혈액진단 등에 이용된다.

**lymphangiography 림프관조영(술)** : roentgenography of the lymphatic vessels following the injection of contrast medium.

**electrocardiography 심전도법** : the marking of graphic records of the variations in electrical potential caused by electrical activity of the heart muscle. 심박동과 관련되어 나타나는 전위를 신체표면에서 도형으로 기록한 것이다.

**serum enzyme tests 혈청효소검사**

**prothrombin time measurement 프로트롬빈 시간측정** : measurement the time required for clot formation after thromboplastin and calcium have been added to blood plasma. 환자의 혈장에 조직추출액(thromboplastin)을 첨가하여 응고형성을 측정하는 검사법.

**venous pressure 정맥압(측정)** : the blood pressure in a vein, usually utilized to reflect filling pressure to the venticle.

**echocardiography 심(장)초음파검사** : a method of graphically recording the position and motion of the heart wall or internal structures by the ultrasonic waves.

**cardiac catheterization 심장도관삽입** : passage of a small catheter through a vein in an arm or leg or the neck and into the heart.

**angiocardiography 심장혈관조영(술)** : roentgenography of the heart and great vessels after introduction of contrast into a blood vessel.

**coronary arteriography 관상동맥조영(술)** : roentgenography of arteries after injection of contrast material into the coronary artery.

**chest radiography 가슴촬영** : a projection of the thoracic viscera shows the lungs, trachea, aorta, pulmonary regions.

**abdominal aortography 배대동맥조영(술)** : roentgenography of arteries after injection of contrast material into the abdominal aorta. 간동맥(hepatic artery), 지라동맥(splenic artery), 콩팥동맥(renal artery), 위창자간막동맥(superior mesenteric artery), 아래창자간막동맥(inferior mesenteric artery) 등이 나타난다.

## 6. 약어

| | | |
|---|---|---|
| AB | antibody | 항체 |
| ABO | A, B, O, AB type of blood | 혈액형 A, B, O, AB형 |
| AIDS | acquired immunodeficiency syndrome | 후천면역결핍증후군 |
| Ag | antigen | 항원 |
| ALL | acute lymphatic leukemia | 급성 림프성 백혈병 |
| ATG | antithymocyte globulin | 항가슴샘세포 글로부린 |
| CBC | complete blood count | 온(전체)혈구계산(치) |
| CML | chronic myelogenous leukemia | 만성골수성 백혈병 |
| CMV | cytomegalovirus | 거대세포바이러스 |
| ESR | erythrocyte sedimentation rate | 적혈구침강속도 |
| Hb | hemoglobin | 혈색소, 헤모글로빈 |
| Hct | hematocrit | 적혈구용적률, 헤마토크리트 |
| HIV | human immunodeficiency virus | 사람면역결핍바이러스 |
| MCV | mean red cell volume | 평균적혈구용적 |

| | | |
|---|---|---|
| PRCA | pure red cell aplasia | (진정)적혈구계 무형성(증) |
| PT | prothrombin time | 프로트롬빈시간 |
| PTT | partial thromboplastin time | 부분 트롬보플라스틴 시간 |
| PV | polycythemia vera | 진성 적혈구증가(증) |
| RBC | red blood cell | 적혈구 |
| WBC | white blood cell | 백혈구 |

# 11장
# 신경계통 Nervous System

신경계통은 신체의 내부와 외부의 자극과 변화를 받아들이고 반응하도록 하는 기능을 수행하는 계통으로서, 중추신경계통(central nervous system)과 말초신경계통(peripheral nervous system)로 구분하며, 중추신경계통은 뇌와 척수로 말초신경계통은 중추신경계통과 근육, 피부, 샘 등의 각종 기관을 연결하는 부분이다.

## 1. 용어

| 결합형 | 의 미 | |
|---|---|---|
| neur/o | 신경 | nerve |
| cerebr/o | 뇌, 대뇌 | brain, cerebrum |
| encephal/o | 뇌 | brain |
| cerebell/o | 소뇌 | cerebellum |
| myel/o | 척수 | spinal cord |
| mening(i)/o | 수막, 뇌(척수)막 | meninges |
| pont/o | 다리뇌, 교뇌 | pons |
| gyr/o | 이랑, 뇌이랑, 회 | gyrus |
| chord/o | 끈, 줄, 삭, 대 | cord, chord |
| dur/o | 경(질)막 | dura, dura mater |
| arachn/o | 거미막, 지주막 | arachnoid membrane |
| ganglio(n)/o | 신경절 | ganglion |

| | | |
|---|---|---|
| gli/o | (신경)아교세포, 교세포 | glia |
| thalam/o | 시상 | thalamus |
| ventricul/o | 실, 뇌실 | ventricle of the brain |
| poli/o | 회(색)질 | gray matter |
| plex/o | 얼기, 망, 총 | plexus, network |
| −glia | 신경아교, 신경교 | neuroglia, glia |
| −ache, −algia, −odynia, alge(si)−, −alg(i)o− | 통증 | pain |
| −paresis | (신경)부전마비 | incomplete paralysis |
| −plegia | (신경)마비 | paralysis |

## 2. 해부학적 용어

### 1) 중추신경계통

#### (1) 뇌

**cerebrum 대뇌** : the main portion of the brain, occupying the upper part of the cranial cavity. 머리안의 상부에 위치한 뇌의 가장 많은 부분을 차지하며, 끝뇌(telencephalon), 사이뇌(diencephalon), 중(간)뇌(midbrain)로 구성된다.

**cerebellum 소뇌** : the part of the metencephalon that occupies the posterior cranial fossa behind the brain stem. 뇌줄기 뒤의 후두덮개와부에 있는 후뇌 부분이다.

**brain stem 뇌줄기, 뇌간** : the stemlike portion of the brain connecting the cerebral hemispheres with the spinal cord and comprising the pons, medulla oblongata, and midbrain. 다리뇌, 숨뇌 및 중뇌로 이루어진 뇌의 중추 부분으로 대뇌반구와 척수와 소뇌를 연결시킨다.

**pons 다리뇌, 교뇌** : the part lying between the medulla oblongata and the midbrain.

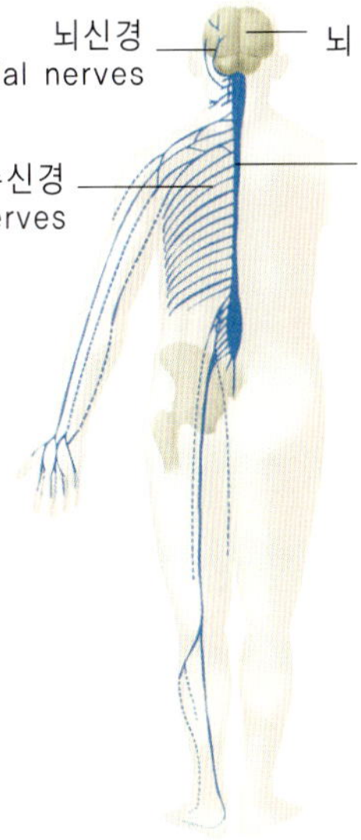


그림 11-1. 뇌와 척수로 된 중추신경계통

**medulla oblongata 숨뇌, 연수** : nerve tissue continous above with the pons and below with the spinal cord. 뇌의 종단부를 이루며, 다리뇌와 척수를 연결하는 신경조직.

**diencephalon 사이뇌** : the part between the midbrain and the cerebrum. 주요부로 시상, 시상상부, 시상후부 및 시상하부가 있다.

**thalamus 시상** : the middle and larger portion of the diencephalon.

**hypothalamus 시상하부** : the portion of the diencephalon which forms the floor and part of the lateral wall of the third ventricle. 시상의 하방부에 있으며, 제3뇌실의 바닥 및 측벽이 형성된다.

**cerebral ventricles 뇌실** : the cavities within the brain which are filled with cerebrospinal fluid, including the two lateral, the third, and the fourth ventricles. 뇌 안의 강으로 뇌척수액이 들어있으며, 가쪽뇌실과 제 3, 4 뇌실이 있다.

**cerebrospinal fluid 뇌척수액** : the fluid contained within the four ventricles of the brains, the subarachnoid spaces, and the central canal of the spinal cord. 뇌실계 내의 액체로서, 제4뇌실을 통해 뇌와 척수를 싸는 거미막밑공간으로 순환하여 정맥계에 흡수된다.

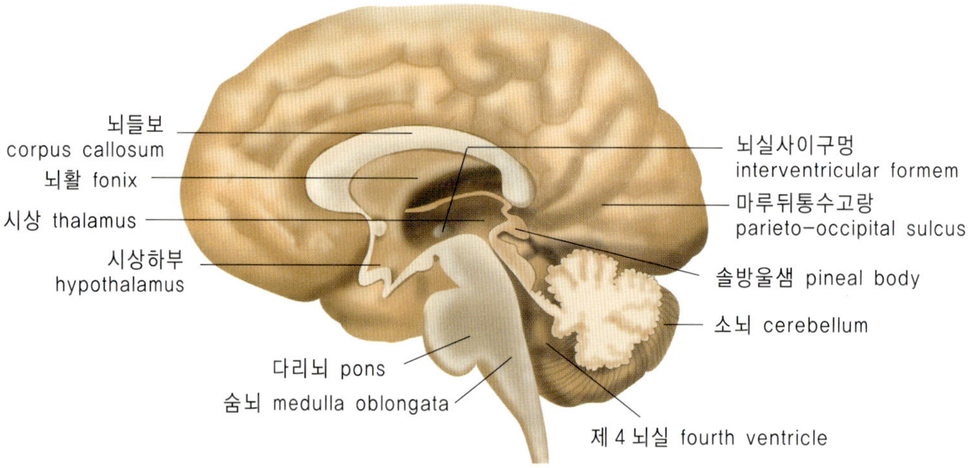


그림 11-2. 뇌줄기와 사이뇌의 구조

## (2) 척수

**spinal cord 척수** : part of the central nervous system which is lodged in the vertebral canal. 척주관 내부에 있는 뇌의 연장 부분으로 경수, 흉수, 요수 및 천수의 4부로 구분되며 각 부분에 신경이 분포한다.

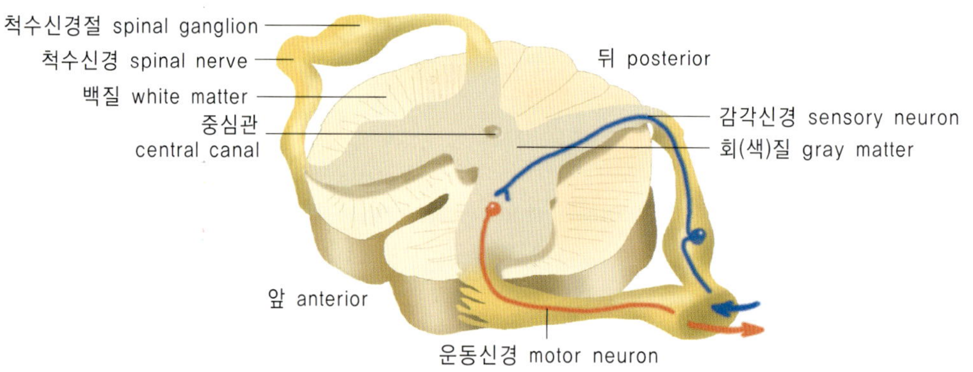


그림 11-3. 척수의 횡단면

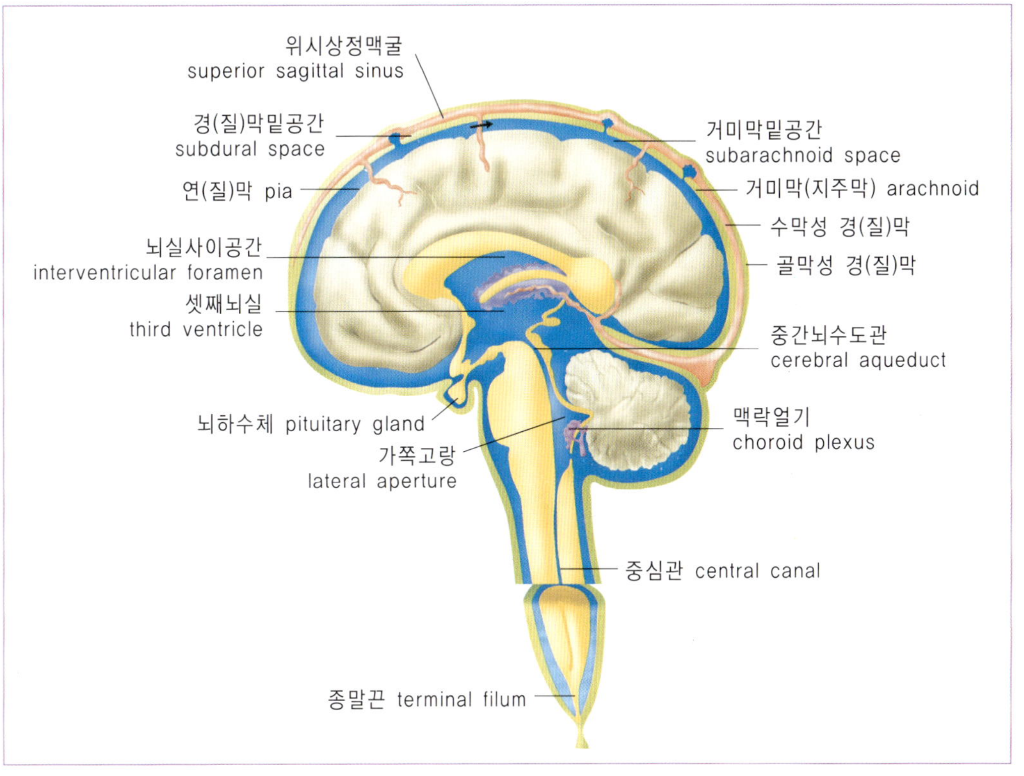


그림 11-4. 뇌막의 관상면

### (3) 뇌(척수)막 Meninges

: the three membranes that envelop the brain and spinal cord.

**dura mater 경(질)막 :** the outermost and fibrous membranes.

**arachnoid membrane 거미막 :** membrane between the dura mater and the pia mater.

**pia mater 연(질)막 :** the innermost of the three membranes.

## 2) 말초신경계통

(1) 뇌신경 Cranial nerves : the twelve pairs of nerves connected with the brain.

(2) 척수신경 Spinal nerves : the thirty-one pairs of nerves arising from the spinal cord.

(3) 자율신경 Autonomic nerves : nerve concerned with regulation of the activity of cardiac muscle, smooth muscle and glands. 심장근육과 민무늬근육 및 샘의 기능을 조절하는데 관여하는 신경으로 교감신경과 부교감신경으로 구분한다.

(4) 기타

ganglion 신경절 : a group of nerve cell bodies located outside of the central nervous system. 말초신경계통의 신경세포의 집단이다.

plexus (신경)얼기 : a network of nerves. 신경의 망상구조를 말한다.

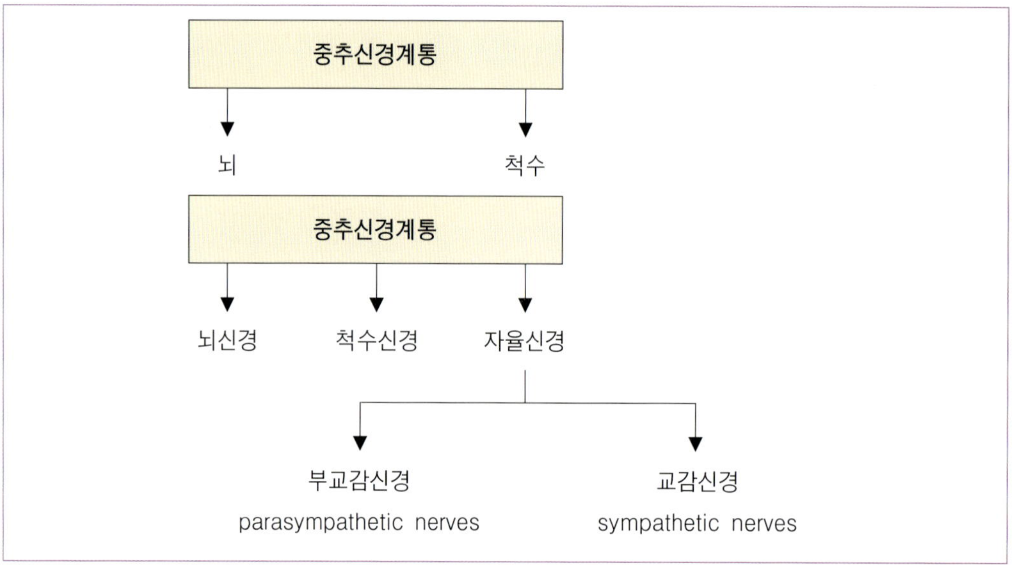


그림 11-5. 신경계통의 구분

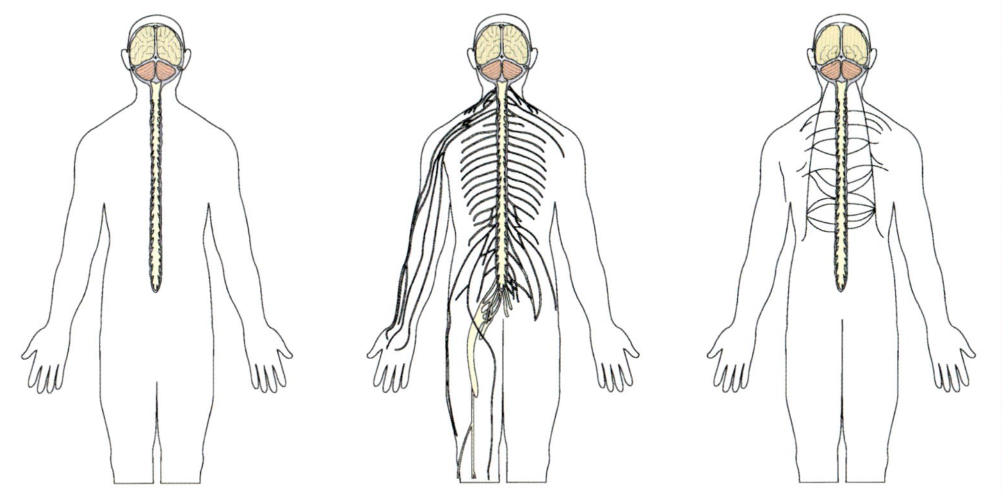


그림 11-6. 신경계통의 구분

### (3) 신경조직

신경계통을 구성하는 신경조직은 신경세포와 신경세포로 구성한다.

**neuron 신경세포, 뉴런** : any of the conducting cells of the nervous system. 신경계통의 흥분을 전도하는 세포.

① nerve cell body **신경세포체** : neuron body composed of a nucleus embedded in cytoplasm. 핵을 포함하고 있는 팽대된 부위이다.

② dendrite 가지돌기 : comprise most of the receptive surface of a neuron. 다른 신경세포로부터의 정보를 받는 것이다.

③ axon 축삭 : that process of a neuron by which impulses travel away from the cell body. 신경자극을 세포체로부터 말단으로 운반해서 다른 신경세포에 전달하는 돌기.

**neuroglia 신경아교** : the supporting structure of nervous tissue. 신경계통존재세포 중 신경세포 이외의 세포를 신경아교세포(neruogliocyte)라 하며, 신경조직의 지지구조물이다.

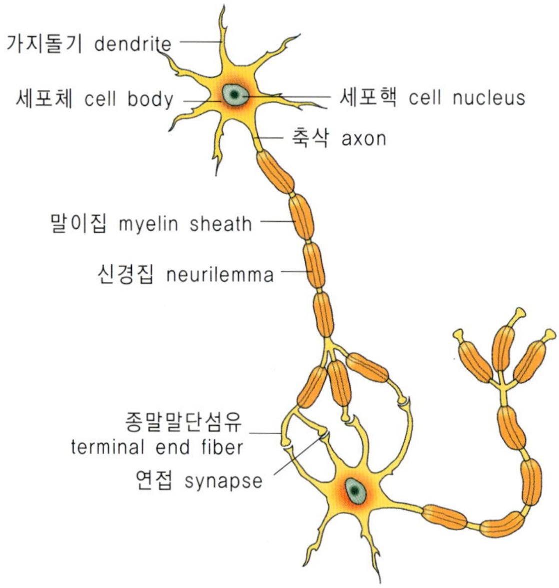


그림 11-7. 신경세포의 부분과 신경 충동의 경로
Parts of a neuron and the pathway of a nervous impulse

# 3. 증상 및 질병 용어

## 1) 증상 용어

**headache 두통** : pain in the head.

**confusion 혼동, 착란** : disturbed orientation in regard time, or person sometimes accompained by disordered consciousness.

**diplopia 복시, 겹보임** : the perception of two images of a single object.

**mydriasis 동공확대** : extreme or morbid dilatation of the pupil.

**hypothermia 체온저하** : a low body temperature. 말초순환장애 등에서 온다.

**ataxia (운동)실조** : failure of muscular coordination ; irregularity of muscular action.

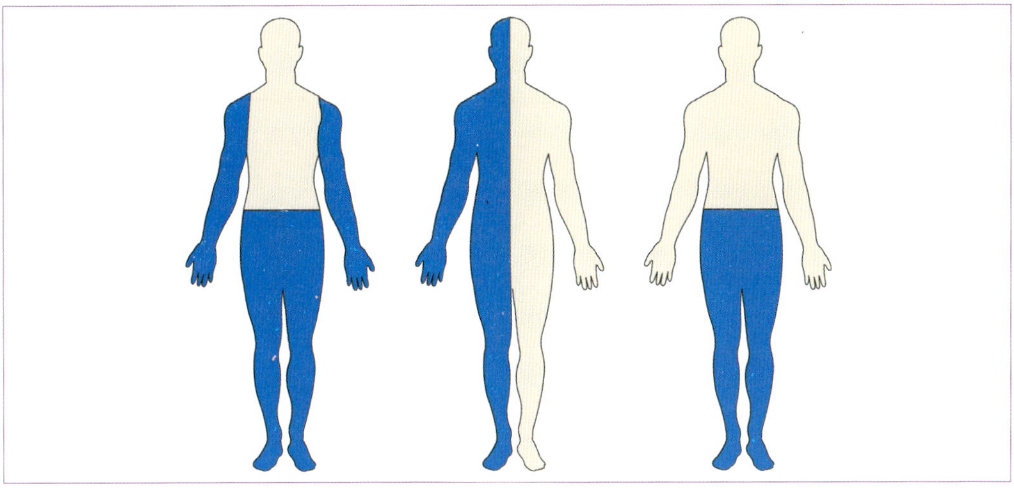

그림 11-8. 마비의 영역
좌측 : 팔다리마비, 중심 : 반신마비, 우측 : 양쪽마비

**aphasia 언어상실(증)** : loss of the power of expression by speech, writing due to injury or disease of the brain centers.

**hemiplegia 반신마비, 반신불수** : paralysis of one side of the body.

**diplegia 양쪽마비** : paralysis of both sides of the body.

**epilepsy 간질** : paroxysmal transient disturbances of brain function that may be manifested as episodic impairment or loss of consciousness. 의식의 순간 적장애나 상실에서 오는 뇌기능의 발작 일과성장애.

**dementia 치매** : permanent loss of mental function.

**coma 혼수** : a state of unconsiousness which the patient cannot be aroused.

**brain death 뇌사** : irreversible brain damage as manifested by absolute unresponsiveness to all stimuli, absence of all muscle activity, including respiration. 모든 뇌반응 소실, 호흡정지, 뇌반사 소실, 자발적 운동정지로 2~24 시간 경과될 경우.

## 2) 감염과 염증

**encephalomyelitis 뇌척수염** : inflammation involving both the brain and the spinal cord.

**encephalitis 뇌염** : inflammation of the brain.

**rabies 광견병** : an acute infectious disease, caused from the bite of a rabid animal. 광견병에 걸린 동물에 물렸을 때 발생하며 광적인 이상한 행동을 한다.

**herpes simplex encephalitis 단순헤르페스뇌염** : a disease caused by herpes virus. 포진바이러스에 의한 뇌염.

**myelitis 척수염** : inflammation of the spinal cord.

**poliomyelitis 회색질척수염, 소아마비** : an acute viral disease, is characterized by involvement of the central nervous and muscular system.

**neuromyelitis 신경척수염** : inflammation of nervous and medullary substance.

**pyencephalus 뇌고름집** : intracerebral encapsulated collection of pus.

**meningitis 수막염** : inflammation of the meninges.

**cerebral meningitis 뇌막염** : inflammation of the meninges of the brain.

**arachnoiditis 거미막염** : inflammation of the arachnoidea.

**neuritis 신경염** : inflammation of a nerve.

**neurosyphilis 신경매독** : syphilis of the central nervous system.

**leprosy, Hansen's disease 나병, 한센병** : a chronic communicable disease, caused by Mycobacterium leprae. 나균에 의해 일어나는 만성전염성 질병으로 피부와 말초신경에 편향성을 가진다.

## 3) 선천성 기형

**anencephaly 무뇌증** : congenital absence of the cranial vault.

**encephalocele 뇌탈출** : hernia of the brain, manifested by protrusion of brain substance. 두개에 결손이 생겨 뇌 일부가 탈출되어 밖으로 돌출하는 현상.

**myelocele 척수탈출증** : protrusion of the substance of the spinal cord through a defect in the bony spinal canal. 신경관 결손이 척추를 침범한 경우로 척수물질이 척추관의 결손부를 통해서 돌출된 것.

**arhinencephaly 후각뇌결여증** : congenital absence of the rhinencephalon.

**Arnod-Chiari malformation 아르놀드-키아르기형** : a congenital anomaly, which protrude down into the spinal canal through the foramen magnum.

**Dandy-Walker deformity 댄디-워커 기형** : congenital hydrocephalus due to obstruction of the foramina of Magendie and Luschka. 중앙부의 마장디공과 측부의 루시카공이 막혀서 발생되는 선천성 물뇌증이다.

**phakomatosis 모종증** : four hereditary syndromes(neurofibromatosis, tuberous sclerosis, encephalotrigeminal angiomatosis, and cerebroretinal angiomatosis) characterized by disseminated hamartomas. 모반이 다발성으로 여러 장기에 침범하는데 특히 중추신경계통과 피부 및 피부밑조직을 침범하며, 유전성 특징을 지니고 있다. 이 중 잘 알려진 질환이 신경섬유종증, 결절성 경화증, 뇌3차신경 혈관종증, 뇌망막 혈관종증 등이다.

**spina bifida 척추갈림증, 이분척추** : anomally characterized by defective closure of the bony encasement of the spinal cord. 척수의 골 폐쇄부전에서 오는 기형으로서, 척수 및 수막이 돌출되기도 한다.

**hydrocephalus 물뇌증** : a condition marked by an accumulation of fluid within the cranial cavity.

## 4) 퇴행성, 뇌혈관 및 외상성 질환

**Alzheimer's disease 알쯔하이머병** : demential of unknown etiology begining at middle age. 중년에서 시작되는 원인불명의 치매로 뇌위축으로 뇌실확장(ventricular dilatation)을 보인다.

**Pakinson's disease 파킨슨병, 진전마비** : 보통 노년기에 발생하며, 흔하게 피질하퇴행성 장애(subcortical degenerative disorder)가 오며, 근육의 쇠약・진전, 빠른 보행 및 특이한 자세 등에서 온다.

**motor neuron disease 운동신경세포병** : any disease of a motor neuron. 퇴행성 변화와 하부 운동신경세포인 척수와 일부 뇌신경에서 나타나는데 근(육)위축, 쇠약, 근육경련이 나타난다.

**cerebral thrombosis 뇌혈전증** : thrombosis of a cerebral vessel, which may result in cerebral infarction.

**cerebral embolism 뇌색전증** : embolism of a cerebral artery.

**cerebral lacunae 뇌공간, 뇌열공** : small areas of cerebral ischemic infarction resulting from occlusion of branches of the middle cerebral, posterior cerebral, and basilar arteries.

**arteriovenous aneurysm 동정맥자루** : a communication between an artery and a vein in which the blood flows directly into a neighboring vein. 외상이나 선천성으로 흔히 생긴다.

**intracerebral hemorrhage 뇌내출혈** : hemorrhage within the cerebrum. 고혈압에 의해 손상받은 관통혈관이 약해져서 터지면서 출혈이 된다.

**subarachnoid hemorrhage 거미막밑출혈** : intracranial hemorrhage into the subrachnoid space.

**aneurysm of the brain 뇌자루** : a small saccular aneurysm of a cerebral artery.

**edema of the brain 뇌부종** : an excessive accumulation of fluid in the brain substance.

**cerebrovascular accident 뇌혈관사고** : a condition with sudden onset caused by acute vascular lesions of the brain.

**brain contusion 뇌타박상** : contusion with loss of consciousness as a result of direct trauma to the head.

**epidural hematoma 경(질)막바깥혈종** : accumulation of blood in the epidural space.

**subdural hematoma 경(질)막밑혈종** : accumulation of blood in the subdural space between the dura and the arachnoid membrane. 혈액이 경(질)막과 거미막 사이 경(질)막밑공간에 고인 것을 말한다.

**cerebral concussion 뇌진탕** : loss of consciousness as the result of a blow to the head. 뇌의 타박에 의한 의식상실.

**multiple sclerosis 다발경화증** : a disease in which there are patches of demyelination throughout the white matter of the central nervous system. 말이집탈락(demyelinating) 질환 중 가장 많은 질병으로 백질, 척수, 시신경 등에 회백의 병변, 즉 판(plaque)이 나타나기도 한다.

## 5) 종양 및 기타

**glioma(신경아)교종** : a tumor composed of tissue which represents neuroglia. 신경아교에 나타나는 종양.

**meningioma 수막종** : usally vascular tumor which occurs mainly along the meninged vessels.

**neuroblastoma 신경모세포종** : sarcoma of nervous system origin, composed chiefly of neuroblasts.

**medulloblastoma 속질모세포종** : a cerebellar tumor composed of undifferentiated neuroepithelial cells.

**chordoma 척삭종** : a malignant tumor arising from the embryonic remains of the notochord. 태생기의 척삭 잔유물에서 발생되는 종양.

**trigeminal neuralgia 삼차신경통** : episodic pain in the area supplied by the trigeminal nerve.

**mental retardation 정신지체, 정신박약** : subnormal general intellectual development, originating during the developmental period.

**herniation of intervertebral disk 추간판탈출** : protrusion of the nucleus pulposus or annulus fibrosis of the disk. 척추 간의 속질핵 또는 섬유륜의 후방 탈출현상으로 신경뿌리를 눌러 통증, 마비를 일으킨다.

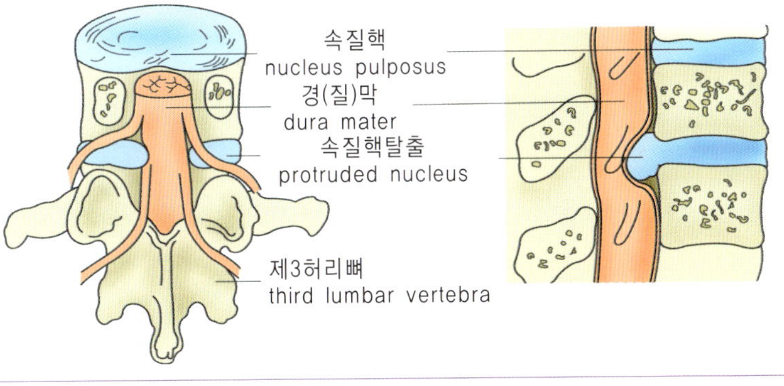


그림 11-9. 정상과 탈출된 속질핵(원판)

## 4. 치료 및 수술용어

**neurectomy 신경절제(술)** : the excision of a part of a nerve.

**ganglionectomy 신경절절제(술)** : excision of a ganglion.

**endarterectomy 동맥내막절제(술)** : excision of the thickened, atheromatous tunica intima of an artery. 비후되고 죽종모양으로 된 동맥내벽의 절제.

**posterior rhizotomy 뒤(척수)신경뿌리절단(술)** : division of the posterior or sensory spinal nerve roots.

**tractotomy 신경로절단** : the operation of serving or incising a nerve tract.

**chordotomy 척수시상로절단(술)** : interruption of the lateral spinothalamic tract of the spinal cord. 척수의 척수시상의 절단.

**thalamotomy 시상파괴(술)** : surgery for the discrete destruction of specific groups of cells within the thalamus.

**gyrectomy 뇌이랑절제(술)** : excision or resection of a cerebral gyrus. 뇌이랑의 절제나 절제

**frontal lobotomy 이마엽절단(술)** : an operation in which the white matter of the frontal lobe is incised.

**craniotomy 머리뼈절개(술)** : surgical opening of the cranium.

**trephination 원형절제(술), 천공(술)** : the operation of trephining. 천공기로 머리뼈를 잘라내는 수(술)로, 혈종(hematoma)과 신생막제거에 이용된다.

**decompression 감압(술)** : relief of pressure on the intracranium or the spinal cord by means of surgery. 뇌압이나 척추압 상승 시 외과적 방법으로 압력을 경감하는 것.

**hyperventilation 과호흡** : a state in which there is an increased amount of air entering the pulmonary alveoli. 수술 중 머리내압 상승 시 흔히 이용된다.

**ventriculoperitoneal shunt 뇌실복강 션트(사잇길)** : a communication between a cerebral ventricles and the peritoneum by means of plastic tubing. 물뇌증(hydrocephalus)의 경감을 위해서 사용한다.

**radiation therapy 방사선치료** : 뇌종양에서 외과적으로 부분적 절제나 수술이 전혀 불가능한 경우 실시한다.

## 5. 임상검사

electroneurography **신경전도검사** : the measurement of the conduction velocity and latency of peripheral nerves.

lumbar puncture **허리(요추)천자** : the tapping of the subarachnoid space in the lumbar region. 대개 제 3허리뼈와 4허리뼈 사이의 거미막하 공간에 척추침(spinal needle)을 천자한다.

cerebrospinal fluid examination **뇌척수액검사** : 두개내종양(intracranial tumor)의 진단에 이용한다.

nerve biopsy **신경생검** : 대부분의 신경병증(neuropathy)에 조직생검으로 탈말이집성 병변 등 구별에 이용되는데, 주로 장딴지신경(sural nerve)에 많이 실시한다.

skull radiography **머리뼈촬영** : 단순머리뼈 촬영으로 머리뼈 자체 또는 머리안(cranial cavity) 내 질환의 의심 시 기본적으로 대부분 실시한다.

cerebral angiography **뇌혈관조영(술)** : radiography of the vascular system of the brain after injection of contrast material into the artery. 목동맥 등으로 카테터 삽입 후 조영제를 주입하여 뇌혈관의 영상을 보는 검사방법.

ventriculography **뇌실조영(술)** : radiography of the head after injection of contrast material into the cerebral ventricles. 뇌실 내에 직접 주사침을 천자한 후 조영제를 주입하여 뇌실 내 종양 등을 진단하기 위한 검사법.

myelography **척수조영(술)** : radiography of the spinal cord after injection of contrast material into the subarachnoid space. 척수(spinal cord)와 신경뿌리(nerve root) 장애 등의 크기와 질병의 정도를 보기 위한 검사법으로 허리뼈(lumbar spine)의 2번째와 3번째에 주사침을 천자한 후 조영제를 주입해 투시촬영하는 검사법으로 주로 추간판탈출 등(herniated intervertebral disc) 환자에서 많이 한다.

computed tomography **컴퓨터단층촬영(술)** : 컴퓨터를 이용해 각 연부조직의 X선흡수계수를 계산하여 이를 영상화한 것으로 뇌척수액, 뇌백질 등이 정확히 나타나며, 뇌출혈, 경색, 종양 등을 정확히 진단할 수 있다.

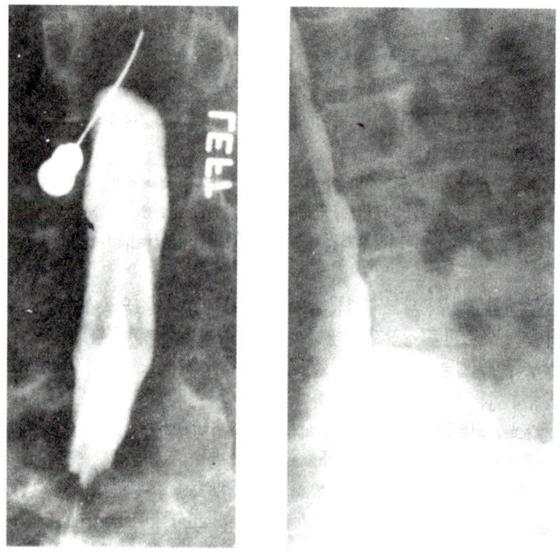


전-후 촬영　　　측면 촬영

그림 11-10. 허리뼈 척수조영(술)

**magnetic resonance imaging 자기공명영상** : 인체 주위에 강한 자장(magnetic field)을 형성하게 한 후 여기에 고주파(radiofrequency)를 발사하여 체내에 수소원자핵의 분포를 영상으로 나타내는 검사법으로 CT보다 우수한 영상을 나타내어 준다.

## 6. 약어

| | | |
|---|---|---|
| AIP | acute intermittent porphyria | 급성 간헐포르피리아증 |
| AVM | arteriovenous malformation | 동정맥기형 |
| CBF | cerebral blood flow | 뇌혈류 |
| CNS | central nerve system | 중추신경계통 |
| CSF | cerebrospinal fluid | 뇌척수액 |
| CVA | cerebrovascular accident | 뇌혈관사고 |
| HIVD | herniation of intervertebral disk | 추간판탈출 |
| EEG | electroencephalography | 뇌파검사 |
| EMG | electromyography | 근전도검사 |

| | | |
|---|---|---|
| ICH | intracerebral hemorrhage | 뇌내출혈 |
| ICP | intracranial pressure | 머릿속내압 |
| LP | lumbar puncture | 허리뼈천자 |
| MRI | magnetic resonance imaging | 자기공명영상 |
| NMU | neuromuscular unit | 신경뿌리단위 |
| NPH | normal pressure hydrocephalus | 정상압물뇌증 |
| ODA | occipitodextra anterior | 후두우측전위 |
| ODP | occipitodextra posterior | 후두우측후위 |
| ODT | occipitodextra transverse | 후두우측횡위 |
| OCA | olivopontocerebellar atrophy | 올리브다리뇌소뇌위축 |
| PEG | pneumoencephalography | 공기뇌조영(술) |
| PVG | pneumoventriculography | 공기뇌실조영(술) |
| TIA | transient ischemic attack | 일과성 허혈발작 |

# 12장 감각계통 Sensory System

## 눈

눈은 안구(eyeball)와 부속기(accessory organs)로 되어 있는데, 그 기능으로는 3개의 감각 즉, 형태각(form sense), 색각(color sense), 광각(light sense)이 중요한 기능을 가진다.

### 1. 용어

| 결합형 | 의 미 | |
|---|---|---|
| ocul/o, ophthalm/o | 눈 | eye |
| opt/o | 눈, 시력 | eye, vision |
| pupill/o, cor/o | 동공 | pupil |
| corne/o, kerat/o | 각막 | cornea |
| choroid/o | 맥락막 | choroid |
| scler/o | 공막, 흰자위막 | sclera |
| retin/o | 망막 | retina |
| irid/o, irid- | 홍채 | iris |
| phak/o, phac/o | 수정체 | crystalline lens |
| cycl/o | 섬모체 | ciliary body of the eye |
| blephar/o | 눈꺼풀, 안검 | eyelid, lid, palpebra |

| | | |
|---|---|---|
| tars/o | 눈꺼풀판, (안)검판 | edge of the eyelid |
| typhl/o | 시각상실 | blindness |
| phot/o, phot- | 광선, 빛 | light |
| chrom/o, chromat/o | 색 | colo(u)r |
| dacry/o, lacrim/o | 눈물, 누액, 눈물관 | tears, lacrimal duct |
| dacryocyst/o | 눈물주머니, 누낭 | lacrimal sac, dacryocyst |
| presby/o | 나이 든 | old age |
| -opsis | 시각 | vision |
| -scope | 진찰, 관찰용 기구 | instrument for examing |

## 2. 해부학적 용어

**eyeball 안구** : the glove or ball of the eye.

**optic nerve 시(각)신경** : the nerve of sight, the cranial nerve that carries impulses from the retina to the brain.

**cornea 각막** : the transparent structure forming the anterior part of the fibrous tunic of the eye. 안구 흰자위의 앞부분으로 빛이 통과하는 투명한 섬유층 부분이다.

**sclera 공막** : the tough white outer coat of the eyeball. 일명 흰자위 부분이며, 결합조직의 흰 막으로 안구를 보호하는 역할을 한다.

**choroid 맥락막** : the thin vascular coat of the eye extending from the retina to the optic nerve. 안구분포 혈관이 통과하는 층이다.

**ciliary body 섬모체** : the thickened part of the vascular tunic of the eye anterior to the retina.

**iris 홍채** : the circular membrane behind the cornea, perforated by the pupil.

**pupil 동공** : the opening at the center of the iris of the eye, through which light enters the eye.

**retina 망막** : the innermost of the three tunics of the eyeball.

**crystalline lens 수정체** : the lens of the eye, constituting part of the refracting mechanism. 눈의 굴절기능을 수행한다.

**vitreous body 유리체** : the transparent gel that fills the inner portion of the eyeball between the lens and the retina. 수정체와 망막 사이의 공간에 있는 무색투명한 젤리모양의 조직으로 안구의 내압을 유지하는 작용이 있다.

**aqueous humor 방수** : the fluid produced in the eye. 전방(anterior chamber)과 후방(posterior chamber)이 있다.

**conjunctiva 결막, 이음막** : the delicate membrane that lines the eyelids and covers the exposed surface of the sclera. 공막의 전면과 눈꺼풀의 후면을 덮는 점막으로 혈관이 많다.

**eyelid 눈꺼풀, 안검** : either of the two movable folds(upper and lower) that protect the anterior surface of the eyeball. 안구와 눈확을 덮고 있는 보호막으로 상·하 두 개가 있다.

**orbit 눈확, 안와** : the bony cavity that contains the eyeball. 뼈로 둘러싸인 공간.

**cilia, eyelashes 속눈썹, 섬모** : the hairs growing on the edges of the eyelids.

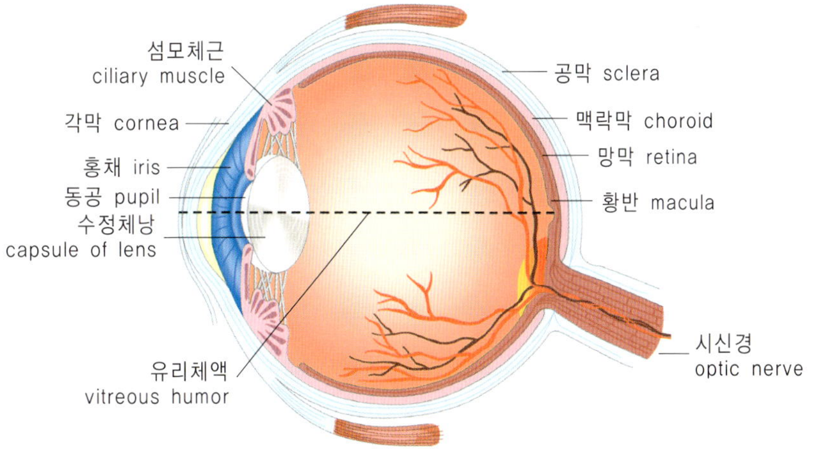


그림 12-1. Eyeball 안구

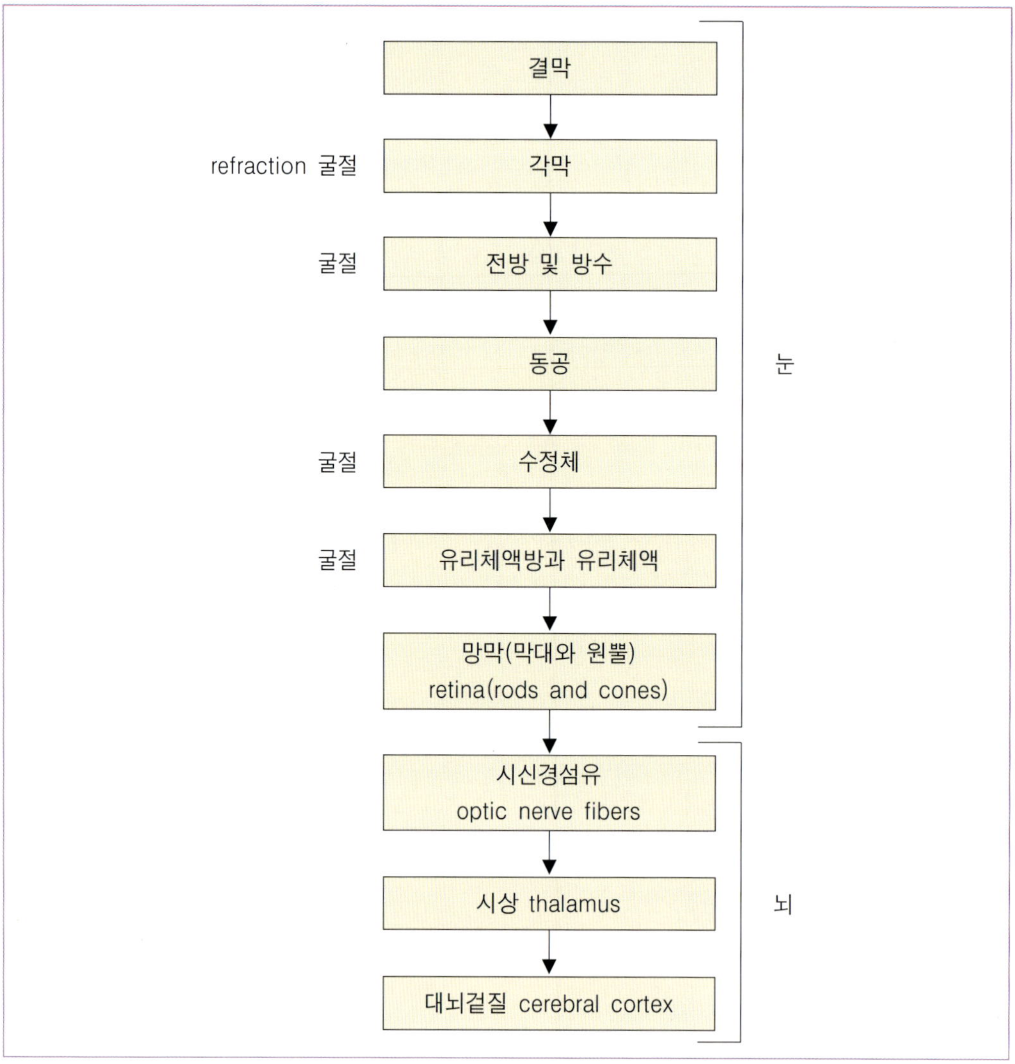


**그림 12-2.** Pathway of light rays 광선의 경로

**canthus 눈구석** : the angle at either end of the fissure between the eyelids. 안쪽눈구석(medial canthus)과 가쪽눈구석(lateral canthus)이 있다.

**extraocular muscles 바깥눈근육** : the six voluntary muscles that move the eyeball.

**lacrimal gland 눈물샘, 누선** : lie at the upper outer angle of the oribit and secrete the tears.

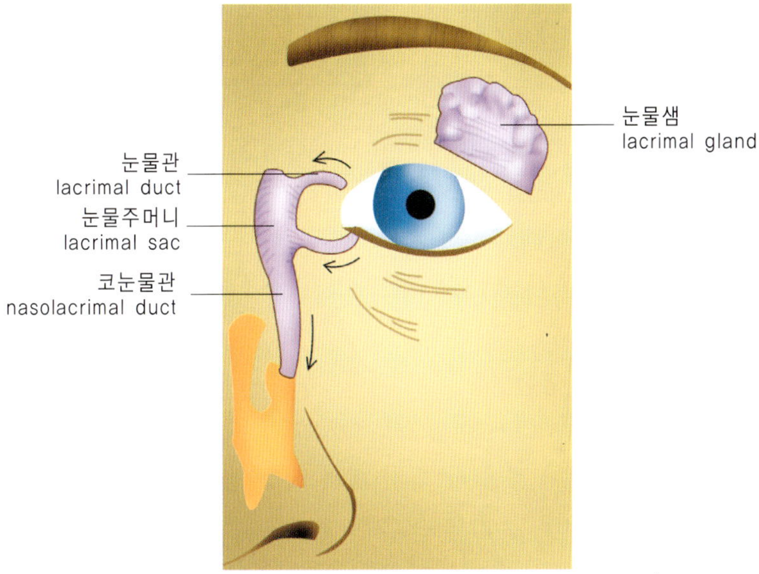


그림 12-3. 눈과 연관된 구조

**lacrimal sac 눈물주머니** : the dilated upper end of the nasolacrimal duct.

**lacrimal duct 눈물관** : the short tube between the lacrimal point and the lacrimal sac.

**nasolacrimal duct 코눈물관** : conveys the tears from the lacrimal sac into the interior nasal meatus.

# 3. 증상 및 질병 용어

## 1) 증상 용어

**foreign body sensation 이물감** : 먼지(dust), 머리카락(capillus) 등의 이물질이 눈에 들어갈 때 느끼며, 눈물이 나게 된다.

**ocular pain 눈통증** : pain in the eye.

**ocular headache 눈두통** : pain in the head occuring around the eye.

**redness, congestion 충혈** : excessive or abnormal accumulation of blood in the eye.

**reduced vision 시력감퇴** : loss of the act or facult of seeing.

**ocular irritation 눈자극** : stimulation of the eye

**itching 가려움** : the condition to scratch or rub the eye. 눈에 알레르기(allergy)가 있을 때 나타나는 전형적인 증상이다.

**fatigue 피로** : a state of increased discomfort and decreased efficiency resulting from excessive exertion.

**epiphora, lacrimation 눈물흘림증, 눈물분비** : abnormal overflow of tears.

**photophobia 눈부심, 수명** : abnormal visual intolerance of light. 눈의 자극(stimulation) 및 염증이 있을 때 흔히 있는 증상이다.

**diplopia, double vision 복시, 겹보임** : the perception of two image of a single object.

**floaters 떠돌이, 부유물** : spots before the eye. 작은 움직이는 점, 즉 눈앞에 혼탁물이 보이는 상태.

**emmetropia 정시안** : normal vision.

**myopia 근시** : nearsightedness. 눈에 들어오는 광선이 망막보다 앞에 맺어지는 현상으로 가까운 거리의 물체를 잘 본다.

**astigmatism 난시** : unequal curvature of the refractive surface of the eye. 광선이 한 점으로 초점되지 않고 두 초점선(focal line)이 생기는 상태이다.

**hyperopia 원시** : farsightedness, a refractive error. 상이 망막 뒤에 맺어지는 현상으로 먼 거리 물체가 더 잘 보인다.

**presbyopia, old sight 노안** : hyperopia and impairment of vision due to advancing years. 연령증가에 따라 나타나는 원시와 시각감소현상으로 수정체의 탄력성 소실로 오는 눈의 조절력 약화현상을 말한다.

**amblyopia 약시** : dimness of vision without detectable organic lesion of the eye. 흔히 타각적 변화를 발견하지 못하는 시력감퇴현상을 말한다.

**blindness 시각상실** : lack or loss of ability to see.

**nyctalopia 밤소경증, 야맹증** : night blindness ; failure of vision at night.

**chemosis 결막부종, 결막부기** : excessive edema of ocular conjuctiva.

**trichiasis 속눈썹증** : condition of ingrowing hairs about an orifice. 속눈썹이 안쪽으로 향하여, 눈을 찔러 결막, 각막에 자극을 준다.

**xeroma 눈마름증** : an abnormally dry condition of the conjuctiva.

**purulent discharge 고름분비물** : an excretion of the pus.

**keratomalacia 각막연화증** : softening of the cornea. 보통 비타민 A 결핍 등에서 생긴다.

**turbidity, opacity 혼탁도** : not clear. 염증이 있으면 각막 등에 회백색, 황색 등의 혼탁이 일어난다.

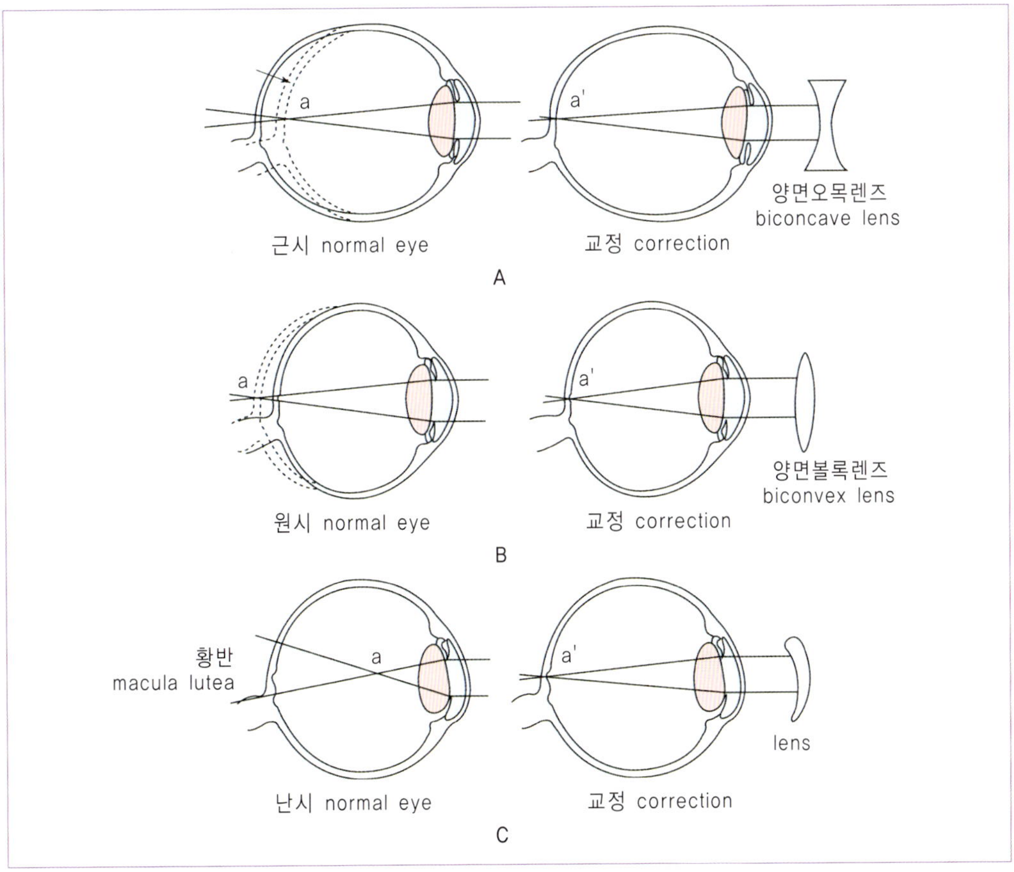


그림 12-4. Ametropia and their correction 굴절이상 및 교정

**hypopyon 앞방축농, 앞방고름** : an accumulation of pus in the anterior chamber of the eye.

**blepharospasm 눈꺼풀연축** : tonic spasm of the oribicularis oculi muscle, producing more or less complete closure of the eyelids. 안륜근의 강직성 경련으로 눈꺼풀이 거의 닫힌 상태.

**keratoleukoma 각막백반** : a dense white opacity of the cornea.

**exophthalmos 눈알돌출** : abnormal protrusion of the eyeball.

**ectropion (눈꺼풀)겉말림, 외반** : the turning outward of an margin of the eyelid

**miosis 축동, 동공수축** : contraction of the pupil.

**photopsia 광시증** : an apearance as of sparks or flashes due to retinal irritation. 망막의 자극에 의해 섬광만이 나타나는 현상.

**chromopsia 착색시(증)** : a visual defect in which colorless object appear to be tinged with color. 무색의 물체가 엷은 색이 있는 것처럼 보이는 현상.

**metamorphopsia 변시증** : a disturbances of vision in which objects are seen as distorted in space. 물체의 형태가 뒤틀린 것처럼 보이는 시각장애.

**micropsia 작게보임증, 소시증** : objects are seen as smaller than they actually are.

**macropsia 크게보임증, 대시증** : objects are seen as larger than they actually are.

**synechia (홍채)유착** : adhesion, as of the iris to the cornea or to the lens.

**ocular hypertension 안구고혈압** : persistently elevated intraocular pressure.

**nystagmus 눈떨림, 안진** : an involuntary rapid movement of the eyeball which may be horizontal, vertical, rotatory, or mixed.

**mydriasis 동공확대, 산동** : extreme dilatation of the pupil.

**enophthalmos 눈알함몰** : a backword displacement of the eyeball into the orbit.

**anisocoria 동공부등** : in equality of the pupils in diameter.

**squint, strabismus 사시** : deviation of the eye.

**albinism 백색증** : congenital absence of pigment in the eyes and skin. 멜라닌(melanin)색소가 결핍된 상태이다.

**anophthalmos 안구없음증** : complete absence of the eyes.

**achromatopsia 완전색맹** : complete color blindness.

## 2) 질병 용어

**blepharitis 눈꺼풀염** : inflammation of the eyelids.

**hordeolum, stye 다래끼, 맥립종** : a purulent inflammation of sebaceous glands of the eyelids. 눈꺼풀의 피부기름샘, 속눈썹의 지선 및 눈꺼풀판샘(Meibomian gland)에 생기는 급성 고름염증이다.

**blepharoptosia 눈꺼풀처짐** : droping of an upper eyelid due to paralysis. 윗눈꺼풀의 신경마비 등으로 눈꺼풀이 밑으로 쳐진 상태.

**conjuctitvits 결막염** : inflammation of the conjunctiva.

**keratitis 각막염** : inflammation of the cornea.

**scleritis 공막염** : inflammation of the sclera.

**scleral staphyloma 공막포도종** : protrusion of the contents of the eyeball at a point where the sclera has become to thin.

**choroiditis 맥락막염** : inflammation of the choroid.

**ophthalmia, ophthalmitis 눈염증** : inflammation of the eye.

**cataract 백내장** : an opacity of the crystalline lens of the eye. 눈의 수정체의 혼탁.

**concomitant squint 공동사시** : squint by fault insertion of the eye muscles. 흔히 사팔눈은 눈의 편위현상이다.

**glaucoma 녹내장** : eye diseases characterized by an increase in intraocular pressure which cause phathological changes in the optic disk. 안압이 상승되고, 이 때문에 시신경유두의 함몰 및 특수한 시야결손 등의 변화를 일으키는 상태.

**hypertensive retinopathy 고혈압(성) 망막병증** : any noninflammatory disease of the retina associated with malignant hypertension.

**retinal detachment 망막박리** : a condition in which the retina are separated from the choroid.

**optic neuritis 시신경염** : inflammation of the optic nerve.

**optic atrophy 시신경위축** : atrophy of the optic disk. 시신경과 시삭신경섬유의 변성에 기인되는 시신경유두(optic disc)의 위축.

**foreign body 이물** : 각막과 결막의 이물은 눈외상(ocular injury) 중 가장 흔히 나타나며 주로 흙, 모래, 유리조각, 먼지가 들어갈 때 나타난다.

**contusion 타박상, 좌상** : an injury of a part without a break. 안구는 구타에 따라 안구파열(ocular rupture)까지 올 수 있다.

**corneal laceration 각막찢김** : tearing of the cornea. 찢김은 흔히 뾰족한 물체(칼, 가위 등)에 의해 천공(perforation)이 생기기도 한다.

**blepharophimosis 눈꺼풀틈새축소** : abnormal narrowness of the palpebral fissures in the horizontal direction. 선천적 이상으로 눈꺼풀이 수평방향으로 좁아진 것.

**blue sclera 청색공막** : a condition of unusual blueness of the sclera.

**orbital tumor 눈확종양** : tumor occuring in the orbit.

**retinoblastoma 망막모세포종** : a malignant tumor arising from the retina.

**occlusion of the nasolacrimal duct 코눈물관 폐색** : an obstruction of the naso-lacrimal duct.

**dacryocystitis 눈물주머니염** : inflammation of the lacrimal sac.

**dacryoadenitis 눈물샘염** : inflammation of a lacrimal gland.

## 4. 치료 및 수술용어

**keratoplasty, corneal graft 각막이식(술)** : plastic surgery of the cornea.

**keratotomy 각막절개(술)** : surgical incision of the cornea.

**cataract extraction 백내장적출** : the surgical removal of a cataractous lens.

**cryoextraction 냉동적출** : the application of low temperature in the removal of a cataractous lens. 백내장이 된 렌즈(수정체) 절제를 위해 저온(-35도 또는 이하)을 사용한다.

**cataract aspiration 백내장흡인법** : complete removal of a cataract by suction. 굵은 주사침을 이용해 백내장이 된 수정체의 내용물을 완전히 흡인한다.

**iridectomy 홍채절제** : surgical excision of part of the iris.

**goniotomy 앞방각절개(술)** : Barkan's operation for that type of glaucoma. 전방(anterior chamber)의 깊이가 정상인 개방우각녹내장의 수(술)이다.

**operation of retinal detachment 망막박리수술** : 망막하액체(subretinal fluid)를 흡입하고, 열공은 폐쇄시켜, 떨어진 망막이 제자리에 붙게 한다.

**tarsorrhaphy 눈꺼풀봉합(술)** : the operation of suturing of the upper and lower eyelids.

**sclerograft 공막이식** : transplant of the sclera.

**ocular enucleation 안구적출** : removal of the eyeball. 안근(eye muscle)이나 시신경절단 후 시행한다.

**ocular prosthesis 의안** : an artificial substitute for the eyeball.

**diathermy 투과열요법** : heating of the enucleated tissues, as the eletromagnetic radiation, electric currents, or ultrasonic waves. 절제된 조직에 전자파방사선이나 전류 혹은 초음파로 가열하는 시술. 일례로 망막박리 등을 들 수 있다.

**dacryocystectomy 눈물주머니제거(술)** : excision of the wall of the lacrimal sac.

**dacryocystorhinostomy 눈물주머니코안연결(술)** : a communication between the lacrimal sac and the nasal cavity. 코눈물관폐쇄환자에서 실시한다.

**irrigation 세척, 관류** : 식염수(saline)나 붕산수(boric acid solution)를 사용, 분비물의 제거, 소독(disinfection), 멸균(sterilization), 진통 및 이물제거를 위해 실시한다.

**ocular massage 안구마사지** : 다소 안구를 누르면서 실시하는데, 국소의 순환이 좋아지며, 녹내장에서는 안(내)압(intraocular pressure)이 저하되기도 한다.

**compress 찜질** : a pad or bolster of folded linen or other material applied with pressure. 특히 찬찜질이 외안부의 감염이나 외상 시 부종 및 삼출물을 현저히 감소시켜 준다.

**eye drops 점안약** : a medicated solution to be droped into the conjunctival sac. 결막낭에 떨어뜨리는 용액.

# 5. 임상검사 및 기타

## 1) 이학적 검사, 진찰 Physical examination

**eversion examination (눈꺼풀)뒤집힘, 외번법** : a turning outward the lid. 눈꺼풀을 뒤집어보는 시(술)로 이물이 있을 때 시행된다.

**tonometry 안압측정법** : the measurement of intraocular pressure. 안압계(tonometer) 등을 이용하는데, 녹내장(glaucoma)의 조기발견 등에 이용된다.

**ophthalmoscopy 검안경검사** : the examination of that interior of the eye with the ophthalmoscope. 검안경(ophthalmoscope)을 사용해 눈 속의 망막, 혈관, 시신경유두(optic disc) 등을 관찰할 수 있다.

**slit lamp biomicroscopy 틈새등생체현미경검사(법)** : examination of the cornea or the lens by a combination of slit lamp and corneal microscope. 틈새등과 각막현미경을 이용해 눈의 앞부분의 질병 특히 각막, 수정체 또는 초기 백내장 등을 자세히 관찰한다.

**ophthalmodynamometry 눈동맥혈압측정** : determination of the retinal arterial pressure. 망막동맥의 혈압을 측정하는 방법으로 망막동맥압으로 뇌동맥의 혈압을 알 수 있다.

## 2) 기능검사 Functional examination

**visual acuity test 시력검사** : measurement of clarity or clearness of the vision. 망막의 황반중심오목(central fovea)의 기능을 평가하는 중심시력의 기능검사이다.

**visual field test 시야검사** : examination about the portion of space which the fixed eye can see. 가리지 않은 한 눈으로 한 점을 주시하여 눈이 볼 수 있는 범위를 검사하는 방법이다.

**color sense test 색각검사** : examination about the distinction of various colors.

**light sense test 광각검사** : examination about the faculty distinguished the intensity of brilliancy. 광의 강도를 구별하는 능력의 검사로 망막의 기능검사이다.

**refractive error test 굴절이상검사** : measurement about the refractive error. 굴절이상 유무를 측정하여 안질환을 알아보는 검사.

**cover-uncover test, cover test 가림-안가림검사시험** : a test for determining the type of phoria. 사시를 측정하기 위한 검사.

## 3) 기타

**Desmarres lid retractor 데마르개검구** : 상·하 눈꺼풀(lid)을 벌려주는 기구.

**perimeter (주변)시야계** : an apparatus for determining the extent of the peripheral visual field on a curved surface. 망막주변의 눈의 기능(function of the eye)측정에 이용한다.

**photometer 광도계** : a device for measuring the intensity of light

**transilluminator 투과조명기** : a device for the passage of light through the eye. 안질환시 눈에 빛을 투과시키는 장치.

**pupillometer 동공측정계** : an instrument for measuring the width or diameter of the pupil.

**contact lens 콘택트렌즈, 접촉렌즈** : a curved shell of glass or plastic applied directly over the globe or cornea to correct refractive errors.

**retinoscope 망막검영기** : an instrument for evaluating and diagnosting refractive errors fo the eyes.

**refractometer 굴절계, 굴절률측정계** : an instrument for measuring the refractive power of the eye.

**keratometer 각막곡률계** : an instrument for measuring the curves of the cornea.

**phorometer 눈위치측정계** : an instrument for ascertaining the degree and kind of heterophoria. 안구의 위치 즉, (안구)사위(heterophoria)검사에 이용되는 기구.

**Maddox rods 마독스소간(小杆)** : a set of parallel cylindrical glass rods used in testing for heterophoria. 사시의 검사에 사용되는 유리간.

**eye glass, spectacles 안경** : a pairs of lenses arranged in a frame holding before the eyes.

**cryoextractor 냉동적출기** : a cryoprobe used in cryoextraction. 백내장이나 수정체탈구 등에서 저온처리장치로 조직을 절제하는데 사용되는 기구.

## 6. 약어

| | | |
|---|---|---|
| COAG | chronic open-angles glaucoma | 만성광우각녹내장 |
| CMVD | cytomegalovirus diopter | 거대세포바이러스디옵터 |
| DCG | dacryocystography | 눈물주머니조영(술) |
| ECCE | extracapsular cataract extraction | 피막외백내장적출(술) |
| EKC | epidemic keratoconjunctivitis | 유행각(막)결막염 |
| Em | emmetropia | 정시(안), 정상 눈 |
| Fc | finger count | 손가락세기(검사) |
| HM | hand movement | 손흔들기(검사) |

| | | |
|---|---|---|
| IDU | idoxuridine | 이독수리딘 |
| JRA | juvenile rheumatoid arthritis | 소아류마티스 관절염 |
| LP | light perception | 빛인지 |
| O | oculus | 눈, 안 |
| OCG | ocular conversion symptom | 눈전환증상 |
| OD | oculus dextra(right eye) | 우안 |
| OHI | ocular hypertension indicator | 안구고혈압지표 |
| OS | oculus sinstra(left eye) | 좌안 |
| PD | prism diopter | 프리즘디옵터 |
| SMD | senile macular degeneration | 노년황반부변성 |
| TRIC | virus trachoma and inclusion conjunctivitis virus | 트라코마봉입체결막염바이러스 |
| V | visus | 시력 |
| VOD, VD | visus oculus dextra | 우안시력 |
| VOS, VS | visus oculus sinstra | 좌안시력 |

# 귀

## 1. 용어

| 결합형 | 의 미 | |
|---|---|---|
| ot/o, aur/o | 귀, 이 | ear |
| acou/o, audi/o | 청각 | hearing |
| tympan/o, myring/o | 고막 | tympanic membrane, eardrum |
| mastoid/o | 꼭지돌기 | mastoid process |
| salping/o | 귀관, 관 | auditory tube, tube |
| meat/o | 길, 도 | meatus |
| son/o | 소리, 음 | sound |
| aer/o | 공기, 기체 | air, gas |

## 2. 해부학적 용어

귀는 청각(hearing)과 평형(equilibrium)운동을 맡아보는 기관으로, 바깥귀, 가운데귀 및 내이의 세 부분으로 구분되어 있다. 이 중 중이와 바깥귀는 소리전달 기능을 하며, 내이는 소리를 대뇌피질에 전달하는 주체기관으로 이들은 서로 연결되어 있다.

### 1) 바깥귀 External ear

바깥귀는 귓바퀴(auricle)와 바깥귀길(external auditory meatus)로 구분된다.

**auricle 귓바퀴** : flap of the ear. 일명 귓바퀴로 음파를 모으는 역할을 한다.

**external auditory meatus, external acoustic meatus 바깥귀길** : the passage of the external ear leading to the tympanic membrane. 바깥귀에서 고막에 이르는 통로

**cerumen 귀지** : the waxlike, secretion found within the external meatus of the ear.

## 2) 가운데 귀 Middle ear

바깥귀길에서 오는 음파를 골진동으로 바꾸어 내이에 전달한다.

**tympanic membrane 고막** : membrane between the external acoustic meatus and the tympanic cavity. 바깥귀길과 고실 사이에 있는 얇은 막

**tympanic cavity 고실** : middle ear. 협의의 중이로서 프리즘형의 공간(cavity)이다.

**auditory ossicles 귓속뼈** : the small bones of the middle ear. 고막에 도달한 음향을 내이에 전달한다.

(1) malleus 망치뼈, 추골 : the largest, outer of the auditory ossicles.

(2) incus 모루뼈, 침골 : the middle protion.

(3) stapes 등자뼈, 등뼈 : the innermost of the auditory ossicles.

**auditory tube, Eustachian tube 귀관, 이관** : the channel communicated between the tympanic cavity and the nasopharynx. 고실과 바깥귀길의 기압을 평등하게 하여 음향의 내이전달을 돕는다.

**mastoid process 꼭지돌기**

**oval window 안뜰창** : an oval opening in the inner ear.

## 3) 속귀 Internal ear

미로(labyrinth)라고도 하는 내이는 관자뼈의 바위부(petrous portion)의 내부 고실의 안쪽에 들어있는 평형청각기의 주요부이다.

**vestibule of ear 귀안뜰** : an oval cavity in the middle of the bony labyrinth.

**cochlea 달팽이** : a spirally wound tube, resembling a small shell.

**semicircular canal 반고리뼈관** : three long canals of the bony labyrinth of the ear(lateral, anterior, and posterior).

**internal acoustic meatus 속귀길** : the tube crossed within the pyramid 바위내를 수평으로 횡단하는 약 1 cm의 관

**acoustic nerve 속귀신경** : 내이신경(internal auditory nerve)이라고도 하며, 지각신경인 안뜰신경(vestibular nerve)과 달팽이신경(cochlear nerve)으로 구성되어 있다.

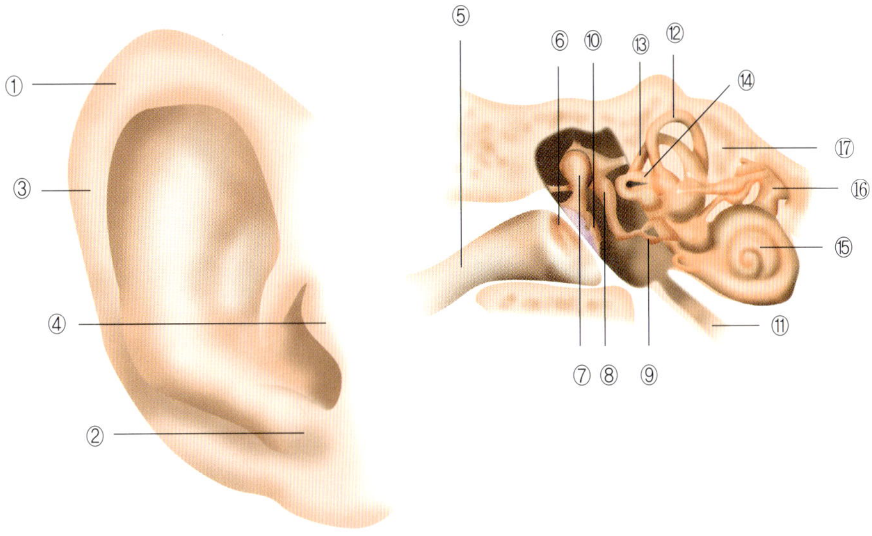


**바깥귀 external ear**

① 귓바퀴 auricle
② 귓불 lobule of aruicle
③ 나선, 귓바퀴 helix
④ 귀구슬 tragus
⑤ 바깥귀길 external acoustic meatus

**가운데 귀 middle ear**

⑥ 고막 tympanic membrane
⑦ 망치뼈 malleus
⑧ 모루뼈 incus
⑨ 등자뼈 stapes
⑩ 고실 tympanic cavity
⑪ 귀관 auditory tube

**속귀 internal ear**

⑫ 앞반고리뼈관 anterior semicircular duct
⑬ 뒤반고리뼈관 posterior semicircular duct
⑭ 가쪽반고리뼈관 lateral semicircular duct
⑮ 달팽이 cochlea
⑯ 안뜰달팽이신경 vestibulocochlear nerve
⑰ 관자뼈의 바위부 petrous part of the temporal bone

그림 12-5. 청각기관 hearing organ

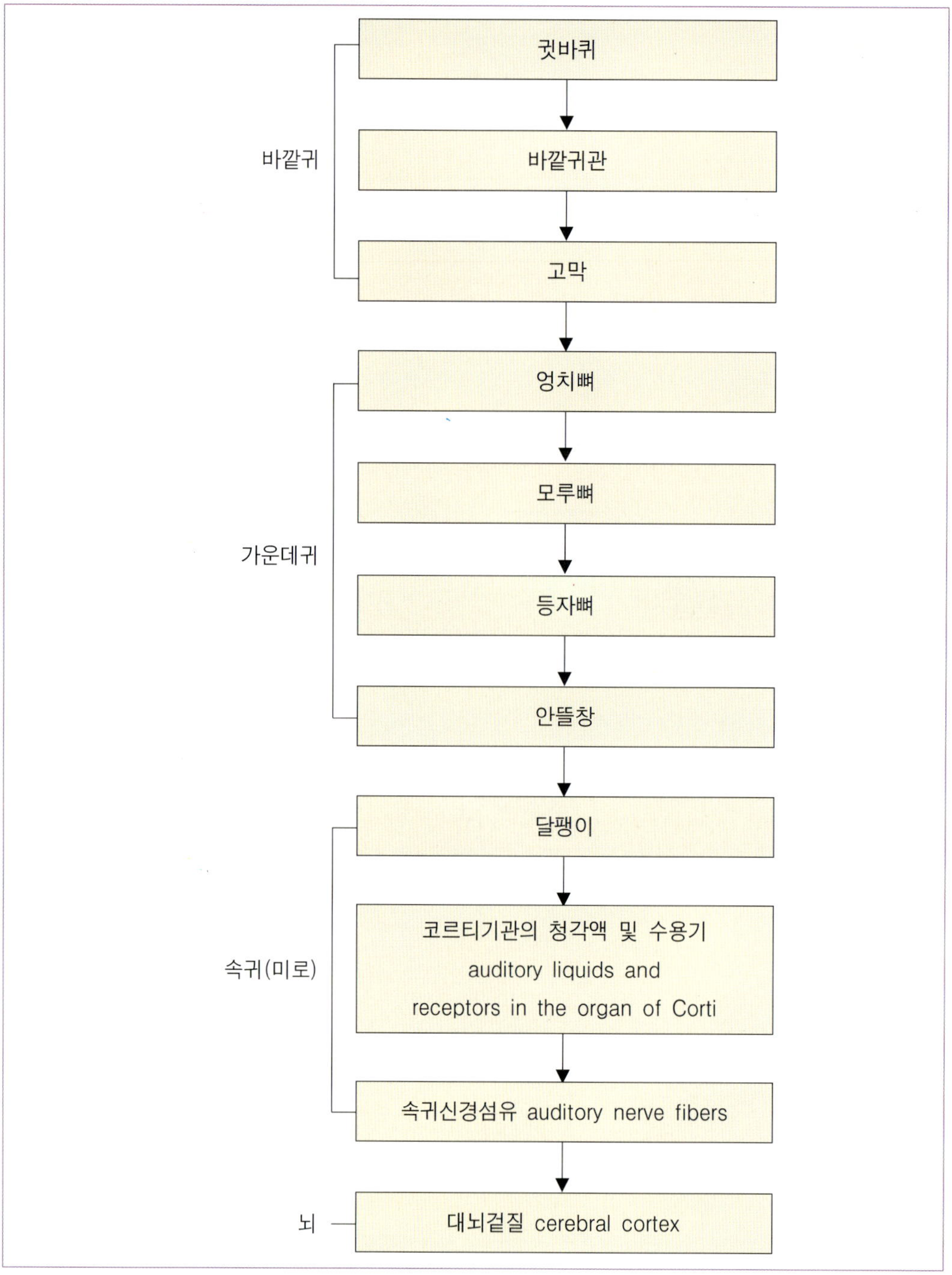


**그림 12-6.** 소리의 진동 경로 pathway of sound vibrations

# 3. 증상 및 질병 용어

## 1) 증상 용어

earache, otalgia **귀통증** : pain in the ear.

hearing disturbance, deafness **청력장애, 난청** : lack of the sense of hearing, or profound hearing loss.

tinnitus, ear-ringing **귀울림, 이명** : a noise in the ears, as ringing.

fullness in the ear **이충만감** : 바깥귀길에 귀지, 이물(foreign body)이 충만 될 때 느껴진다.

dizziness **어지럼** : disturbed sense of relationship to space. 신체 평형감각의 장애상태에서 온다.

autophony **자성강청** : 자기의 발성이 공명(resonance)을 일으켜 이상적으로 강하게 들린다.

otorrhea, ear discharge **귓물, 이루** : a discharge from the ear.

facial paralysis **안면(신경)마비** : paralysis of the facial nerve. 이(귀)질환에 기인한 마비는 주로 가운데귀 질환에 기인할 때가 많다.

## 2) 바깥귀 질환

anotia **귀없음증** : absence of the external ear(s). 심한 난청이 온다.

microtia **작은 귀** : hypoplasia or aplasia of the pinna of the ear. 귓바퀴의 형성부전, 무형성으로 귀가 작은 상태.

othematoma **귀혈종** : a collection of blood, usually clotted, in the ear.

aural atresia **바깥귀길폐쇄** : absence or closure of the external auditory canal.

otitis externa **외이도염, 바깥귀길염** : inflammation of the external auditory canal.

impacted cerumen **귀지떡, 귀지색전** : accumulated cerumen forming a solid mass with in the external auditory canal.

### 3) 가운데귀 질환

**otitis media 중이염** : inflammation of the middle ear.

**cholesteatoma of the middle ear 가운데귀길 진주종** : **cholesteatoma** associated with chronic infection of the middle ear. 만성중이염에서 생기는 회백색광택의 종양성 물질로 외관이 진주와 비슷하다.

**chronic mastoiditis 만성꼭지돌기염** : an chronic inflammation of the mastoid antrum and cells.

**petrositis 바위염** : inflammation of the petrous protion of the temporal bone.

**myringorupture 고막찢김, 고막파열** : forcible tearing of tympanic membrane.

**Eustachian salpingitis 귀관염** : inflammation of the auditory tube.

**aerotitis, aviation otitis 항공중이염** : traumatic inflammation of the middle ear caused by a difference in pressure.

### 4) 내이질환

**labyrinthitis 미로염, 내이염** : inflammation of the labyrinth.

**Meniere's syndrome 메니에르증후군** : 뇌신경계통의 기질적인 병변 및 미로의 고름(suppurative) 질환 없이 어지럼, 귀울림, 감각신경장애, 난청 및 충만감(fullness) 등의 징후가 반복되는 질환.

**sensory neural hearing loss due to drugs 약물에 의한 감각신경성 난청** : 각종 약물중독(drug intoxication)에 의해 감각신경성 난청을 일으키는 것을 말한다.

**presbycusis, senile deafness 노년난청** : a progressive, bilaterally symmetrical perceptive hearing occuring with age. 연령증가에 따라 양측 귀에 일어나는 진행성 청력감퇴현상.

**deaf mutism 농아, 귀머거리무언증** : the absense both of the sense of hearing and of the faculty of speech.

**otosclerosis 귀경화증** : pathological condition of the bony labyrinth of the ear.

### 5) 기타

**acoustic neuroma 속귀신경집종** : benign tumor within the auditory canal arising from the acoustic nerve.

**hematotympanum 혈액고실** : hemorrhagic exudation into the middle ear.

**temproal bone fracture 관자뼈골절** : the breaking of a temporal bone, especially the middle ear.

## 4. 치료 및 수술용어

**myringotomy, tympanotomy 고막절개(술)** : surgical incision of the tympanic membrane.

**stapedectomy 등자뼈절제(술)** : excision of the stapes.

**myringoplasty 고막성형(술)** : surgical restoration of a perforated tympanic membrane by grafting. 외과적으로 고막에 천공된 것을 이식하여 수복하는 것.

**ossiculectomy 귓속뼈절제(술)** : surgical removal of the ossicle(s) of the ear.

**fenestration (내이)창냄술, 천공술** : the surgical creation of a new opening in the labyrinth of the ear. 주로 귀경화증(otosclerosis) 환자에서 청력을 회복하기 위해 시(술)한다.

**myringostapediopexy 고막등자뼈고정(술)** : fixation of the pars tensa of the tympanic membrane to the head of the stapes.

**dry treatment 건조요법** : 과산화수소액으로 바깥귀길의 이루를 닦아낸 다음 붕산말을 살포한다.

**moist treatment 습기요법** : 과산화수소($H_2O_2$)액, 식염수, 알코올 등으로 바깥귀길과 고실 내에 액을 넣은 다음 약 10분 후에 흡인기를 사용해 점조성의 이루(otorrhea)을 제거한다.

**Eustachian curettage 귀관긁어냄(술)** : the removal of growths or other material from the orifice of a eustachian tube, as with a curet. 긁어내는 기구(curet)를 이용해 귀관개구부의 병변을 제거하는 시(술).

**hearing aid 보청기** : 난청이 있고, 평균 청력손실이 30dB 이상인 환자에서 일반적으로 사용한다.

## 5. 임상검사 및 기타

**otoscopy 이경검사** : examination of the ear by the otoscope.

**tubal inflation 귀관통기법** : examination of the aeration in the eustachian tube with ear. 이관인두구로부터 공기를 넣어서 이관의 통기도를 검사한다.

**audiometry 청력검사** : measurement of hearing, as by means of an audiometer.

**voice test 음성(언어청각)검사법** : 청력계(audiometer) 출현 이전에 사용된 검사법으로 귀에 대고 말하는 등의 화성어(spoken voice)에 의한 청취거리측정법을 말한다.

**equilibrium function test 평형기능검사법** : 평형장애(equilibrium disturbance)의 자각적 검사로 직선운동(linear movement), 회전운동(rotatory movement) 등에 의한 검사방법이 있다.

**mastoid radiography 꼭지돌기X선촬영** : 꼭지벌집(mastoid air cell)의 공기화(pneumatization), 크기와 바위부의 질병 등을 관찰한다.

**nystagmography 눈떨림검사** : recording the movements of the eyeball in nystagmus. 안구의 눈떨림 질환에서 눈떨림의 방향, 안구속도 등을 전기광학적 방법으로 기록하는 검사법.

**tympanometry 고실측정법** : indirect measurement of the mobility and impedance of the tympanic membrane and ossicles of the middle ear. 가운데귀의 고막과 귓속뼈의 탄성과 임피던스 측정법.

**audiometer 청력계** : an electronic device for the measurement of hearing.

**nystagmograph 눈떨림검사계(안진계)** : an instruments for recording the movements of the eyeball in nystagmus.

**ear speculum, otoscope 이경** : an instrument for exposing the interior of the ear.

## 6. 약어

| | | |
|---|---|---|
| AC | air conduction | 공기전도 |
| AGC | automatic gain control | 자동획득콘트롤 |
| ausc | auscultation | 청진 |
| BRA | brain stem response audiometry | 뇌줄기반응청력검사(법) |
| dB | decibel | 데시벨 |
| DL test | differential limen test | 식별역치시험 |
| EEG | electroencephalography | 뇌파검사 |
| ENG | electronystagmography | 전기눈떨림기록(법) |
| ENT | ear, nose, and throat | 이비인후과 |
| ORL | otorhinolaryngology | 이비인후과학 |
| OTO | otology | 이(귀)과학 |
| PGR | psychogalvanic response | 정신전류반응 |
| SAI | social adequacy index | 사회적성지수 |
| SISI | short increment sensation index | 단시간증가감각지수 |

# 13장 피부계통 Integumentary System

피부계통은 피부와 그에 부속되는 각질기(털, 손톱, 발톱) 및 피부샘(피부기름샘, 땀샘)으로 구성되어 있다. 기능을 보면 보호(protection), 감각(sense), 체온조절, 수분 및 분비물질의 배설기능 등이 있다.

## 1. 용어

| 결합형 | 의 미 | |
|---|---|---|
| cutane/o, derm/o, dermat/o | 피부 | skin |
| onych/o, onych- | 손(발)톱 | nail |
| kerat/o | 각질조직 | horny tissue |
| trich/o, pil/o | 털 | hair |
| lip/o, steat/o, stear/o | 지방 | fat |
| hidr/o | 땀, 발한 | sweat |
| vesic/o | 물집 | blister |
| caus/o | 화상 | burns |
| seb/o | 피지, 피부기름 | sebum, sebaceum |
| syring/o | 관, 샛길 | tube, fistula |
| albin/o, alb/o, leuk/o | 흰(백) | white |
| xer/o | 건조한 | dry |
| hydr/o, hydr- | 물, 수분 | water |

| actin/o | 광선 | light |
|---|---|---|
| top/o | 장소 | place |
| -lysis | 박리, 분리 | detachment, decomposition |

## 2. 해부학적 용어

### 1) 피부

피부(skin)는 표피(epidermis)와 진피(dermis)로 이루어지고, 하층에는 피부밑(지방)조직(subcutaneous tissue)을 갖고 있다.

#### (1) 표피 epidermis

The outermost and nonvascular layer of the skin 피부의 최외층으로 4층으로 구별된다.

① horny layer 각질층 : 표피의 위층이다. ② clear layer 투명층
③ granular layer 과립층 ④ germinative layer 종자층 : 가장 깊은 층

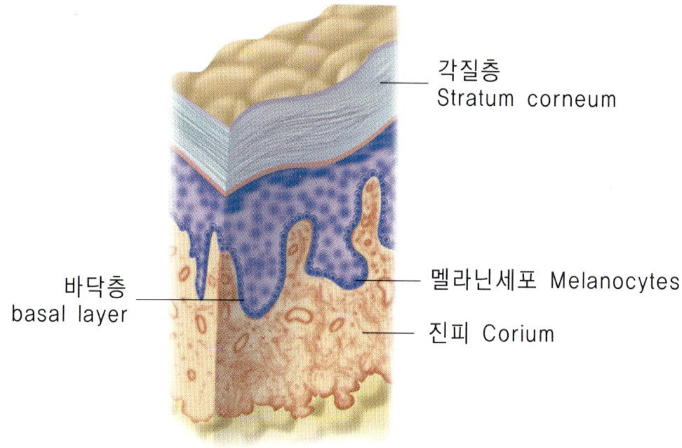


그림 13-1. 표피

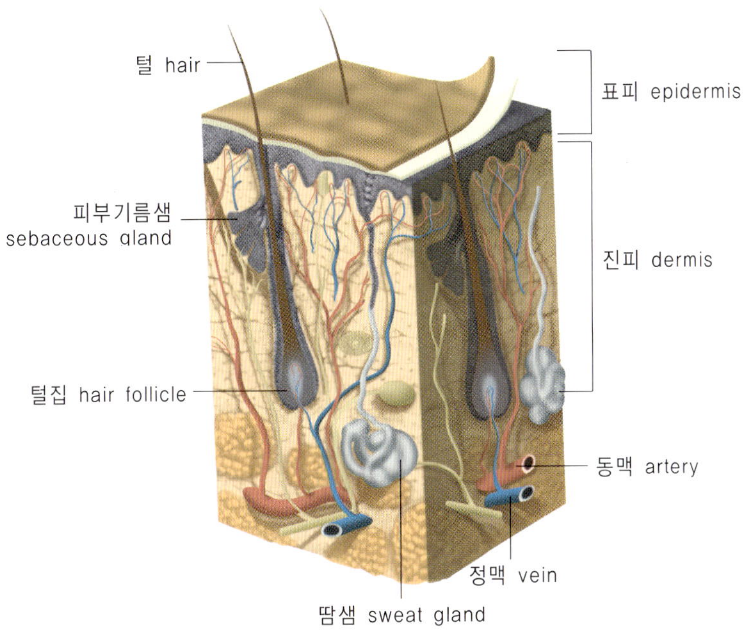


그림 13-2. 피부

### (2) 진피 Dermis, corium

The layer of the skin deep to the epidermis. 혈관이나 신경이 분포되어 있다.

### (3) 피부밑조직 Subcutaneous tissue

The layer of loose connective tissue containing fat.

## 2) 피부 부속물 Appendages of skin

### (1) hair 털, 모발

A long slender filament consisting of keratin.

### (2) nail 손톱, 발톱, 조(갑)

The horny cutaneous plate on the dorsal surface of the distal end of a finger or toe.

### (3) sebaceous gland 피부기름샘, 피지선

Gland of the skin, secreting an oily substance, and situated in the corium.

### (4) sweat gland 땀샘

The glands that secrete sweat and opening by a duct on the surface of the body. 진피나 피부밑조직에 있다.

## 3. 피부병변의 분류

**macula 황반, 반점** : a flat, discolored spot of varied size(〈 10mm) and shape. 피부의 융기나 함몰은 없으며, 홍반(erythema), 자색반(purpura), 색소침착(pigmentation)이 이에 속한다.

**papule 구진** : a solid, elevated lesion usually 〈 10mm in diameter. 직경 1cm 이하의 단단한 융기물.

**nodule 결절, 작은결절** : a palpable, solid lesion, 〉 5 or 10mm in diameter. 구진보다 크고 종양보다 작은(1~2cm) 경계가 명확한 피부의 단단한 융기물.

**vesicle 잔물집, 수포** : a elevated lesion 〈 5mm in diameter containing serous fluid. 맑은 장액으로 가득찬 피부의 작은 융기.

**pustule 고름물집** : a superficial, elevated lesion containing pus.

**bulla, blister (대)물집** : a large vesicle, usually 2cm, or more in diameter.

**wheal 두드러기** : a transient, elevated lesion caused by local edema.

**telangiectasis 모세혈관확장증** : dilated superficial blood vessels.

**erosion 미란, 까짐** : loss of part or all of the epidermis. 표피에 국한되는 조직결손.

**scales 비늘** : heaped-up particles of horny epithelium. 사멸한 표피세포가 떨어져 나간 것을 말한다.

**crust, scab 딱지** : dried serum, blood or pus. 질병으로 생긴 삼출물(exudate)이 마른 것이며, 혈청, 농, 혈액 등이 혼합 구성되어 있다.

**ulcer 궤양** : loss of dermis or subcutaneous fatty tissue. 진피 또는 피부 밑 지방조직에 이르는 조직결손으로 치유 후 흉터를 나타낸다.

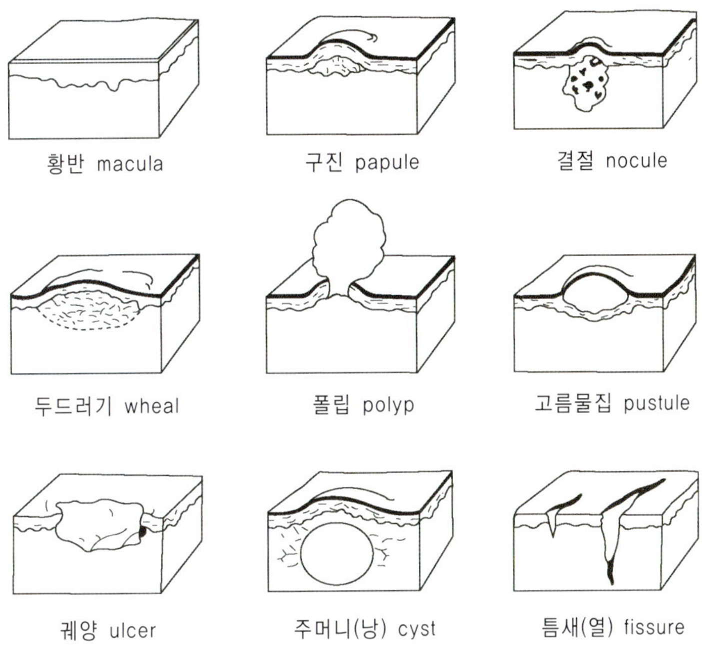


그림 13-3. abnormalities of the skin 피부의 이상

**excoriation 긁은상처** : any superficial loss of substance, caused by scratching, rubbing. 기계적 자극, 특히 긁어서 일어나는 표피의 결손을 말한다.

**lichenification 태선화** : the development of patches of lichen.

**scar, cicatrix 흉터** : the result of hearing after destruction of some of the dermis. 진피나 더 심부가지 도달한 조직결손이 결합조직으로 대치된 것을 말한다.

## 4. 증상 및 질병 용어

### 1) 증상 용어

**pruritus, itching 가려움, 가려움증** : a sensation that the patient instinctively attempts to relieve by scratching.

**tingling 저림, 얼얼한 느낌** : a pricklike thrill caused by striking a nerve.

**anesthesia 마취** : loss of feeling or sensation.

**dander 비듬** : dry scaly material desquamated from the scalp. 두피에서 떨어지는 마른 비늘상의 물질.

**comedo 면포, 여드름집** : a plug of keratin and sebum within the dilated orifice of a hair follicle, containing the bacteria. 피부 분비관에서 색전현상으로 미생물과 케라틴을 포함한 마개가 털집의 확대된 개구부내에 막힌 것.

**alopecia, baldness 탈모(증), 털빠짐증** : partial or complete loss of hair.

**hyperhidrosis 땀과다증, 다한증** : excessive perspiration due to overactivity of the sweat gland.

**anhidrosis 땀없음증** : an abnormal deficiency of sweat.

**hypertrichosis 털과다증** : excessive hair growth in areas usually not hairy.

**erythema 홍반** : redness of the skin produced by congestion of the capillaries. 모세혈관의 울혈에 의해 피부가 붉어지는 상태.

**purpura 자색반** : purplish or brownish red discloloration caused by hemorrhage into the tissues. 조직 내 출혈로 인해 표피에 자색이나 적갈색으로 표피가 착색되는 상태.

**hyperpigmentation 과다색소침착** : abnormally increased pigmentation.

**hypopigmentation 색소침착저하** : a congenital or acquired decrease in melanin production.

**urticaria 두드러기** : a vascular reaction of the skin marked by the transient appearance of smooth, slightly elevated patches. 일시적으로 나타나는 피부의 혈관성 반응.

**necrolysis 괴사용해** : separation of tissue due to necrosis.

**edema 부종** : accumulation of excessive fluid in the subcutaneous tissues.

**xeroderma 피부건조증** : a dry, rough, discolored state of the skin.

**leukoderma 백색피부증** : localized loss of melanin pigmentation of the skin.

**melasma 기미** : dark brown, roughly symmetric patches of pigmentation on the face, occurs mainly during pregnancy.

**petechia 출혈점** : purplish red spot caused by submucous hemorrhage.

**pyoderma 고름피부증** : a purulent infection of the skin.

## 2) 유전성 피부질환 Hereditary dermatoses

ichthyosis **비늘증** : skin disorders due to hypertrophy of scaliness. 어류의 비늘 모양의 각화현상을 보이는 질환군을 말한다.

keratosis pilaris **털각화증** : hyperkeratosis limited to the hair follicles.

porokeratosis **땀구멍각화증** : disease of the skin, usually of the hand and feets, characterized by hypertrophy of the horny layer about the ducts of the sweat glands. 보통 손과 발에 생기는 피부병으로 땀샘 주위의 각질층의 비후를 특징으로 한다.

keratosis follicularis, darier's disease **털집각화증** : itching crusting, verrucous papular growths. 가렵고 딱지(딱지)를 동반한 사마귀 모양의 구진을 말한다.

bullous epidermolysis **물집 표피박리** : disease of the skin, marked by the development of bulla and vesicles. 물집과 잔물집의 발생을 특징으로 하는 피부의 질병.

tuberous sclerosis **결절성 경화증** : 복합적인 신경피부증후군으로 간질(epilepsy), 정신지체(mental retardation), 혈관섬유종(angiofibroma) 등이 증상이다.

albinism **백색증** : congenital absence of pigment in the skin, and eyes, due to absence of defect of tyrosinase, and enzyme.

baldness **대머리** : alopecia, especially absence of hair from the scalp. 사춘기 이후에 발병하며, 남성호르몬의 대사산물에 대한 말단피부의 과민증이다.

## 3) 감염 및 염증성 피부염

herpes simplex **단순포진** : an acute viral disease marked by the erythema and vesicles. 홍반과 잔물집을 나타내는 급성 바이러스감염증.

herpes zoster **대상포진** : acute inflammatory disease caused by the virus of chickenpox. 수두바이러스 감염에 의한 급성 염증성 질환.

warts, verruca **사마귀, 우췌** : an epidermal tumor caused by a papilloma virus. 유두종바이러스에 의한 표피종양으로 손과 손가락에 호발되며, 대개 자연 치유된다.

**syphilis 매독** : a contagious venereal disease leading to many structural and cutaneous lesions. 매독균(Treponema pallidum)에 의해 많은 조직 및 피부병변을 일으키는 전염성 성병.

**dermatitis 피부염** : superficial inflammation of the skin.

**folliculitis 털집염** : inflammation of the follicle.

**cellulitis 세포염** : diffuse inflammation of the soft or connective tissue due to infection.

**impetigo 고름딱지증** : infection of the skin characterized by grouped vesicles or pustules. 전염성, 자가접종성의 피부감염증으로 소아들에서 불결한 손톱으로 인하여 감염이 되기도 한다.

**cutaneous candidiasis, moniliasis 피부칸디다증** : it is usually a superficial infection of the moist cutaneous areas of the body. 표재성 곰팡이(fungus)감염증으로서 신체의 피부와 점막에 생긴다.

**acne 여드름** : an inflammatory disease of the pilosebaceous unit. 모지선 단위의 염증성 질환이다.

**paronychia 손발톱주위염** : an inflammation of the tissue surrouding the nail plate.

**pediculosis 이감염증** : infestation with lice of the family pediculidae. 슬(사람이)과의 이(lice)에서 침입되어 감염된다.

**furuncle 종기** : a painful nodule formed in the skin by the inflammation of the dermis and subcutaneous tissue.

**burns 화상** : a lesion caused by the contact of heat or fire, etc.

(1) superficial burn, first degree burn(1도 화상) : 표피의 각질층까지 침범하며, 홍반(erythema), 약간의 부종(edema)이 있으며, 물집(blister)은 생기지 않는다. 약 1주일 이내에 회복된다.

(2) second degree burn(2도 화상) : 진피와 표피가 침범되며, 물집이 생긴다. 3~4주 이내에 흉터 없이 회복될 수 있다.

(3) third degree burn(3도 화상) : 피부밑조직까지 파괴되며, 조직괴사가 생기며, 흉터가 생긴다.

**athlete's foot 발백선증, 무좀** : a chronic superficial fungal infection of the skin of the foot, especially of that between the toe and on the sole.

**eczema 습진** : a superficial inflammatory process involving primarily the epidermis. 세포간격에 축적된 체액이 병소부에서 삼출하며 궤양(sore)을 일으키는 피부병.

**Tinea versicolor 어루러기, 전풍** : a chronic, noninflammatory and usually symptomless disorder. 다발성 반점(patches)이 색깔 있는 피부에서는 흰색으로 창백한 피부에서는 갈색으로 나타나는 질병.

**ringworm 백선** : a group of fungal disease of the skin of man and domestic animals caused by dermatophytes. 윤상의 색소반 위에 잔물집(vesicle)이나 비늘(scale)이 덮혀 있는 것이 특징이다.

**panniculitis 지방층염** : inflammation of the panniculus apiposus.

**miliaria, prickly heat 땀띠** : a syndrome associated with sweat occuring in the skin.

## 4) 기타 질환

**ephelides 주근깨** : a brownish pigmented spot on the skin due to discrete accumulation of melanin. 황갈색 또는 흑색반점들이 햇볕에 노출되는 부위인 안면부와 사지에 나타난다.

**melasma, chloasma 기미, 흑피종** : a condition in which brown macules occur on the cheeks and forehead. 임신 중이나 피임약 복용 중에 자주 발생되며, 햇볕노출 후에 색소침착이 증가된다.

**psoriasis 건선** : a chronic, hereditary dermatosis, covered by silvery scales on the vivid red macule, papule or plague. 만성유전성 피부병으로 선홍색의 반점이나 구진 위에 은색의 비늘로 보통 머리, 무릎 등에 잘 생긴다.

**scabies 옴** : a contageous skin disease due to the itch mite. 옴좀진드기에 의해 전염되는 피부질환.

**erysipelas 얕은연조직염** : a superficial cellulitis caused by Streptococci. 화농성 연쇄상구균에 의해 접촉전염 되는 표재성 질환.

**keloid 흉터종** : a smooth overgrowth of fibroblastic tissue. 흉터(scar)나 외상부 위에 섬유조직이 지나치게 성장한 것으로 양성종양이다.

**solar keratosis 일광각화증** : any horny growth, such as a wart or callosity, and is caused by excessive exposure to the sun. 빛에 과도로 노출시 발생될 수 있으며, 피부에 사마귀 모양으로 각질조직이 발육이상으로 증식되어 나타난다.

**skin carcinoma 피부암종** : malignant epithelioma of the skin.

**malignant melanoma 악성흑색종** : a malignant tumor of melanocyte origin.

**syringoma 땀관종** : adenoma of sweat glands. 진피에 위치한 에크린관에서 기원한 양성종양이다.

**hemangioma 혈관종** : a benign tumor made up of new-formed blood vessels.

**dermatofibroma 피부섬유종** : a fibrous tumor-like nodule of the dermis.

**xanthoma 황색종** : a papule nodule of a yellow color in the skin due to deposits of lipids. 지방을 함유한 공포성의 조직구(histiocyte) 군집에 의해 이루어진다.

**skin ulcer 피부궤양** : a local, superficial defect, or excavation, of the surface of tissue by the cellular necrosis. 궤양은 세포성 괴사로 인한 표면조직의 표재성 소실로서, 피부궤양은 감염이나 혈액공급장애로 인해 나타난다.

**epidermal cyst 표피낭(종)** : an epithelial cyst of the skin.

**steatoma, sebaceous cyst 지방종, 피지낭** : a fatty mass retained within a sebaceous gland.

## 5. 치료 및 수술용어

**dermabrasion 박피술** : planning of the skin done by mechanical means. 피부의 흉터(scar)나 잔주름 등의 제거를 위해 기계적 수단을 이용해 외과적으로 제거하는 것.

**petrolatum 바셀린, 광유** : an ointment base used as a protective dressing and smoothing application to the skin. 결막, 생식샘점막 등의 건조환자에서 피부보호막으로 이용된다.

**electrolysis 전기분해(법)** : removal of excessive hair from the body using a galvanic electric current. 털과다증(hypertrichosis) 환자 등에서 전류를 이용해 털을 제거하는데 이용한다.

**electrodesiccation 전기건조** : dehydration of tissue by the use of a high freguency electric current. 고주파전류를 사용해 사마귀(warts) 등의 고체조직을 제거하는 방법.

**curettage 긁어냄(술)** : the removal of the cyst wall with a curette.

**debridement 죽은조직제거(술)** : the removal of necrotic tissue from adjacent to a infected lesion until surrounding healthy tissue is exposed. 궤양 등의 괴사조직을 건강조직이 노출될 때까지 제거하는 시술.

**homografts 동종이식** : a graft of tissue between individuals of the same species. 주로 화상환자 등에서 타인의 피부를 채취하여 일시적으로 이식하는 경우.

**cosmetic operation 미용수술** : operation patient's appearance by plastic improved restoration, correction. 특히 얼굴 등을 아름답게 하기 위해 피부조직을 재구성하는 외과적 수술.

**hydrotherapy 물치료법** : remove the topical agent and clean the burned area. 화상환자 등 수분상실이 큰 환자에서 실시한다.

## 6. 임상검사 및 기타

**diascopy 압시경(눌러보개)검사법** : examination with the diascope. 피부를 눌러 혈액순환을 감소시킴으로써 발생되는 피부색조의 변화를 검사한다.

**biopsy 생검** : punch, incision, curette을 이용해 조직을 채취하여 검사하는 방법으로 종양(neoplasm) 등의 구별에 이용된다.

**direct smear for fungus 곰팡이직접도말표본검사** : 병변에서 비늘(scales)을 긁어 용액처리 후 현미경으로 관찰하는 검사로 표재성 곰팡이감염(superficial fungal infection)이 의심 시 시행한다.

**patch test 반, 첩포검사** : 접촉피부염(contact dermatitis)의 원인항원을 규명하기 위한 생체유발 시험.

**Tuberculin test 투베르쿨린 검사** : 피내반응검사로 정제단백질유도체(purified protein derivative)를 주사하여 주사부위의 반응여부를 알기 위한 검사.

**Tzanck test 챙크검사** : 바이러스질환이나 물집성 질환에 이용되는 세포학적 검사.

**immunofluorescence test 면역형광검사** : in diagnosing certain skin diseases using the fluorescent microscopy. 물집성 질환이나 교원질환의 진단에 이용한다.

**phototest 광(선)검사** : 광선과민성 질환 등의 진단에 이용한다.

**Wood's light examination 우드등검사** : 365 nm의 자외선(ultraviolet)파장을 이용해 병변부위에 조사하는 방법으로 두피의 곰팡이감염(fungus infection), 머리백선증(tinea capitis)의 진단에 이용한다.

**dermatome 피부분절, 피부절편기** : an instrument for cutting thin skin slices for skin grafts.

**Wood's light 우드등** : ultraviolet radiation much used in the diagnosis fungus infection.

## 7. 약어

| | | |
|---|---|---|
| ARDS | adult respiratory distress syndrome | 성인호흡곤란증후군 |
| EDG | electroderma(to)gram | 피부전위도 |
| EDN | electrodesiccation | 전기건조 |
| EDV | epidermodysplasia verruciformis | 사마귀표피형성이상 |
| HPV | human papilloma virus | 사람유두종바이러스 |
| IF test | immunofluorescence test | 면역형광검사 |
| LMM | lentigo-malignant melanoma | 악성흑점흑색종 |
| NMM | nodular malignant melanoma | 결절악성흑색종 |
| PABA | paraaminobenzoic acid | 파라아미노벤조산 |
| PPD | purified protein derivative | 정제단백질유도체 |
| PS | plastic surgery | 성형외과 |
| ROM | range of motion | 운동범위 |
| SSM | superficial spreading melanoma | 얕은확산흑색종 |
| TEN | toxic epidermal necrolysis | 독성표피괴사용해 |
| TSS | toxic shock syndrome | 독성쇼크증후군 |
| UV | ultraviolet | 자외선 |

# 14장 정신장애 Psychiatric disorder

정신의학(psychiatry)은 정신장애뿐만 아니라 신체장애로 인한 정신장애도 대상이 되며, 주로 정신병 및 정상과의 사이에 점진적 변화가 있는 신경증적 장애(neurotic disorder), 정신지체(mental retardation), 인격장애(personality disorder) 등에 대해 연구하는 학문이다.

## 1. 용어

| 결합형 | 의 미 | |
|---|---|---|
| psych/o, ment/o, phren- | 정신, 정신력 | mind |
| somat/o, corpor- | 신체 | body |
| neur/o | 신경 | nerve |
| schiz/o | 분열 | division |
| gnos/o | 인식 | knowledge |
| anthrop/o | 사람, 인류 | man, human |
| somni-, somn/o, hypn/o | 잠, 수면 | sleep |
| narc/o | 혼미 | stupor |
| hyster/o | 히스테리 | hysteria |
| physi/o | 생리학, 자연 | physiology, nature |
| -philia | 비정상적 애착 | abnormal fondness |
| -phobia | 공포 | fear |

| | | |
|---|---|---|
| -somnia | 잠, 수면 | sleep |
| -phoria | 감정 | feeling |
| -agra | 급성통증발작 | a seizure of acute pain |
| -lepsy | 발작 | paroxysm |
| -thymia | 정신상태 | condition of mind |
| -mnesia | 기억 | remember |

## 2. 정신의학과 관련된 기초영역 Basic Fields Related With Psychiatry

### 1) 생물과학(영역), Biological science

(1) **신경해부학 Neuroanatomy** : branch of neurology which is concerned with the anatomy of the nervous system.

nerve cell 신경세포 : a neuron, with its processes, collaterals, and terminations. 돌기, 곁가지 및 종말부를 가지고 있는 신경세포로 신경계통의 구조단위(structural unit)라고 볼 수 있다.

peripheral nervous system 말초신경계통 : that portion of the nervous system consisting of the nerves and ganglia outside the brain and spinal cord. 뇌와 척수 이외의 신경 및 신경절로 이루어진 신경계통으로 중추신경계통은 이 신경계통을 통해 입력, 출력을 한다.

central nervous system 중추신경계통 : that portion of the nervous system consisting of the brain and the spinal cord.

(2) **신경화학 Neurochemistry** : that branch of neurology which is concerned with the chemistry of the nervous system.

(3) **유전학 Genetics** : the study of heredity. 유전에 관한 학문으로 세포유전학(cytogenetics), 생화학적 유전학(biochemical genetics) 및 분자유전학(molecular genetics) 등이 있다.

**(4) 유전자 환경 상호작용 Gene-environment interaction**

## 2) 심리과학(영역) Psychological science

**(1) 인지와 지각**

cognition 인지 : that operation of the mind by which we become aware of objects of thought or perception. 사고 혹은 지각의 대상을 인식하는 마음의 작용으로 지각(perception), 사고(thinking), 기억(remembrance), 감각(sense) 등의 심리적 과정이 포함된다.

perception 지각, 인지 : the conscious mental registration of a sensory stimulus. 감각자극의 의식적, 정신적 기록이다.

**(2) 학습이론 Learning theory**

learning 학습 : 어떤 자극에 의해 기존 반응이 새로운 반응으로 변화하는 과정.

**(3) 동기, 정서, 및 공격적 언동**

motive 동기 : any state that affects an individual's goal-directed behavior. 개인의 목표지향성 행동에 영향을 주는 상태를 말한다.

emotion 감정, 정서 : a state of mental excitement. 감정과 생리적 변화(physiological change)가 나타나는 정신적인 흥분상태.

aggressive behavior 공격적 언동 : behavior which leads to self-assertion.

**(4) 생태학 Ecology** : the science of organisms as affected by the factors of their environments. 생물의 환경과의 관계나 생활사에 대해 연구하는 학문이다.

## 3) 사회문화과학(영역) Sociocultural science

**(1) 사회학 Sociology** : the science dealing with social relations and phenomena.

**(2) 인류학 Anthropology** : the science that treats of man, his origins, historical and cultural development, and races. 인류학은 인류의 기원, 역사·문화적 발전 및 인종에 관해 연구하는 문학이다.

**(3) 철학과 실존분석 Philosophy, existential analysis**

## 3. 증상 용어

**mental retardation 정신지체** : subnormal general intellectual development. 지능 발육이 잘 안된 상태로 평균 일반인의 지능보다 낮다.

**dementia 치매** : organic loss of intellectual function. 어떤 이유(뇌 손상)로 정상 평균 지능보다 영구적으로 지능이 저하된 경우이다.

**auditory hallucination 환청** : the hearing of unreal sounds. 존재하지 않는 소리가 들리는 것.

**persecutory delusions 피해망상** : a morbid belief on the part of a patient that he is being injuried by secret enemies. 타인이 자신을 해롭게 할 것이라고 믿는 망상이다.

**grandiose delusions 과대망상** : delusional conviction of one's own importance, power, wealth, ect. 권력, 재산, 또는 자기 자신을 실제보다 더욱 과장되거나 위대한 사람으로 믿는 망상이다.

**amnesia 기억상실증** : lack or loss of memory. 망각이라고도 한다.

**obsession, obsessive idea 강박사고** : 자신의 행동이 잘못된 것을 알고도 계속해서 반복하는 병적인 상태.

**anxiety 불안** : a feeling of uncertainty and fear without apparent stimulus. 명확한 원인이 없는 걱정, 두려움이 앞서는 감정이다.

**automatism, automatic behavior 자동증** : the performance of nonreflex acts without conscious volition. 자신의 의지 없이 남의 요구대로 자동적으로 움직이는 행동.

**euphoria 이상행복감, 다행감** : bodily comfort ; absence of pain, or distress. 신체적 안락, 고통이나 고뇌가 없는 것.

**narcissism 자기애** : self love, which may or may not include genital excitation.

**disorientation 지남력장애, 방향상실** : 주위 환경 중 자기가 서 있는 공간, 시간 및 상대하는 사람을 인지하는 능력을 지남력(orientation)이라 하고, 이것이 상실된 상태이다.

**autism 자폐증** : self-centered tends of thought or behavior. 외부에 간섭을 받지 않으려는 자기중심적인 사고나 행동이 우선인 상태.

**mannerism 타성, 매너리즘** : a stereotyped movement or habit. 어떤 개인에 특유한 상투적인 운동이나 습관.

# 4. 정신 장애

## 1) 정신분열성 장애 Schizophrenic disorders

**schizophrenic disorders 정신분열병** : 주요 정신병(major psychoses)의 하나로서 뇌의 기질적 장애로 인한 혼미(stupor)의 징조없이 사고(thought), 정동(affect), 의지(volition), 운동행위(motor behavior) 등 인격의 측면에서 특이한 와해를 일으키는 병이다.

## 2) 편집성 장애 Paranoid disorders

임상증상에서 피해망상(persecutory delusion)이나 질투 또는 부정망상 또는 부정질투(jealousy or delusion of negation)가 주된 증상이면서 지능과 망상내용에 합당한 감정상태를 유지한다.

## 3) 정동장애 Affective disorders

어떤 기간 우울하거나 들뜨는 기분(mood)의 장애가 주축이 된 일련의 정신장애이다.

**affective psychosis 정동정신병** : the various forms of manic-depressive psychosis, characterized by a severe disorder of mood. 극심한 기분장애, 즉 극도의 우울과 의기양양을 특징으로 하는 조증(mania)과 우울증(depression)의 장애.

**involutional depression 갱년기우울증** : a major affected disorder occuring during involution. 퇴행기에 일어나는 우울증으로 초조(agitation), 불안, 심한 불면증(severe insomnia) 등이 나타난다.

## 4) 인격 장애 Personality disorder(P.D.)

**paranoid P.D. 편집인격장애** : characterized by hypersensitivity, suspicion, excessive self-importance and a tendency to blame others and ascribe evil motives to them. 의심과 자기중심적이고 남을 믿지 않고 책임을 남에게 미루는 등 정서장애를 보인다.

**schizoid P.D. (정신)분열인격장애** : disorder marked by self-consciousness, feelings of isolation, and failure to form close interpersonal relationships. 주요 증상은 사회적 관계 형성능력의 결함이다. 즉 자아의식이 강하고 타인과 고립되는 인격장애이다.

**narcissistic P.D. 자기애성인격장애** : 스스로만 중요하다고 생각한다.

**antisocial P.D. 반사회적인격장애** : disorder marked by a basic lack of socialization, behavior resulting in repeated conflict with society. 타인의 권익을 침해하는 반사회적 행동을 일삼는 장애로 가정과 사회에 큰 물의를 일으킨다.

**dependent P.D. 의존인격장애** : 사소한 일에도 타인의 도움만 바라는 이상인격이다.

**compulsive P.D. 강박인격장애** : disorder characterized by excessive concern with conformity and adherence to rigid standards of conscience. 지나치게 완벽하며 전체적인 양상을 볼 능력이 결여된 인격장애이다.

## 5) 불안장애 Anxiety disorders

**phobic disorder 공포장애** : 특정 대상, 행동, 상황에 대한 불합리한 공포로 인하여 생기는 장애이다.

**agoraphobia 광장공포(증)** : fear of being in a large open space. 집을 떠나 낯선 곳에 가기를 두려워하는 공포장애이다.

**social phobia 사회공포, 대인공포증** : 남들 앞에 나서는 것을 두려워하는 공포장애이다.

**acrophobia 고소공포증** : morbid dread of high places.

## 6) 신체형장애 somatoform disorders

**somatization disorder 신체화장애** : 신체적 증상(physical symptom)을 호소하나 실제는 신체질환이 없고 심리적 요인으로 간주되는 장애이다.

**hypochondriasis 건강염려증, 심기증** : morbid anxiety about one's health. 자신이 중병에 걸렸다고 생각하는 공포를 가진 경우이다.

**conversion disorder 전환장애** : 감각기관이나 수의운동(voluntary movement)의 극적인 기능상실을 주증으로 하는 장애로 과거에는 히스테리(hysteria)라고 하였다.

## 7) 정신성적 장애 Psychosexual disorders

**transsexualism 성전환증, 성도착증** : desire to change one's anatomic sex. 자신의 해부학적인 성에 대한 불편과 느낌 또는 성전환수술 후 반대 성으로 살고 싶은 욕망이 있는 증세이다.

**fetishism 여성물건애** : the adoration of an inanimate object as a symbol of a loved person. 사랑하는 사람의 상징으로 여성의 물건을 성적으로 만족하는 경우이다.

**pedophilia 어린이성애증** : sexual activity of adults with children, as the objects.

**exhibitionism 노출증** : when severe leads to exposure of the genitals, sometimes accompanied by sexual gratification. 자신의 성기를 노출시켜 성적만족을 갖는 것.

**sexual sadism 성적가학증** : sexual perversion in which satisfaction is derived from hurting another. 성적흥분을 위해 타인에게 심신의 괴로움을 주는 행위.

## 8) 수면장애 Sleep disorders

**somnambulism 몽유병** : habitual walking in the sleep.

**insomnia 불면(증)** : inability to sleep.

**narcolepsy 발작수면** : a condition marked by an uncontrollable desire for sleep.

**nightmare 악몽** : a terrifying dream.

## 9) 기타

**epilepsy 간질** : paroxysmal transient disturbances of brain function. 뇌기능의 발작성 일과성 장애로서, 자율신경계통의 혼란이 온다.

**school refusal 학교거부증** : 학령기(7~12세)에 학교에 여러 이유 등으로 가지 않는 경우로, 사람과의 접촉을 피부밑이거나 학교에 대한 공포 등이 원인일 수 있다.

**alcoholic hallucinosis 알코올환각증** : a form of alcoholic psychosis, marked by auditory hallucinations and loose delusions of persecution. 알코올에 의한 정신병으로 환청과 피해망상을 특징으로 한다.

# 5. 치료 용어

**electric shock(convulsive) therapy 전기충격요법** : a form of shock therapy that is most effective in the treatment of depression. 뇌를 통해 전류를 보내어 인공적인 경련을 일으키는 방법으로 우울증치료에 효과적이다.

**insulin shock treatment 인슐린쇼크치료** : a form of shock therapy employed in the treatment of schizophrenia. 정서장애의 치료에 인슐린이 유효한 것을 이용하는 치료요법으로 인슐린을 주사하여 혼수상태를 야기시켜서 충격요법을 실시한다.

**fever therapy 발열요법** : treatment of disease by induction of high body temperature. 발열을 일으킴으로써 정신병을 치료하는 방법.

**psychosurgery 정신외과** : brain surgery performed for the relief of mental and psychic symptoms. 정신분열병이나 심한 신경증적 장애 등에서 이마앞엽절개(술)(prefrontal lobotomy)로 치료하기는 하나 부작용으로 인해 현재는 거의 이용하지 않는다.

**continuous sleep treatment 지속수면요법** : 오래 지속되는 수면제로서 2시간 정도 지속적으로 잠자게 하는 요법으로 우울병, 마약중독(narcotism) 등에 시행된다.

**psychoanalysis 정신분석** : method of eliciting from patients an idea of their past emotional experiences. 정신상태의 기전을 발견하고자 과거의 경험 등 무의식적인 갈등을 유도하여 분석하는 방법.

**group psychotherapy 집단정신요법** : psychotherapy carried out with a group of patients or the relatives of patients or both. 여러 환자를 집단으로 만나 치료하는 방법.

**family therapy 가족치료** : group therapy in which the patient and his family are treated together.

**social therapy 사교요법** : any treatment emphasizing socioenvironmental and interpersonal rather than intrapsychic factors. 사회환경적 요인들의 병적 부분을 옴함으로써 개인의 정신건강이 증진되며 따라서 정신건강도 치료된다.

**hypnotherapy 최면요법** : the use of hypnosis in the treatment of disease.

**behavioral therapy 행동요법** : a therapeutic approach in which the focus is on the patient's observable behavior. 현재의 관찰될 수 있는 행동에 초점을 두어 치료하는 요법.

**milieu therapy 환경요법** : daily participation in group psychiatric therapy at a hospital 정신과의사의 치료면담 뿐만 아니라 환자가 병원 내에서의 행하는 행동을 면밀히 관찰하여 치료에 이용한다.

## 6. 임상검사

**interview and history taking 면접 및 병력청취** : 환자와의 질의응답만이 아니라 자유스런 의사소통(nonverbal communication)이 중요하며 환자의 호소를 들은 후 유발인자 등을 생각해야 한다.

**mental status examination 정신상태검사** : 환자의 태도(attitude), 언어, 기분, 사고 내용, 환각(hallucination), 의식, 기억, 집중(concentration), 지능, 판단 등에 대해 면밀히 검사해야 한다.

**physical examination 신체검사** : 정신검사 전에 실시하는데, 임상병리검사, 방사선 검사, 심리검사(psychological test) 등을 필요로 하는 수가 있다.

**examination under narcosis 마취하검사** : 의사소통이 잘 안되는 환자에서 마취(narcosis) 후에 검사하기도 하는데, 이 방법은 무언증(mutism, 함구증), 기억상실증(amnesia) 등에서 사용한다.

**electroencephalography 뇌파검사(법)** : the recording of the electric currents developed in the brain. 두피(scalp)나 뇌표면에 전극을 사용해 뇌에 발생하는 전류를 기록하는 방법.

**psychological test 심리검사** : any test to measure one's development, personality, intelligence, thought, etc. 환자의 발육, 성격, 지능, 사고과정 등을 측정하는 검사.

**thematic apperception test 주제통각검사** : a projective test in which the subject tells a story based on each of a pictures. 인물자극에 대한 그림을 보게 하여 그 줄거리를 이야기함으로써 성격진단, 적응수준 등을 측정하는 검사법.

**personality test 성격시험** : 550개 문항에 질문지형으로 답변하게 하여 심리검사로 이용하는데 미네소타다면인성검사(Minnesota multiphasic personality inventory)에 많이 이용된다.

## 7. 약어

| | | |
|---|---|---|
| CST | convulsive shock therapy | 경련쇼크요법 |
| DAP | draw-a-person test | 인물화검사 |
| DFS | difficulty in falling sleep | |
| DST | dexamethasone suppression test | 덱사메타존억압시험 |
| ECT | electroconvulsive therapy | 전기경련요법 |
| EEG | electroencephalography | 뇌파검사 |
| EMA | early morning awakening | |
| EMG | electromyogram | 근전도 |
| EST | electroshock therapy | 전기충격요법 |
| IQ | intelligence quotient | 지능지수 |
| MMPI | Minnesota multiphasic personality inventory | 미네소타다면인성검사 |
| REM | rapid eye movement | 빠른눈운동 |
| SCT | sentence completing test | 문장완성테스트 |
| TAT | thematic apperception test | 주제통각검사 |

# 15장

# Multisystem Disease

## 1. 용어

| 결합형 | | 의 미 |
|---|---|---|
| immun/o | 면역 | immune |
| bacteri/o | 세균 | bacterium |
| myc/o, mycet/o | 곰팡이, 진균 | fungus, mycete |
| path/o | 질환 | disease |
| cac/o | 나쁜, 병 | bad, ill |
| orrh/o | 혈청 | serum |
| −itis | 염증 | inflammation |
| −pathy | 병, 질병 | disease |
| −bacter | 세균 | bacterium |

## 2. 염증성 질환

**inflammation 염증** : a localized protective response elicited by injury or destruction of tissues. 염증의 정의를 보면, "손상에 대한 국소조직의 방어보호반응"이나 "손상을 입은 직후부터 완전히 치유될 때까지 일어나는 모든 변화"를 말한다.

### 1) 기간에 따른 염증 분류

**acute inflammation 급성 염증** : inflammation, usually of sudden onset. 갑자기 발생하는 염증으로 특히 혈관확장(vasodilation)과 삼출물(exudate) 생성이 극심하다.

**chronic inflammation 만성 염증** : inflammation of slow progress. 염증기간이 수 주일 이상 장기화되는데, 주로 결합조직(connective tissue)의 증식변화로 인해 대부분이 흉터(scar)을 형성하며 치유된다.

**subacute inflammation 아급성 염(증)** : a condition intermediate between chronic and acute inflammation.

### 2) 삼출물에 따른 염증 분류 Classification of inflammation-exudate

**serous inflammation 장액성 염증** : inflammation which produces an exudation of serum. 혈청성분이 많은 삼출물 생산이 특징인 염증.

**fibrinous inflammation 섬유소염증** : inflammation that is characterized by an exudate of coagulated fibrin. 응고된 섬유소의 삼출을 특징으로 하는 염증.

**suppurative or purulent inflammation 고름염증** : inflammation characterized by the formation of pus.

**hemorrhagic inflammation 출혈(성) 염증** : inflammation due to the hemorrhage.

### 3) 발생부위에 따른 염증 분류

**abscess 고름집** : a localized collection of pus in a cavity formed by the disintegration of tissues. 조직의 붕괴에 의해 생긴 고름(농)이 장기나 조직내의 국소적 공간에 축적되는 상태로 대개는 깊은 조직에서 발생한다.

**ulcer 궤양** : a local defect, or excavation, of the surface of an organ or tissue. 염증성 괴사조직의 딱지형성(sloughing)에 의해 일어나며, 이 부위는 조직 표면에 가까운 곳에서 생긴다.

**pseudomembranous inflammation 거짓막염증** : inflammation characterized by the formation on a mucosal surface. 주로 점막표면에서만 관찰되는 염증.

### 4) 염증이 전신에 미치는 영향

**fever (발)열** : elevation of body temperaure above the normal.

**leukocytosis 백혈구증가(증)** : a transient increase in the number of leukocytes in the blood. 특히 세균감염 시 백혈구증가가 현저하다.

**leukopenia 백혈구감소(증)** : reduction in the number of leukocytosis in the blood. 장티푸스(typhoid fever), 각종 바이러스감염 및 몹시 쇠약한 환자 등에서 올 수 있다.

## 3. 감염병 infectious diseases

**mumps 볼거리, 유행귀밑샘염** : a contagious paramyxovirus disease, occuring mainly in children, characterized the inflammation and swelling of the parotids more so the submandibular or sublingual. 귀밑샘, 드물게는 다른 침샘의 염증 및 부기(swelling)를 특징으로 하는 급성전염성 소아질병이다.

**measles 홍역** : a highly contagious viral infection involving primarily the respiratory tract and reticuloendothelial tissue. 코감기(coryza)와 결막염(conjunctivitis)으로 시작하며, 호흡계통과 그물내피 조직을 침습하는 급성, 열성 전신바이러스감염이며, 이어서 반점이나 발진 등이 생긴다.

**German measles, rubella 풍진** : a mild viral infection characterized by a pink discrete and confluent macular exanthem. 일명 "3일 홍역"이라고 불리는데 접촉에 의한 감염력이 높으며, 담홍색의 과립이나 발진이 특징인 바이러스감염.

**variola 마마, 천연두** : 천연두 바이러스에 의한 감염으로 고열 · 발진(eruption), 고름물집(pustule) 및 딱지(slough) 등에 의한 흉터(scar)가 생겨 함몰된 마마자국으로 바뀐다.

**ornithosis 비둘기병** : a contagious disease of nonpsittacine birds marked by respiratory and systemic infection. 비둘기병은 감염된 비앵무새속 조류(비둘기, 닭 등)의 오염된 배설물의 먼지를 흡입함으로써 전염된다.

**typhus fever 발진티푸스** : a group of related arthropod-borne infectious diseases caused by species of Rickettsia. 절지동물(이, 벼룩)을 매개로 하는 리케차병으로서 전신쇠약, 발진, 구진(papule) 등이 나타난다.

**gonorrhea 임질** : infection due to Neisseria gonorrhoeae transmitted venereally in most cases. 주로 성접촉에 의한 임균의 감염으로 초기에 화농성 삼출물이 나타나며, 염증이나 궤양이 후기에 나타나기도 한다.

**syphilis 매독** : a contagious venereal disease leading to many structural and cutaneous lesion, caused by the spirochete Treponema pallidum.

**chancroid 무른궤양** : a nonsyphilitic venereal disease transmitted by contact. 성적 접촉에 의해 전염되는 성병으로 작은 반점에서 시작해 고름집으로 궤양을 초래한다.

**tuberculosis 결핵** : diseases caused by Mycobacterium and characterized by the formation of tubercles and caseous necrosis in the tissues. 마이코박테리움속의 균에 의한 만성전염성 질환으로 결절과 조직의 괴사를 특징으로 하며, 통상 폐에 침범하고 전신에 퍼지기도 한다.

**dermatophytosis 백선증** : a fungus injection of the skin.

**malaria 말라리아, 학질** : an infectious febrile disease caused by Protozoa. 원충에 의해 발병되며, 열대지방에서 감염율이 높고, 모기(mosquitoes)에 의해 매개된다.

**ascariasis 회충증** : found in the small intestine, causing pains and diarrhea, especially in children.

**Clonorchis sinensis 간흡충, 간디스토마** : the common liver fluke of man in China, Korea, Indochina, etc. 경상도, 전라도에 감염율이 높으며 인체감염은 민물고기를 날 것으로 먹는데서 온다. 간경화 등이 발생할 수 있다.

## 4. 유전성 질환

**heredity 유전** : the genetic transmission of a particular quality or trait from parent to offspring. 부모로부터 다음 세대에 특정한 성질이 유전자에 의해 전달되는 것.

**mutation 돌연변이** : a permanent transmissible change in the genetic materials, usually in a single gene. 유전물질 보통 유전자가 환경이나 방사선 및 약물 등에 의해 변화를 일으켜 다른 형질을 자손에게 전하는 것.

**neurofibromatosis 신경섬유종증** : a familial condition characterized by developmental changes in the nervous system, muscles, bones, and skin.

**albinism 백색증** : congenital absence of pigment in the skin, hair, and eyes, due to absence or defect of tyrosinase.

**glycogen storage disese 글리코겐축적병** : a group of chronic, genetically determined metabolic disorders of childhood. 당원(glycogen)의 합성이나 분해에 관여하는 효소(enzyme)의 선천적 결핍에 의한 질환.

**Fabry's disease 파브리병** : a hereditary disease in which glycolipid are deposited in various tissues, especially the kidneys. 당지질이 조직, 특히 콩팥에 침착되는 유전성 질병으로 부종, 심장확대 및 요에 이상소견 등이 나타난다.

**Ehlers-Danlos syndrome 엘러스-단로스 증후군** : 결합조직 특히 콜라겐(collagen)의 결함으로 피부의 젖힘(hyperextension, 과다폄)과 취약성이 있으며, 관절이 느슨해지는 질병.

**congenital malformations 선천성 기형** : 자연유산(spontaneous abortion), 사산(stillbirth), 소아질환의 흔한 원인이 되는 구조적 이상이며, 유전이나 환경적 영향에 기인한다.

## 5. 면역장애

**immune 면역** : being highly resistant to a disease. 항체(antibody)의 생산, 세포성 면역의 성립, 다른 감염 등에 의해 질환에 대한 저항력이 높아진 상태를 말한다.

**hypersensitivity reaction 과민반응** : a state of a altered reactivity in which the body reacts with an exaggerated response to a foreign agent. 외부인자에 대하여 과민반응이 체내에 나타나는 경우로 면역반응에 의해 생기는 병적과정이다.

**transplant rejection 이식거부반응** : hyperacute rejection reaction of an immune against grafted tissue. 이식조직에 대한 면역반응의 과잉 예민성 거부현상이다.

**autoimmune disease 자가면역질환** : disorders in which tissue injury is associated with humoral or cell-mediated responses to the body's own constituents. 자가항원에 대한 면역반응에 의해 일어나는 질환.

**immunologic tolerance 면역허용** : an immunological response characterized by the develpment of specific nonreactivity of lymphoid tissues to a particular antigen. 특정 항원에 대해서 림프성 조직의 특이적 무반응이 일어나는 면역반응.

**polymyositis 여러근육염, 다발근육염** : inflammation of several or many muscles at once, along with degenerative and regenerative changes. 여러 개의 근육에 동시에 일어나는 염증으로서 퇴행성 및 재생성 변화가 병행되며, 근무력(muscle weakness)이 특징이다.

**dermatomyositis 피부근(육)염** : a nonsuppurative inflammation of the skin, subcutaneous tissue, and muscles.

**amyloidosis 아밀로이드증** : the accumulation of amyloid in various body tissues.

**acquired immunodeficiency syndrome 후천면역결핍증후군** : a secondary immunodeficiency syndrome caused by a human immunodeficiency virus. 사람면역결핍바이러스(HIV)균의 감염에 의한 질병으로 세포의 면역저하를 나타내며, 주로 동성연애자로 인한 성교, 수혈 등에서 감염된다.

**serum sickness 혈청병** : a hypersensitivity reaction following the administration of foreign serum and other antigens. 이종혈청 및 다른 항원의 투여 후 발생되는 과민 반응으로 발진(rashes), 부종, 샘염(adenitis)이 있다.

## 6. 약어

| | | |
|---|---|---|
| Ab | antibody | 항체 |
| Ag | antigen | 항원 |
| AID | acute infectious disease | 급성 전염병 |
| CEA | carcinoembryogenic antigen | 암배아항원 |
| CHD | congenital heart disease | 선천심장병 |
| EIA | enzyme immunoassay | 효소면역분석(법) |
| HTLV | human T-cell leukemia virus | 인체T-세포 백혈병바이러스 |
| ICU | immunologically competent unit | 면역기능(적격)단위 |
| IEP | immunoelectrophoreis | 면역전기영동법 |
| IF | immunofluorescence | 면역형광검사(법) |
| IRI | immunoreactive insulin | 면역반응인슐린 |

| | | |
|---|---|---|
| IRMA | immunoradiometric assay | 면역방사측정(법) |
| LCM | lymphocytic choriomeningitis | 림프구성 맥락수막염 |
| LI | lymphocytic index | 림프구지수 |
| LSF | lymphocytosis simulating factor | 림프구증가 자극인자 |
| PID | pelvic inflammatory disease | 골반염증질환 |
| RIA | radioimmunoassay | 방사면역측정(법) |
| Staph | Staphyloccoccus | 포도상구균(속) |

# 16장

# 종양학 Oncology

종양(tumor)이란 조직의 자율적인 과잉적 성장으로 정상조직에 대한 파괴적인 것이다. 임상 및 병리·형태학적으로 양성종양과 악성종양으로 구분되며 악성종양에는 일반적으로 암종(carcinoma)과 육종(sarcoma)으로 구분된다.

## 1. 용어

| 결합형 | 의 미 | |
|---|---|---|
| onc/o | 종양 | tumor |
| vas/o, angi/o | 혈관 | vessel, blood vessel |
| lymph/o | 림프 | lymph |
| epitheli/o | 상피 | epithelium |
| aden/o | 샘, 선 | gland |
| carcin/o | 암종 | carcinoma |
| sarc/o | 육 | flesh |
| ne/o | 새로운 | new, strange |
| necr/o | 죽은 세포나 조직 | death, dead cells, or tissue |
| histi/o | 조직 | tissue |
| −oma | 종양 | tumor |
| −carcinoma | 암종, 암 | carcinoma |
| −sarcoma | 육종 | sarcoma |

## 2. 일반 용어

**benign 양성** : not malignant ; not recurrent.

**malignant 악성** : become progressively worse and to result in death.

**cancer 암** : cellular malignant tumor the natural course of which is fatal.

**carcinoma 암종** : a malignant tumor made up of epithelial cells.

**sarcoma 육종** : a malignant tumor made up of a substance like the embryonic connective tissue. 배결합조직과 흡사한 물질로 된 악성종양.

**metastasis 전이** : the transfer of disease from one organ or part to another directly connected with it. 어느 종양의 원발부위에서 여러 경로를 따라 다른 원격부위에 이식된 경우이다.

1) primary tumor 원발, 일차종양 : tumor of the primary site.

2) secondary tumor 이차, 전이종양 : metastatic tumor.

**radiosensitivity 방사선민감성** : sensitivity, as of the skin or other skin tissue, to radiant energy.

**ulcer 궤양** : a local defect, or excavation, of the surface of tissue which is produced by the sloughing of inflammatory necrotic tissue. 염증성 괴사성 조직의 딱지형성에 의한 조직표면의 국소적 결손 또는 함요.

**anatomic staging 해부학적 병기** : the classification of neoplasms according to the extent of the tumor. 종양의 범위에 따른 신생물의 분류.

**TNM, staging TNM 병기** : staging of tumors according to three basic components ; primary tumor(T), regional lymphnodes(N), and metastasis(M), 원발종양(T), 소속림프절(N) 및 전이(M)에 따른 종양의 분류.

## 3. 종양의 특징과 분류

종양은 임상 및 병리학적으로 양성종양(benign tumor)과 악성종양(malignant tumor)으로 구분한다.

### 1) 양성 종양 benign tumor

(1) 비교적 서서히 성장(slow growth).
(2) 신체 여러 부위에 파종(dissemination, 씨뿌림), 즉 전이하지 않는다.
(3) 제거하여 치유시킬 수 있다.
(4) 대부분 섬유피막(fibrous capsule)으로 둘러싸여 있다.
(5) 재발경향이 없다.

### 2) 악성 종양 malignant tumor

(1) 빠른 성장(rapid growth).
(2) 침윤성 성장(infiltrative of invasive growth).
(3) 체내 각 부위에서 확산 및 전이.
(4) 피막형성(encapsulation)되지 않고 침윤성이다.
(5) 재발(recurrent, 되돌이)경향이 있다.

### 3) 종양의 분류

종양의 분류에는 여러 방법이 제창되어 있으나, 현재까지 가장 좋은 분류법으로 생각되는 것은 다음의 두 가지를 결부한 것을 토대로 한 것이다.

(1) 종양조직 또는 세포발생기원(the histogenesis or cytogenesis)
(2) 예상되는 예후(the anticipated behavior)

표 16-1. 종양의 분류

| 조 직 | 양 성 | 악 성 |
|---|---|---|
| 1. Composed of<br>one parenchymal cell type<br>1) Tumor of<br>mesenchymal origin<br>(1) Connective tissue and<br>derivatives. | fibroma, myxoma, lipoma,<br>chondroma,<br>osteoma | fibrosarcoma, myxosarcoma<br>liposarcoma, chondrosarcoma<br>osteogenic sarcoma |
| (2) Endothelial and<br>related tissue | hemangioma<br>hemangioendothelioma<br>lymphangioma<br>meningioma<br>glomus tumor | angiosarcoma<br>endotheliosarcoma<br>lymphangioma<br><br>Ewing's tumor |
| (3) Blood cells and related cell | | myelogenous leukemia<br>monocytic leukemia<br>malignant lymphoma<br>lymphocytic leukemia<br>histiocytic lymphoma<br>Hodgkin's disease |
| (4) Muscle | leiomyoma,<br>rhabdomyoma | leiomyosarcoma<br>rhabdomyosarcoma |
| 2) Tumors of epithelial origin<br>stratified squamous | squamous cell papilloma<br>adenoma<br>nevus<br>liver cell adenoma<br>transitional cel papillioma | squamous cell carcinoma.<br>basal cell carcinoma.<br>adenocarcinoma<br>melanoma<br>hepatocellular carcinoma<br>transitional cell carcinoma |
| 2. More than one neoplastic cell type usually derived from one germ layer<br>3. More than one neoplastic cell type derived from more than one germ layer | mixed tumor of salivary gland origin<br><br>teratoma, dermoid cyst | malignant mixed tumor of salivary gland origin<br>Wilms' tumor.<br>malignant teratoma and tetracarcinoma |

## 4. 종양의 확산

pathways of spread(metastasis) **확산(전이)의 경로** : 암의 확산은 대략 다음의 4가지 경로 중 어느 하나를 통해서 일어난다.

1) lymphatic, lymphogenous metastasis 림프성 전이 : metastasis arising through the lymphatic vessel. 암종(carcinoma)의 가장 흔한 전이경로이다.
2) hematogenous metastasis 혈행전이 : metastasis from one tissue to another through the blood vessel. 간이나 폐가 가장 빈번한 침범부위이다.
3) disseminated, seeding metastasis 파종성 전이 : when the malignant tumor penetrate into the natural open field of the body. 악성종양이 복강이나 가슴막안 같은 체내의 자연적인 공간부위에 관통시 일어난다.
4) transplantation metastasis 이식성 전이 : metastasis brought about by transfer of tumor cells by fluid and their implantation in a distant location. 주로 의료(수술)기구나 장갑을 낀 손에 의해 종양소편들이 기계적으로 수송되어 옮겨진 경우이다.

## 5. 증상 및 질병 용어

### 1) 국소증상 : 다른 질병과 유사하며, 암의 증상이라고 하기가 어려우나 암의 경계증상을 보면 다음과 같다.

(1) abnormal hemmorrhage **이상출혈**
(2) breast-mass **유방의 덩어리**
(3) dysphagia **삼킴곤란**
(4) severe cough, hoarseness **심한 기침과 쉰소리**
(5) thyromegaly **갑상샘비대**

### 2) 전신 증상 및 질병 용어

weight loss **체중감소**

paraneoplastic syndrome **신생물딸림증후군** : cancer associated systemic symptoms and signs. 종양의 원격효과에 의해 나타나는 전신적인 증후군.

표 16-2. 신생물딸림증후군

| 임상 증후군 | 암의 주 형태 |
|---|---|
| 1. Endocrinopathies | |
| Cushing's syndrome | bronchonic carcinoma, malignant thymoma, pancreatic carcinoma. |
| hyponatremia | bronchogenic carcinoma, intracranial carcinoma. |
| hypercalcemia | bronchogenic carcinoma, endometrial carcinoma. |
| hyperthyroidism | blood dyscrasias, bronchogenic carcinoma, prostatic carcinoma |
| hypoglycemia | fibrosarcoma, hepatocellular carcinoma |
| carcinoid syndrome | bronchial adenoma, pancreatic carcinoma, gastric carcinoma |
| polycythemia | renal carcinoma, cerebellar hemangioma hepatocellular carcinoma |
| 2. Nerve and muscle syndromes | |
| myasthenia | |
| disorders of the central and peripheral nervous system | bronchogenic, breast carcinoma |
| 3. Dermatologic disorders | |
| acanthosis nigricans | gastric · lung · uterine carcinoma |
| dermatomyositis | bronchogenic carcinoma, breast carcinoma |
| 4. Osseous, articular and soft tissue changes. | |
| hypertrophic osteoarthropathy and clubbing of the fingers. | bronchogenic carcinoma |
| 5. Vascular and hematologic changes. | |
| venous thrombosis | |
| marantic endocarditis | pacreatic · bronchogenic carcinoma, other cancers |
| anemia | advanced cancers |
| leukemoid reaction | thymic neoplasms |

## 6. 치료 및 수술용어

암의 치료법은 다음과 같이 크게 네 가지로 분류한다.

1) Radiotherapy 방사선치료 : the treatment of disease by ionizing radiation.
2) Chemotherapy for cancer 항암화학요법 : the treatment of cancer by chemical agents.
3) Immunotherapy 면역요법 : treatment by the active immunity, passive immunity, immunopotentiator, and immunosuppressive. 능동 및 수동면역, 면역강화제 및 면역차단제에 의한 치료.
4) Surgical operation 외과수술 : any act performed with instruments or by the hands of a surgeon.

**radical operation 근치수술** : one involving extensive resection of tissue for the complete extirpation of disease. 병소를 완전 제거하기 위해 주변조직의 광범위한 절제를 하는 수술.

1) excisional biopsy 절제생검 : biopsy of an entire lesion removed by excision. 병소 전체를 절제하는 생검.
2) incisional biopsy 절개생검 : biopsy of a selected portion of a lesion. 병소 일부를 선택하는 생검.
3) neddle biopsy 침생검법 : biopsy of tissue by the punture of a tumor.

**specific surgical operation 특수외과수술**

1) electrocoagulation 전기응고(술) : coagulation of tissue by measns of a biterminal high frequency electric current. 고주파를 사용해서 조직을 응고시키는 것.
2) cryosurgery 냉동수술 : destruction of tissue by the extreme cold.
3) laser surgery 레이저수술 : destruction of tissue by the laser.

## 7. 약어

| | | |
|---|---|---|
| G | grade | 분화정도 |
| LET | linear energy tranfer | 선에너지전이 |
| M | metastasis | 전이 |
| N | lymph node | 림프절 |
| OER | oxygen enhancement ratio | 산소효과증강률 |
| rad | roentgen absorbed dose | 라드(방사선흡수선량 단위) |
| T | tumor | 종양 |
| TAF | tumor angiogenesis factor | 종양혈관 형성인자 |
| TD | tolerance dose | 내선량 |
| TNM | tumor–lymphnode–metastasis | 종양, 림프절, 전이 |
| TR | therapeutic ratio | 치료효율 |

# 17장

# 약리학 Pharmacology

약물(drug)은 사람 또는 동물의 질병치료 및 예방(prevention)의 목적으로 사용되는 것을 말하며, 약리학은 이들 약물생체에 대한 작용 즉, 작용기전(action mechanism), 치료작용(therapeutic action), 부작용(side effects), 흡수・배설(absorption and excretion), 독성(toxicity) 및 응용(uses) 등에 관하여 연구하는 학문이다.

## 1. 용어

| 결합형 | 의 미 | |
|---|---|---|
| pharmac/o | 약, 약물 | drug, medicine |
| chem/o | 화학, 화학약품 | chemistry, chemical |
| tox/o, toxic/o | 독소, 독 | toxin, poison |
| erg/o | 일, 작용 | work |
| idi/o | 개별, 별개 | self, one's, own |
| narc/o | 마취, 혼미 | stupor |
| pyr/o | 열 | heat, fire |
| algesi-, alg/o | 통증 | pain |
| vit/o, vita- | 생명 | life |
| contra-, anti- | 역, 반대 | against, opposed |
| -phylaxis | 감염에 대한 보호 | protection against infection |

## 2. 약물의 분류

### 1) 중추신경계통 작용약물

**general anesthetic 전신마취제** : an agent that produces general anesthesia. 중추신경억제약물로서 외과적 수술 시 사용되는데 종류로는 enflurane이 있다. 투여 방법에 따라 흡입마취제(inhalation anesthetic), 정맥마취제(intravenous anesthetic) 및 직장마취제(rectal anesthetic)로 구분한다.

**local anesthetic 국소마취제** : an agent whose anesthetic action is limited to an area of the body. 말초지각신경에 자극하여 국소의 지각에 작용하는 약물로 즉, 신경전달을 차단하여 효과를 발현한다. 종류로는 lidocain이 있다.

**sedative 진정제** : an agent that allays excitements. 흥분(신경)을 가라앉히는 약물로 diazepam이 있다.

**hypnotic 수면제, 최면제** : a drug that acts to induce sleep. 종류로는 nitrazepam이 있다.

**tranquilizer 정온제, 신경안정제** : drugs used in the treatment of anxiety states, neuroses, and mental disorders. 흥분을 정상화하고 정신적 착란을 억제하며 공포, 긴장상태 등을 의식의 장애 없이 완화시키는 작용을 갖는 약물로 chloprothixene이 있다.

**cerebral stimulant 중추신경(뇌)자극제** : an agent that produces stimulation of the central nervous system. 종류로는 caffeine이 있다.

**antipyretic analgesic 해열진통제** : an agent that reduce fever and pain. 대표적인 약품으로 aspirin이 있다.

**vasoconstrictor 혈관수축제** : an agent that causes constriction of the blood vessels. 약품으로 epinephrine이 있다.

**muscle relaxant 근이완제** : an agent that aids in reducing muscle tension. 민무늬근육(smooth muscle) 및 뼈대근육(skeletal muscle)을 이완시키는 약물로 baclofen이 있다.

## 2) 자율신경계통 작용약물

**sympathomimetic(adrenergic) drug 교감신경흥분제** : 교감신경계통의 기능을 촉진시키는 약물로 혈압(blood pressure)의 상승, 근이완(muscle relaxation), 심장박동수(heart rate) 촉진, 호흡흥분 등이 있다. 종류는 ephedrine, epinephrine이 있다.

(1) vasoconstrictor 혈관수축제

(2) bronchodilator 기관지확장제 : an agent that causes expansion of the lumina of the air passages of the lungs. 폐의 공기통로 관강을 확장시키는 약물로 isoproterenol이 있다.

(3) vasodilator 혈관확장제 : an agent that causes dilatation of the blood vessels. nylidrin이 있다.

**sympatholytic(adrenergic blocking) drug 교감신경차단제** : 혈관수축, 민무늬근육수축 및 심장 기관지의 확장 등을 차단한다. 종류로는 고혈압치료제로 acenole이 있다.

**parasympathomimetic(cholinergic) stimulant 부교감신경흥분약** : 부교감신경을 전기적으로 자극할 때와 유사하며, 동공(pupil)산대, 혈관확장(vasodilatation), 기관지수축(bronchoconstriction), 위장의 분비 및 심박동이 느려진다. 종류로는 besacolin이 있다.

**parasympatholytic(cholinergic blocking) agent 부교감신경차단제** : an agent that opposes the effects of impulses conveyed by the parasympathetic nerves. 부교감신경에 전달되는 충동을 차단하는 약물로 atropine이 있다.

## 3) 순환기계 작용약물

**cardiotonics 강심제** : an agent that has a tonic effect on the heart. 심장기능상실(cardiac failure)을 옴하는 약물로 심장수축력증가, 심박감소, 폐순환 혈압상승을 일으키며, digoxin이 있다.

**coronary vasodilator 관상동맥이완약물** : an agent that causes dilatation of the coronary artery. 협심증(angina pectoris, 가슴조임증)에 쓰이는 약물로서 혈관확장으로 심근 내 국소빈혈 지역에 혈류가 증가한다. 약물로는 nitroglycerin, persantin이 있다.

**antiarrhythmic agent 항부정맥약, 부정맥치료제** : 심박동수가 정상보다 불규칙하게 변화되는 부정맥(arrhythmia)을 치료하는 약물로 quinidine이 있다.

**antihypertensive drug 고혈압약, 항고혈압제** : an agent that reduces high blood pressure. 고혈압치료제로 atenolol이 있다.

**antihyperlipidemic 항고지질혈증제** : an agent that counteracts high levels of lipids in the blood. 동맥경화증(arteriosclerosis)은 동맥의 내막이 지질(lipid), 콜레스테롤의 침착으로 혈관이 경화되어 침착이 되는 질병인데, 이 치료제로 bezafibrate가 있다.

**migraine agent 편두통치료제** : an often familial symptom complex of periodic attacks of vascular headache. 혈관성 두통이 주기적으로 발작되어 가족성으로 나타나는데 한쪽만이 두부통증으로 나타나며, 종류로는 cafergot이 있다.

## 4) 항히스타민약

항히스타민제(antihistamine)는 체내에서 유리된 histamine 부위에서 작용하는 것을 차단하는 약물로 알레르기코염(allergic rhinitis), 두드러기(urticaria), 피부질환 같은 알레르기성 질환뿐만 아니라 멀미에도 치료효과가 좋다. 종류로는 pheniramine maleate(Avil)가 있다.

## 5) 위장관계 약물

**digestant, digestive 소화촉진, 소화제** : an agent that or stimulates digestion. 음식물의 소화를 촉진하고 식욕을 항진하는 약물로 Azintal이 있다.

**stomachic 건위제, 위장보호제** : a medicine which promotes the functional activity of the stomach. 위의 운동을 촉진하고 침(saliva) 및 위액(gastric juice)의 분비를 항진시키는 약물로 식욕항진 및 소화촉진의 목적으로 쓰인다.

**antacid 제산제** : a substance that counteracts or neutralizes acidity, usually of the stomach. 산도를 저하 혹은 중화시키는 물질로 위액 중의 염산을 위산과다증(hyperacidity)에 사용한다. 위산과다증은 위궤양(gastric ulcer), 위염(gastritis) 등에 나타나며, 제산제로 Gelfos가 있다.

**emetic 구토유발제, 구토제** : an agent that causes vomiting. 위내용물을 토출, 즉 구토를 일으키는데 사용되는 약물이다.

antiemetic **항구토제** : an agent that prevents nausea and vomiting 수술 후나 차멀미로 인한 구토, 임신입덧(hyperemesis gravidarum)시에 구토를 억제 혹은 완화시키는 약물이다.

cholagogue **쓸개즙배출촉진제** : an agent that stimulates the flow of bile into the duodenum. 샘창자로 담즙의 배설을 촉진하는 약물로 쓸개돌증(cholelithiasis) 등에서 사용되는데, 약물로 magnesium 화합물이 있다.

cathartic **설사제, 설사** : an agent that causes evacuation of the bowels. 작은창자나 큰창자의 운동을 촉진하여 장내용물을 배설시키는 약물로 변비(constipation)가 있는 사람에서 사용된다. 약물로는 Bisacodyl, castor oil이 있다.

antidiarrheal, obstipatic **지사제** : an agent that is effective in combating diarrhea. 설사를 멎게 하는 약물이다.

## 6) 호흡계통 작용약물

expectorant **가래삭임제, 거담제** : an agent that promotes the ejection of mucous or exudate from the lungs, bronchi, and trachea. 폐, 기관지, 기관으로부터 가래(sputum)배출을 용이하게 하는 약물이다.

bronchodilator **기관지확장제** : an agent that causes expansion of the lung. 폐의 공기통로관강을 확장시키는 약물이다.

## 7) 비뇨생식계통 약물

diuretic **이뇨제** : an agent that promotes the excretion of urine.

oxytocic **급속분만제** : an agent that hastens evacuation of the uterus by stimulating contractions of the myometrium. 자궁근층의 수축을 자극하여 자궁에서의 배출을 촉진시키는 약물로 oxytocin이 있다.

## 8) 혈액 및 조혈기계 작용약물

hemostatic **혈액응고제, 지혈제** : an agent that arrests the flow of blood. 혈행을 정지시키는 약물로 출혈을 막고, 이를 예방하는데 사용한다.

**anticoagulant 항응고제, 혈액응고방지제** : an agent that prevent the coagulation of blood. 혈액의 응고를 방지하는 약물로 주로 폐, 심장, 정맥의 혈전(thrombus), 색전증(embolism)에 사용되며, 약물로는 heparin이 있다.

**antianemic 항빈혈제, 빈혈치료제** : an agent that counteracts or prevents anemia. 빈혈을 예방, 방지하는 치료약물로 Feroba가 있다.

### 9) 기타

**antibiotic 항생제, 항생물질** : an agent that inhibit the growth of or kill other microorganism. 미생물의 발육을 억제시키는 약물로 bleomycin, penicillin이 있다.

**anticancer agent 항암제** : an agent that counteracts the effect of a cancer.

**agent in diabetes mellitus 당뇨병 치료제** : an agent used in the treatment of the diabetes mellitus. 약물로 insulin이 있다.

**antihelmintic 구충제** : an agent that is destructive to worms. 주로 장관 내에 기생하는 기생충(parasite)을 사멸 또는 구제시키는 약물로 metronidazole이 있다.

**vitamin preparation 비타민제** : vitamin이란 vita(생명)에 필요한 amine(화합물)을 말한다. 종류로는 비타민 A, B, C, D, K제와 복합비타민제(multivitamin preparation)가 있다.

**bactericide 살균제** : an agent that destroys bacteria. 세균은 파괴하나 아포(spore)는 파괴하지 않는 약물이다.

## 3. 약물의 투여법

**Oral administration 경구투여** : 입을 통해 투여하는 방법으로 내복이라 하며, 대부분은 작은창자에서 흡수되고 일부는 위에서 흡수된다.

**Rectal administration 직장투여** : 구토, 의식장애 등으로 경구적으로 투여 못할 때에 위를 보호하기 위해 관장(enema), 좌약(suppository) 등으로 투여한다.

**Inhalation 흡입** : 기체나 휘발성 약물을 흡입시켜 폐포를 통해 혈액 중에 흡수시키는 투여법으로 흡입마취제 시술이 한 예이다.

**Injection 주사** : 경구투여에 비해 약 흡수가 빠르고, 정확하여 위급 시에도 투여할 수 있다.

1) Subcutaneous injection 피부 밑주사 : 약물을 피부 밑(진피 밑)에 주사하는 방법으로 모세혈관(capillary)을 통해 흡수되어 효과가 빠르다.
2) Intramuscular injection 근육 내주사 : 지각신경이나 혈관이 비교적 적은 곳, 주로 좌골신경을 통해 주사하므로 통증이 적고 효과도 비교적 빠르다.
3) Intravenous injection 정맥 내주사 : 투여량의 약물을 정확히 혈액에 줄 수 있으며 효과가 신속하다.
4) intrathecal administration 수막공간내투여 : 척수막을 통해 거미막밑공간(subarachnoid space)에 주사하는 방법으로 국소마취(local anesthesia) 등에 사용한다.

## 4. 약물의 배설

**콩팥** : 수용성 약물(aqueous drug)의 대부분은 콩팥으로 배설되며 예로 gantrisin, antibiotics가 있다.

**폐** : 기체(gas), 휘발(성)물질(volatile substance)은 허파꽈리(alveolus, 폐포)를 통해 폐로 배설된다. 예로 ether, chloroform이 있다.

**소화기관** : 불용성 물질(insoluble material)은 대부분이 소화기를 통해 배설되며, 예로 morhpine, 인산염이 있다.

**피부** : 수용성 약물 중 일부는 피부로 배설되는데 염(salt, 소금), iodides가 있다.

**유방** : 수용성 약물 중 몇 가지는 그 성질에 따라 유방(mamma)으로 배설된다. hormones, iodides가 있다.

**태반** : 약물 중에는 태반(placenta)으로 배설되어 태아(fetus)에 영향을 주는 것이 있는데, morphine, Hg 및 As 등이 있다.

## 5. 약어

| | | |
|---|---|---|
| a.c. | anti cibum(before meals) | 식전 |
| b.i.d. | bis in die(twice a day) | 1일 2회 |
| CSG | corticosteroid-binding globulin | 코르티코스테로이드결합 글로블린 |
| FDA | food and drug administration | 식품의약품국 |
| h.s. | hora somni(at bedtime) | 취침시 |

| | | |
|---|---|---|
| ICU | intensive care unit | 중환자실 |
| ID | intradermal | (진)피내의 |
| IM | intramuscular | 근(육)내의 |
| IV | intravenous | 정맥내의 |
| NF | national formulary | 국민의약품집, 약품규격 |
| NPO | nulli per os(nothing per os) | 절식 |
| NSAID | non-steroidal antiinflammatory drug | 비스테로이드성 항염증약물 |
| OPD | outpatient dispensary | 외래약국 |
| OTC | over-the-counter drug | 비처방약 |
| p.c. | post cibum(after meals) | 식후 |
| p.o. | per os(orally) | 경구 |
| q.d. | quaque die(every day) | 매일 |
| q.h. | quaque hora(every hour) | 매 시간 |
| q.i.d. | quarter in die(four times daily) | 1일 4회 |
| q.q.h. | quaque quarta hora(every four hour) | 매 4시간 |
| q.p. | quantum placeat | 임의량 |
| q.s. | quantum satis | 적당량 |
| Rx | take(prescription) | 복용 |
| sc | subcutaneous | 피부 밑의 |
| t.i.d. | ter in die(three times daily) | 1일 3회 |

# 18장

# 방사선과학 Radiology

## 1. 용어

| 결합형 | | 의미 |
|---|---|---|
| radi/o | 방사선 | radiation |
| roentgen/o | X선 | X - ray |
| therm/o | 열 | heat |
| son/o, ech/o | 음 | sound |
| luc/o | 광 | light |
| electr/o | 전기 | electricity |
| fluor/o | 발광 | luminous |
| cine- | 운동 | movement |
| stere/o | 입체적 | three dimensions |
| tom/o | 단편 | cutting |
| tele- | 먼, 원격의 | far away |
| -therapy | 치료 | therapy |
| -metry | 측정, 계측하는 행위 | the act of measuring |
| -gram | 그림, 기록된 도표 | recorded |
| -graph | 기록하는 도구 | instrument for recording |
| -graphy | 기록방법 | method for recording |

## 2. 방사선과학의 분야

**radiology 방사선과학** : the science of radiant energy and radiant substances, especially that branch of the health sciences which deals with the use of radiant energy in the diagnosis and treatment of disease. 전자파방사선이나 입자방사선을 이용하여 질병의 진단 및 치료를 목적으로 하는 과학의 한 분야.

1) Diagnostic radiology 영상의학, 진단방사선과학 : X선이나, 초음파(ultrasound) 등을 이용하여 인체 각 분야의 질병을 진단하는 분야.
2) Therapeutic radiology 방사선종양학, 치료방사선과학 : 주로 인체의 암 치료를 위해 X선, 전자선, 감마선 등의 방사선을 이용하는 분야.
3) Nuclear medicine 핵의학 : 방사성 물질(radioactive substance)을 이용하여 질병의 진단 및 치료를 하는 분야.

**radiation 방사선** : electromagnetic waves, such as those of light, or particles rays, such as alpha, beta, and gamma rays, given off from some source. 방사선이란 전자파 또는 입자선이 직접, 간접으로 공기를 전리하는 능력을 갖는 것을 말한다. X선이나 감마선의 전자파 방사선과 alpha선, beta선 등의 입자방사선으로 구분한다.

**radiography 방사선촬영** : film records of internal structure of the body by passage of X ray or gamma rays through the body. 방사선, 주로 X선을 체내에 조사하여 인체 내의 질병 등을 알아내기 위한 검사법.

**contrast media 조영제** : a radiopaque substances used to facilitate roentgen visualization of internal structures of the body. X선조사시 체내 장기를 관찰하기 위하여 주위 조직에 X선 투과도의 차이가 생기게 하는 약품으로 주위 조직보다 선명한 음영으로 나타난다.

## 3. 진단방사선과학의 검사

**simple or plain radiography 단순촬영** : 환자의 질병을 진단하는데, 조영제를 사용하지 않고, 단순 X선 촬영하는 경우.

**fluoroscopy 투시(검사)** : examination by means of the fluoroscopic apparatus used for examining tissues of the human body. 체내의 조직을 직접 관찰하기 위하여 X선투시장치를 이용하여 인체내부를 관찰하는 검사법으로 위장조영(술), 혈관조영(술)(angiography) 등이 있다.

**special radiography 특수촬영** : 초음파촬영(술), 컴퓨터단층촬영(술), 자기공명영상법 등이 있다.

## 1) 단순촬영 Simple radiography

**chest radiography 단순흉부방사선사진** : a projection of the thoracic viscera shows the lungs, trachea, aorta, pulmonary regions. 폐, 심장 등의 질병을 탐지하기 위한 X선검사법으로 뒤앞(posteroanterior), 가쪽(lateral, 외측)촬영을 주로 많이 한다.

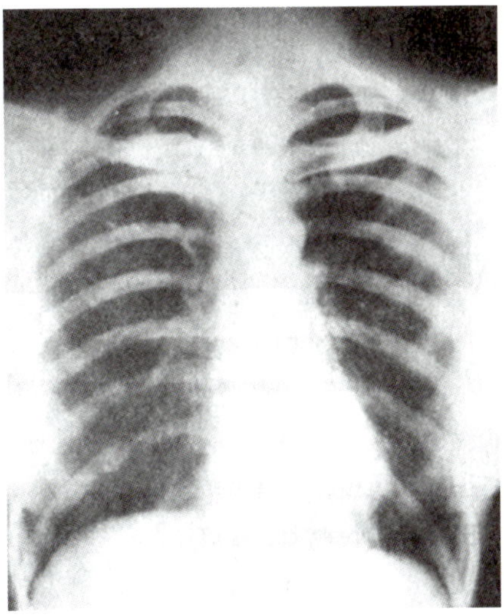

그림 18-1. 가슴 뒤앞 촬영

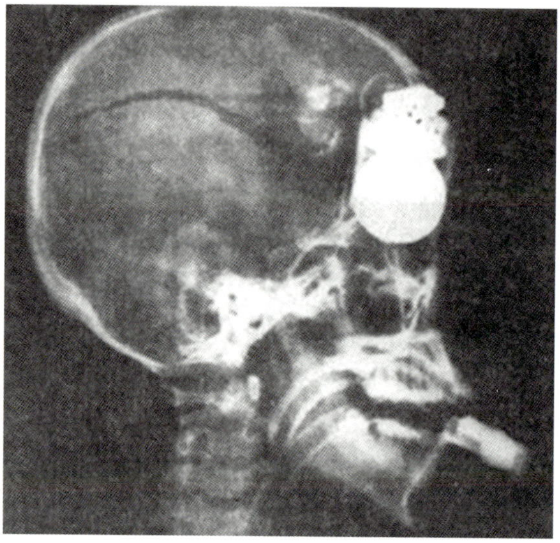

그림 18-2. 머리뼈 가쪽촬영(이마 ; 수류탄)
skull lateral projection(forehead : a pineapple)

**bone radiography 뼈촬영** : 골(bone), 근육(muscle), 물렁조직(soft tissue, 연조직) 등의 외상이나 질병을 관찰하기 위한 촬영법.

**abdomen radiography 복부촬영** : 복부 내의 여러 장기의 질병을 진단하기 위한 촬영 (예) abdomen, KUB(kidney, ureter, bladder).

## 2) 조영촬영 Radiography of the contrast media

### (1) 양성조영제(positive contrast medium)를 이용한 검사법

① 소화계통

**esophagography 식도조영(술)** : roentgenography of the esophagus. 입안을 통해 식도에 바륨(barium, $BaSO_4$)액을 넣어 식도의 질병을 보고자 하는 검사법.

**upper gastrointestinal series 상부위장관조영(술)** : roentgenography of the stomach. 바륨액을 입안을 통해 위 속에 투여하여 위점막 등 위 속의 질병을 보고자 하는 검사법.

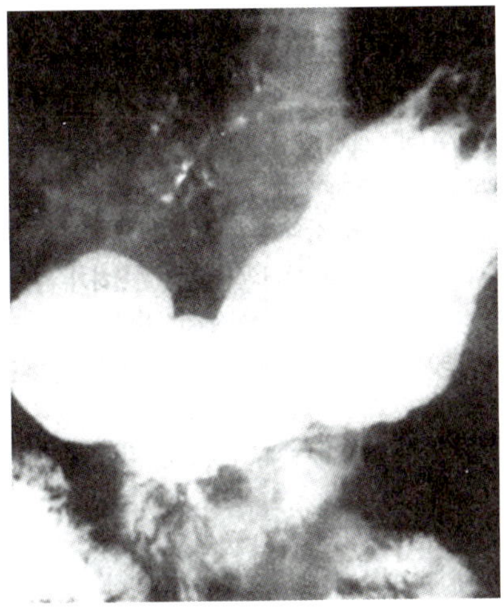

그림 18-3. 상부위장관조영(술)

hypotonic duodenography **저장성 샘창자조영(술)** : roentgenography of the duodenum. buscopan 등의 약물을 주사 후 barium액을 투여하여 샘창자를 투시검사하는 촬영법으로 buscopan 약물에 의한 꿈틀운동 저지로 샘창자 내 질환을 자세히 관찰할 수 있다.

small bowel series **작은창자조영(술)** : radiography of the duodenum, jejunum, and ileum. 바륨액을 입안을 통해 투여하여 샘창자, 빈창자 및 돌창자 내의 질병을 연속적으로 관찰하는 촬영법.

colon study **잘록창자검사** : radiography of the cecum, colon and rectum. 바륨액을 항문(anus)을 통해 잘록창자 내에 주입하여 직장, 잘록창자, 막창자의 질병을 관찰하기 위한 투시촬영법.

oral cholecystography **경구쓸개(주머니)조영(술)** : radiography of the gallbladder. 입안으로 조영제를 투여 후 12시간 후에 단순X선 촬영을 하여 쓸개돌(gallstones) 등 쓸개 내 질환을 관찰하기 위한 검사법.

intravenous cholangiography **정맥쓸개관조영(술)** : radiography of the gallbladder and cystic duct. 정맥을 통해 조영제를 주입하여 쓸개주머니관(cystic duct), 쓸개(gallbladder) 내의 질환을 보고자 하는 X선 촬영법.

**drip infusion cholangiography 방울주입쓸개관조영(술)** : radiography of the gallbladder and cystic duct. 경구쓸개(주머니)조영(술)이나 정맥쓸개관조영(술)에서 쓸개가 잘 관찰이 안 될 때 다량의 조영제를 정맥을 통해 천천히 주입하여 쓸개주머니관, 쓸개의 질환을 관찰하기 위한 X선 촬영법.

**operative cholangiography 수술쓸개관조영(술)** : cholangiography performed during a surgical procedure on the gallbladder. 수술 중에 직접 쓸개주머니관내에 관(tube)을 삽입 후 조영제를 주입하여 온쓸개관돌 등 쓸개관(bile duct) 내의 질환을 보고자 하는 X선 촬영법.

**percutaneous transhepatic cholangiography 피부간경유쓸개관조영(술)** : 8~9번째 갈비뼈를 통해 간관(hepatic duct)에 직접 주사침을 삽입 후 조영제를 넣고, 간관, 온간관(common hepatic duct) 및 온쓸개관(common bile duct) 내의 질환을 관찰하기 위한 투시X선 촬영법으로 주로 폐쇄성 황달(obstructive jaundice) 환자 등에서 검사한다.

**endoscopic retrograde cholangiopancreatography 내시경역행쓸개이자조영(술)** : 입안을 통해 내시경(endoscope)을 샘창자 2부의 팽대(부)에 삽입 후 내시경 내의 관(tube)을 통해 조영제를 삽입하여 온쓸개관, 이자관(pancreatic duct), 온간관, 간관 내의 질환을 관찰하기 위한 투시 X선 검사법.

**T-tube cholangiography T관쓸개관조영(술)** : 수술 중에 쓸개주머니관내의 쓸개돌 등 질병제거 후 T자형관을 삽입하여 수술 후에 이 관을 이용하여 조영제를 주입하여 간관, 온간관, 온쓸개관 내의 질환을 관찰하기 위한 투시검사법.

② 비뇨 · 생식계통

**intravenous pyelography 정맥신우조영(술)** : 정맥 내에 조영제 주입 후 X선 촬영하여 배설성으로 콩팥(kideney), 요관, 방광(urinary bladder) 내 질병을 보고자 하는 X선 촬영법.

**rapid sequential pyelography 급속(연속)신우조영(술)** : 정맥 내에 조영제 주입 후 빠른 시간에 콩팥을 연속 X선 촬영하는 배설성 검사법으로 콩팥, 요관, 방광이 나타난다. 주로 콩팥동맥성 고혈압(renoarterial hypertension) 환자에서 많이 실시한다.

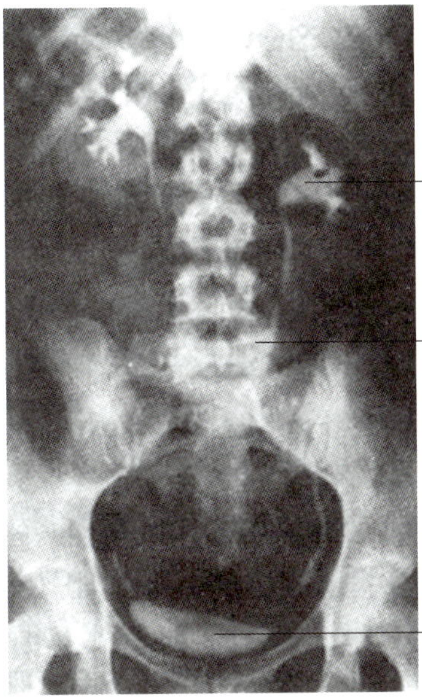


그림 18-4. 정맥신우조영(술)

drip infusion pyelography **점적신우조영(술)** : IVP상에서 콩팥이 잘 안 나타날 때 다량의 조영제를 천천히 주입하여 콩팥, 요관, 방광을 관찰하기 위한 X선 촬영법.

retrograde pyelography **역방향 신우조영(술)** : radiography of the kidney, ureter, and bladder in which the contrast fluid is injected into the renal pelvis through the urethra. 요도를 통해 방광에 카테터(catheter)삽입 후 조영제를 역행성으로 주입하여 콩팥, 요관, 방광을 관찰하는 X선 촬영법.

voiding cystourethrography **배뇨방광요도조영(술)** : radiography of the urinary bladder and urethra in which the radiography made before, during, and after voiding. 주로 방광요관역류(vesicoureteral reflux) 등 방광, 요도의 질환환자에서 요도를 통해 방광에 카테터 삽입 후 조영제를 주입하여 배뇨 전, 중, 후에 방광, 요도의 질환을 관찰하기 위한 검사법.

**retrograde urethrography 역행요도조영(술)** : radiography of the urethra after the injection of an contrast medium through the urethra. 요도를 통해 카테터 삽입 후 조영제를 주입하여 촬영하는 검사법으로 전립샘비대에 의한 전립샘요도협착(prostatic urethral stricture) 등 요도의 질병을 관찰한다.

**hysterosalpingography 자궁자궁관조영(술)** : radiography of the uterus and uterine tubes after the injection of contrast medium through the vagina. 질을 통해 자궁(uterus)에 카테터 삽입 후 조영제를 넣어 자궁관과 난소로의 통과여부를 보는 투시검사. 불임 시 주로 자궁관폐쇄(obstruction of the ovarian tube)를 보기 위해 시행한다.

### ③ 호흡계통

**laryngography 후두조영(술)** : radiography of the larynx after the injection of contrast medium into the larynx. 코안(nasal cavity)이나 입안을 통해 관을 후두덮개(epiglottis) 상단에 삽입 후 조영제를 주입하여 후두의 질병을 보고자 하는 투시검사법.

**bronchography 기관지조영(술)** : radiography of the bronchus after the injection of contrast medium into the bronchus. 코안이나 입안을 통해 관을 기관지에 삽입 후 조영제를 주입하여 기관지확장증(bronchiectasis) 등 기관지의 질병을 보고자 하는 투시검사법.

### ④ 순환계통

**cerebral angiography 뇌혈관조영(술)** : radiography of the vascular system of the brain after injection of contrast material into the arterial blood stream. 카테터를 넙다리동맥(femoral artery) 등을 통해 속목동맥(internal carotid artery)까지 삽입 후 조영제를 넣어 대뇌동맥(cerebral artery) 등을 관찰하기 위한 검사법.

**vertebral arteriography 척추동맥조영(술)** : 카테터를 넙다리동맥 등을 통해 척추동맥까지 삽입 후 조영제를 넣어 소뇌동맥(cerebellar artery) 등을 보고자 하는 검사법.

**angiocardiography 심장혈관조영(술)** : radiography of the heart and great vessels after introduction of contrast material into a heart. 심장에 조영제를 주입하여 심장 내의 심실이나 심방 내의 질병을 관찰하기 위한 연속투시촬영법.

aortography **대동맥조영(술)** : radiography of the aorta after the intravascular injection of contrast medium. 카테터를 목적으로 하는 부위(thoracic, abdominal aorta)까지 넣어 조영제를 주입하여 촬영한다.

renal arteriography **콩팥동맥조영(술)** : 주로 넙다리동맥을 통해 카테터를 콩팥동맥까지 주입한 후 조영제를 주입하면서 투시촬영하는 경우로 콩팥동맥 내의 종양이나 질병을 탐지한다.

superior mesenteric arteriography **위창자간막동맥조영(술)** : 위창자간막동맥까지 카테터 삽입 후 조영제를 주입하여 작은창자, 오름잘록창자(ascending colon) 등의 질병을 보기 위한 투시촬영법.

inferior mesenteric arteriography **아래창자간막동맥조영(술)** : 아래창자간막동맥까지 카테터 삽입 후 조영제를 넣어 내림잘록창자(descending colon), 구불창자(sigmoid colon) 및 직장(rectum) 등의 질병을 보기 위한 투시촬영법.

common iliac arteriography **온엉덩동맥조영(술)** : 넙다리동맥을 통해 온엉덩동맥에 카테터 삽입 후 조영제를 주입하여 바깥엉덩동맥(external iliac artery), 속엉덩동맥(internal iliac artery) 등에 있는 질병을 보고자 하는 투시촬영법.

upper extremity angiography **상지혈관조영(술)** : 빗장밑동맥(subclavian artery) 등을 통해 삽입된 카테터에 조영제를 주입하여 상지 내의 질병을 보고자 하는 투시촬영법.

lower extremity angiography **하지혈관조영(술)** : 넙다리동맥 등을 통해 카테터삽입 후 조영제를 넣어 하지내의 질환을 관찰하는 투시촬영법.

lymphangiography **림프관조영(술)** : 손등이나 발등의 림프관 내에 조영제를 주입하여 림프계통을 보고자 하는 검사법. 전이성 암(metastatic cancer), 림프종(lymphoma) 등의 질병을 알아낼 수 있다.

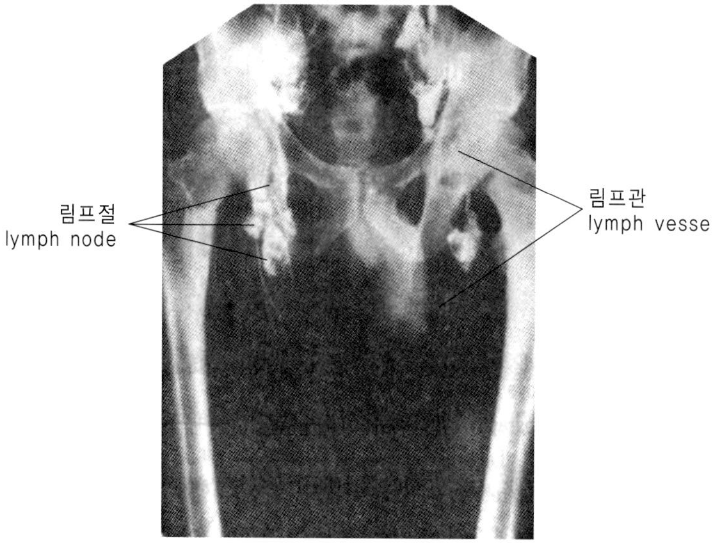


그림 18-5. 림프관조영(술)

⑤ 기타(검사)

**myelography 척수조영(술)** : radiography of the spinal cord after injection of contrast material into the subarachnoid space. 척수(spinal cord)와 신경뿌리(nerve root)장애 등의 크기와 질병의 정도를 보기 위한 검사법으로 허리뼈(lumbar spine)의 2번째와 3번째에 주사침을 천자한 후 조영제를 주입해 투시촬영하는 검사법으로 주로 추간판탈출(herniated intervertebral disc)환자에서 많이 실시한다.

**diskography 추간판조영(술)** : radiography of the spine for visualization of an intervertebral disk after injection of the contrast material into a disk. 디스크(원반)의 중심에 천자침을 삽입 후 조영제를 주입하여 투시촬영하는 검사법으로 척수조영(술)에서 발견되지 않은 디스크의 내부질환을 관찰하는데 좋다.

**sialography 침샘조영(술)** : radiographic demonstration of salivary ducts by means of the injection of contrast medium. 침샘 내로 관을 삽입 후 조영제를 주입하여 돌(calculus), 염증(inflammation) 등을 알아내기 위한 투시조영(술).

**dacryocystography 눈물주머니조영(술)** : radiographic demonstration of dacryocyst and the nasolacrimal duct after injection of the contrast material into the dacryocyst. 눈물주머니(dacryocyst), 코눈물관(nasolacrimal duct) 등의 협착(stricture), 확대 및 위치의 변화상태 등을 알기 위한 검사법으로 아래눈물소관(inferior dacryocanaliculus) 내에 끝이 둔한 주사침을 삽입 후 조영제를 주입하는 투시검사법. dacryocanaliculitis.

**knee arthrography 무릎관절조영(술)** : radiography of knee joint after injection of contrast material into the patellofemoral joint. 관절안 내의 활막, 반달연골(meniscus), 관절주머니의 상태 등을 보기 위한 검사법으로 무릎뼈와 넙다리뼈 사이의 관절안에 주사침을 천자 후 공기와 수용성 조영제를 주입하여 투시 X선촬영하는 검사법.

**fistulography 샛길조영(술)** : 샛길이 생긴 부위에 관(tube)을 삽입해 조영제를 넣고 투시 X선촬영 하는 검사법으로 주로 샛길의 방향, 길이, 크기 등을 보기 위해 실시한다.

### (2) 음성조영제(negative contrast medium)를 이용한 검사법

**Pneumoencephalography 공기뇌조영(술)** : radiographic visualization of the fluid-containing structures of the brain after the injection of air or gas. 안장위종양(suprasellar tumor)이나 대뇌(cerebrum)의 종양 등을 보기 위해 실시하는 검사법으로 제 3~4허리뼈 사이의 척추침(spinal needle) 삽입 후 공기(음성조영제)를 넣고 촬영한다.

**Pneumoarthrography 공기관절조영(술)** : radiography of a joint after the injection of air or gas. 관절조영(술)과 같은 방법으로 주사침을 천자 후 공기를 주입하여 관절 내의 질병을 보기 위한 투시검사법.

**Pneumoventriculography 공기뇌실조영(술)** : radiography of the cerebral ventricles after the injection of air or gas. 뇌압이 높거나 유아에서 공기뇌조영(술)이 어려운 환자에서 뇌실 내의 질병 등을 보기 위한 검사법으로 코뿌리점(nasion) 상방의 동공중앙선(midpupillary line)에 주사침을 천자하여 공기를 넣고 X선 촬영한다.

### 3) 컴퓨터단층촬영(술) Computed tomography

종래의 X선 촬영과는 달리 환자의 횡단면(cross section, 단층)을 여러 방향으로 X선 조사하여 검출기(detector) 및 컴퓨터로 정보를 자세히 수집, 분석하며 또한 정보를 재구성(reconstruction)할 수 있는 X선 검사법이다. 일반 X선 영상에 비해 연부조직 즉, 혈액, 뇌척수액(cerebrospinal fluid), 회(색)질(gray matter), 종양 등을 자세히 관찰할 수 있다.

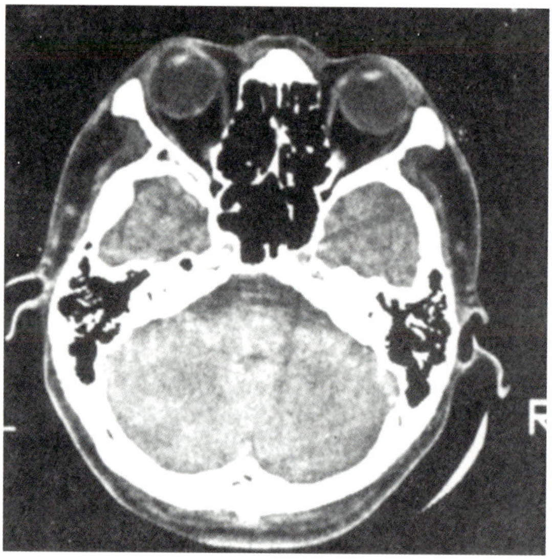

그림 18-6. 뇌 컴퓨터단층촬영(술)

### 4) 자기공명영상 Magnetic resonance imaging

체내에 자(기)장(magnetic field)을 보내어 고주파를 발생시켜 인체를 구성하는 원자핵과의 작용으로 얻어지는 메아리신호(echo signal)를 받아 수학적 연산을 거쳐 영상을 재구성하게 된다. 종래의 CT에 비해 연부조직 분석이 월등하며, 이온화 방사선 영향이 없는 등 많이 이용되는 분야이다.

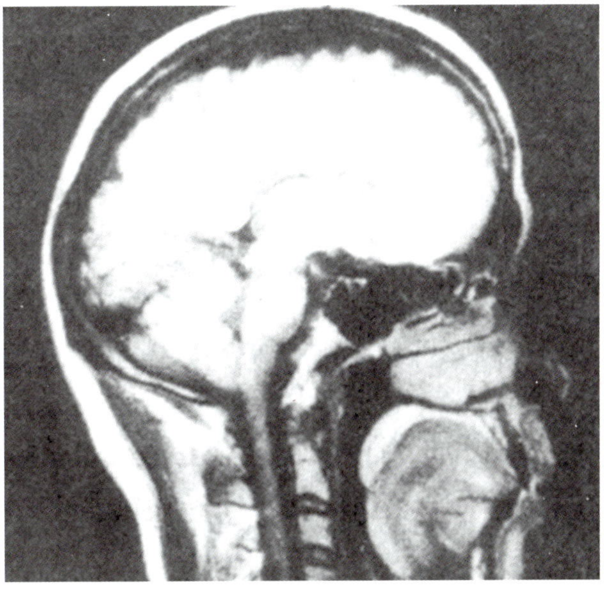

그림 18-7. 뇌 자기공명영상

### 5) 초음파촬영(술) Ultrasonography

인체 내의 검사부위에 초음파를 보내어 조직이나 병변부위에서 반향을 일으킨 초음파를 탐촉자(transducer)가 수신하여 이를 TV 모니터(monitor)나 필름을 통해 관찰 기록하는 검사법.

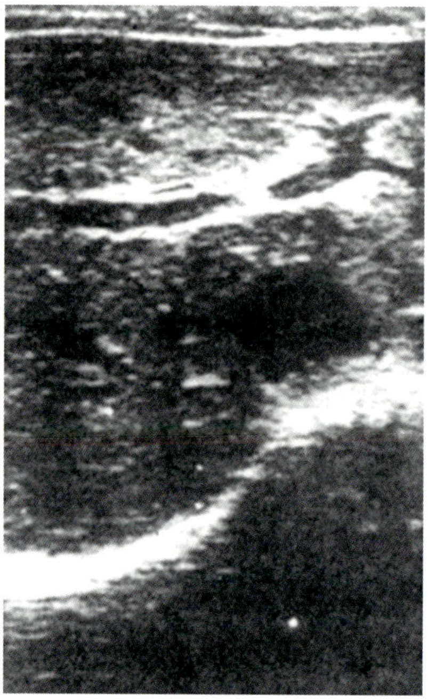

**그림 18-8.** 간과 쓸개관의 초음파촬영(술)

## 6) 자세 및 투사(촬영)

### (1) 체위

**supine, dorsal(recumbent) position 바로누운자세, 앙와위** : lying with the face upward. 등(back)을 밑으로 하고 똑바로 누운 자세.

**prone position 엎드린 자세, 복와위** : lying face downward. 배를 밑으로 하는 자세

**lateral position 옆으로 누운 자세, 측와위** : 몸의 측면을 옆으로 하는 자세.

**erect position 선자세, 입위** : 일어선 자세.

**sitting position 앉은 자세, 좌위** : 무릎을 구부리거나 촬영대에 걸터앉은 자세.

**oblique position 사위, 경사진 자세** : slanting ; between a horizontal and a perpendicular direction. 몸의 한 쪽을 촬영대에 붙이고 반대쪽은 비스듬하게 들어주는 자세.

### (2) 투영(촬영)

**projection 투(촬)영, 투사** : X선관(X-ray tube)에서 나오는 X선의 방향.

**anteroposterior 전후(앞뒤)투영** : X선이 인체의 전면에서 후면으로 향하는 촬영방향.

**posteroanterior 뒤앞(후전)투영** : X선이 후면에서 전면으로 향한다.

**lateral 측면투영** : 몸통(trunk)을 촬영대(radiographic table)에 대해 옆으로 누운 자세에서 X선 촬영한다.

**axial 축방향투영** : 검사부위를 향해 X선의 방향을 경사지게 하는 촬영.

**oblique 비스듬투영** : 검사부위를 경사지게 하여 X선을 수직 입사하는 촬영.

**decubitus 누운(와위)투영** : X선 필름을 촬영대에 수직으로 세우고, X선의 방향을 촬영대에 수평으로 투사하는 촬영.

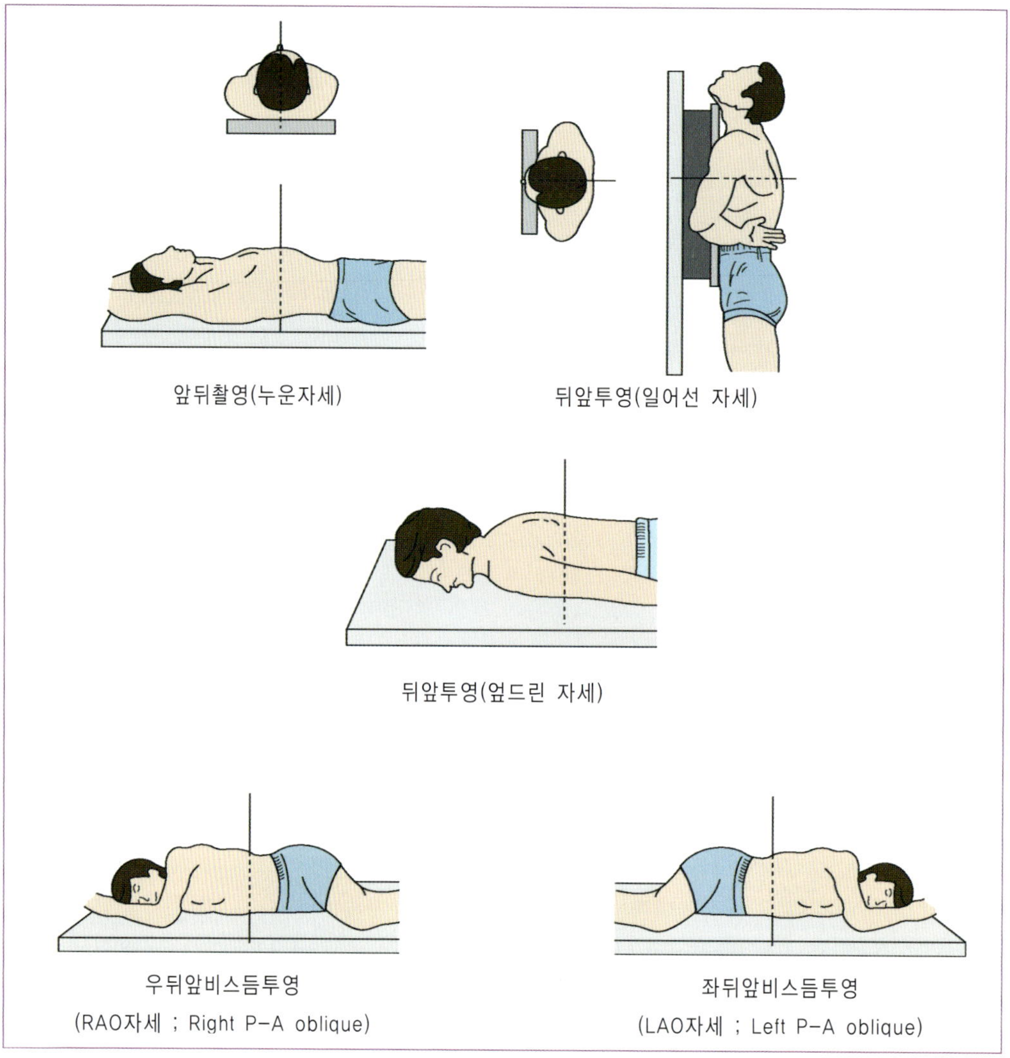


**그림 18-9-1.** 방사선촬영 시 자세와 촬영방향

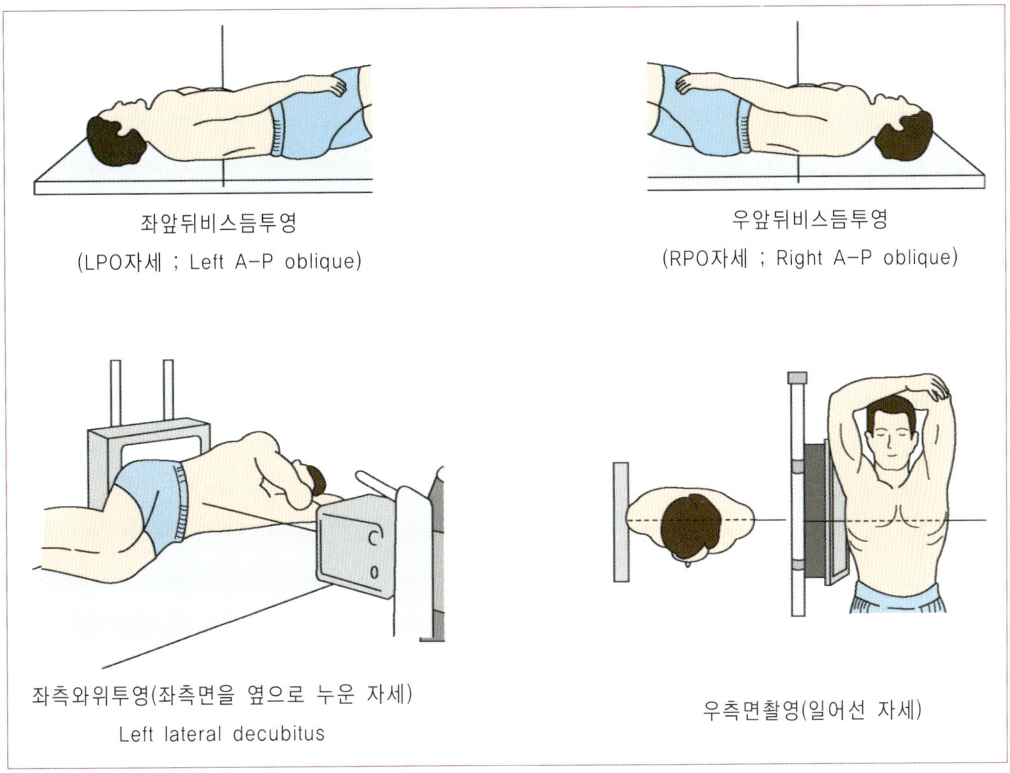


그림 18-9-2. 방사선촬영 시 자세와 촬영방향

## 4. 치료방사선과학

방사선치료(radiation therapy)는 이온화방사선(ionizing radiation), 즉 X선, γ선, 전자선, 중성자선 등이 생물체에 조사되어 병적조직을 최대한으로 파괴하며 동시에 정상조직에는 장애를 적게 하는 작용을 이용한다.

### 1) 방사선치료의 대상질환

Benign tumor **양성종양** : 흉터종(keloid), 혈관종(hemangioma), 갑상샘항진증(hyperthyroidism), 폴립(polyp) 등.

Malignant tumor **악성종양** : 암종(carcinoma), 육종(sarcoma) 등 대부분이 대상 질환이다.

## 2) 방사선치료기(술)

**Teletherapy 원격방사선치료** : source is at a distance from the body. 바깥조사(external irradiation)방법으로 고에너지(100만 볼트 이상 고전압) X선이나 γ선 등의 치료 장치를 이용하여 선원-피부간거리(source-skin distance)를 80 cm 정도 멀리 떨어진 곳에서 치료하는 방법.

**Brachytherapy 근접치료** : source is located a short distance from the body. 저에너지 X선이나 방사성 핵종(radionuclide)을 종양 근처에 가까이 삽입하여 치료하는 방법.

**Fixed field technique 고정조사** : 방사선원과 환자(patient)를 고정하여 치료하는 방법.

**Rotation therapy technique 운동조사** : circular movement of the patient or of the radiation source and beam. 주로 환자를 중심으로 방사선원을 회전하면서 치료하는 것.

**Curative irradiation 완치조사** : 종양의 크기가 작으며, 전신상태가 나쁘지 않을 때, 완치를 목적으로 조사선량을 비교적 대량으로 치료하는 방법

**Palliative irradiation 완화조사** : 종양의 크기, 전이(metastasis), 전신상태 등이 치료(treatment)를 기대하기에 어려울 때 통증(pain)을 경감시키며 생명의 연장을 목적으로 하는 조사방법으로 분할하여 조사한다.

## 3) 방사선치료의 부작용

**nausea 욕지기, 구역** : unpleasant sensation.

**vomiting 구토** : the forcible expulsion of the contents of the stomach through the mouth.

**alopecia, baldness 탈모(증)** : absence of hair from skin areas.

**erythema 홍반** : redness of the skin produced by congestion of an organ or tissues.

**cancer 암** : a cellular tumor the natural course of which is fatal.

## 5. 핵의학

핵의학(nuclear medicine)은 방사성 동위원소(radioisotope)를 이용하여 인체의 제반 기능과 각종 (신진)대사(metabolism) 및 생화학적 동태를 파악하고 다른 한편으로는 인체의 질환에 대해 진단 및 치료를 시행하는 분야이다.

### 1) 체내(측정)검사 In vivo(counting) study

방사성 동위원소를 이용한 체내 측정검사에 이용되는 장치로 단일광자방출컴퓨터 단층촬영장치(single photon emission computed tomography device)가 있으며, 검사는 여러 가지가 있다.

#### (1) 갑상샘스캔 Thyroid scan

갑상샘에 선택적으로 흡수되는 I-131(iodine, 요오드)를 경구(peroral)투여하여 스캐너(scanner)로 갑상샘의 크기를 계측하여 영상을 만드는 방법으로 갑상샘암(thyroid cancer), 갑상샘항진증(hyperthyroidism) 등의 검사에 이용한다.

#### (2) 뇌스캔 Brain scan

뇌검사에는 Tc-99m의 방사성 의약품을 정맥주사하여 영상을 얻는 검사법으로 뇌경색증(cerebral infarction), 뇌종양(brain tumor), 뇌염(cephalitis) 등의 진단에 이용된다.

#### (3) 간스캔 Liver scan

간과 지라에는 콜로이드(colloid)를 표지시킨 방사성 물질(Tc-99m)을 정맥주사하여 영상을 얻는 검사법으로 간암(hepatoma), 간낭종(hepatic cyst), 간고름집(hepatic abscess) 등을 진단하는데 이용한다.

### 2) 체외검사 In vitro study

방사성 동위원소를 이용한 시료측정검사로는 방사면역측정법(radioimmunoassay)이 있는데 이 검사는 갑상샘기능검사, 뇌하수체기능검사, 생식샘태반검사, 이자소화기능검사, 부신겉질기능검사, 간염검사, 종양관련검사, 알레르기 검사 등 각종 호르몬을 대상으로 한 검사를 시행하고 있다. 이 검사는 환자의 혈액, 소변 등을 검체(specimen)시료로 하고 방사성 동위원소를 사용하여 측정한다.

# 6. 약어

| | | |
|---|---|---|
| AMU | atomic mass unit | 원자질량단위 |
| AP | anteroposterior | 전후(방향)의 |
| Bq | becquerel | 베크렐(방사능단위) |
| Bro | bronchography | 기관지조영(술) |
| CPBA | competitive protein binding radioassay | 경합단백질결합방사측정(법) |
| CAG | carotid angiography | 목동맥조영(술) |
| Ci | curie | 퀴리(방사능단위) |
| cpm | count per minute | 일분간 카운트(방사능의) |
| CT | computed tomography | 컴퓨터단층촬영(술) |
| DCG | dacryocystography | 눈물주머니조영(술) |
| DIC | drip infusion cholangiography | 방울주입쓸개관조영(술) |
| DSA | digital subtraction angiography | 디지털감산혈관조영(술) |
| DIP | drip infusion pyelography | 점적신우조영(술) |
| ERCP | endoscopic retrograde cholangiopancreatography | 내시경역행쓸개이자조영(술) |
| Gy | gray | 그래이(방사선흡수선량단위) |
| HSG | hysterosalpingography | 자궁관조영(술) |
| HTD | hypotonic duodenography | 저장성 샘창자조영(술) |
| ICRP | International Commission on Radiological Protection | 국제방사선방어위원회 |
| ICRU | International Commission on Radiation Units and Measurements | 국제방사선단위 및 측정위원회 |
| IVC | intravenous cholangiography | 정맥쓸개관조영(술) |
| IVP | intravenous pyelography | 정맥신우조영(술) |
| KUB | kideney ureter bladder | 콩팥요관방광(촬영) |
| LAO | left anterior obliquer | 좌전비스듬(방향) |
| LASER | light amplification by simulated emission of radiation | 레이저(광선) |
| LatR | lateral | 측면(촬영)의 |
| LD | lethal dose | 치사선량 |
| LPO | left posterior oblique | 좌후비스듬(촬영) |
| Mev | mega electron volt | (방사선에너지단위) |
| MPD | maximum permissible dose | 최대허용(선)량 |
| MRI | magnetic resonance imaging | 자기공명영상 |
| OER | oxygen enhancement ratio | 산소효과증강률 |

| | | |
|---|---|---|
| OPC | operative cholangiography | 수술쓸개관조영(술) |
| P-A | posteroanterior | 뒤앞(촬영)의 |
| PEG | pneumoencephalography | 공기뇌조영(술) |
| PTA | percutaneous transluminal angioplasty | 피부경유혈관경유혈관성형(술) |
| PTBD | percutaneous transhepatic bile drainage | 피부간경유쓸개관배액(술) |
| PTC | percutaneous transhepatic choangiography | 피부간경유쓸개관조영(술) |
| PVG | pneumoventriculography | 공기뇌실조영(술) |
| R | Roentgen | 뢴트겐(방사선단위) |
| Ra | radium | 라듐 |
| Rad | roentgen absorbed dose | 라드(방사선흡수선량) |
| RAO | right anterior oblique | 우전비스듬(촬영) |
| RBE | relative biological effectiveness | 상대적 생물학적 효과 |
| RGP | retrograde pyelography | 역방향신우조영(술) |
| RGU | retrograde urethrography | 역행요도조영(술) |
| RI | radioisotope | 방사성 동위원소 |
| RIA | radioimmunoassay | 방사면역측정법 |
| RPO | right posterior oblique | 우후비스듬(방향) |
| RSP | rapid sequential pyelography | 급속연속성 신우조영(술) |
| SBS | small bowel series | 작은창자촬영(술) |
| SI | Systeme International d'unites | SI 국제단위계 |
| SSD | source-skin distance | 선원-피부간 거리 |
| SPECT | single photon emission computed tomography | 단일광자방출 컴퓨터단층촬영(술) |
| S-V | submentovertica | 턱끝밑수직(촬영)의 |
| TAR | tissue air ratio | 조직공중선량비 |
| TBI | total body irradiation | 온몸조사 |
| TD | tolerance dose | 견딤선량 |
| TLD | thermoluminescence dosimeter | 열발(형)광선량계 |
| TMR | tissue maximin(dose) rate | 조직최대선량비 |
| TTC | T-tube cholangiography | T관쓸개관조영(술) |
| TR | therapeutic ratio | 치료효율 |
| UGIS | upper gastrointestinal series | 상부위장관조영(술) |
| US | ultrasonography | 초음파촬영(술) |
| VAG | vertebral arteriography | 척추동맥조영(술) |
| VCU | voiding cystourethrography | 배뇨방광요도조영(술) |

# 부 록

1. 약어

2. 의학영어 → 영어

3. 영어 → 의학영어

# 1. 약어

| 약 어 | 영 어 | 의 미 |
|---|---|---|
| a.c. | Before meals(ante cibum) | 식전(食前) |
| ACTH | Adrenocorticotropic hormone | 부신겉질자극호르몬 |
| ADH | Antidiuretic hormone | 항이뇨호르몬 |
| AP view | Anteroposterior view | 전후방향(촬영) |
| ab lib. | As desired | ad libitum 임의량 |
| aq. | Water(aqua) | 물, 수(水) |
| ASHD | Arteriosclerotic heart disease | 동맥경화성 심질환 |
| Au | Gold | 금 |
| ausc. | Auscultation | 청진 |
| A–V | Arteriovenous, atrioventricular | 동정맥, 방실 |
| Ba | Barium | 바륨 |
| BE | Barium enema | 바륨관장 |
| b.i.d. | Twice a day(bis in die) | 1일 2회 |
| BMR | Basal metabolic rate | 기초대사율 |
| BP | Blood pressure | 혈압 |
| B–P fistula | Bronchopleural fistula | 기관지가슴막샛길 |
| BPH | Benign prostatic hypertrophy | 양성전립샘비대(증) |
| BT | Bleeding time | 출혈시간 |
| BUN | Blood, urea, nitrogen | 혈액, 요소, 질소 |
| $C_1$, $C_2$ | First, second cervical vertebra | 제1, 2경추 |
| Ca | Calcium | 칼슘 |
| CAT | Computerized axial tomography | 컴퓨터단층촬영(술) |
| CBC, c.b.c. | Complete blood count | 온(전체)혈구계산(치) |

| 약 어 | 영 어 | 의 미 |
| --- | --- | --- |
| CCU | Coronary care unit | 관상동맥집중치료실 |
| CEA | Carcinoembryonic antigen | 암배아항원 |
| CHF | Congestive heart failure | 울혈심장기능상실 |
| Cl | Chlorine | 염소 |
| cm. | Centimeter(1/100 meter) | 센티미터 |
| CNS | Central nervous system | 중추신경계통 |
| Co | Cobalt | 코발트(방사성핵종) |
| $CO_2$ | Carbon dioxide | 이산화탄소 |
| COPD | Chronic obstructive pulmonary disease | 만성폐쇄폐질환 |
| CPC | Clinicopathological conference | 임상병리토론회 |
| CPK | Creatine phosphokinase | 크레아틴인산활성효소 |
| Cr | Chromium | 크롬 |
| Cs | Cesium | 세슘(방사성핵종) |
| CSF | Cerebrospinal fluid | 뇌척수액 |
| CVA | Cerebrovascular accident | 뇌혈관사고 |
| $D_1$, $D_2$ | First, second dorsal(thoracic) vertebra | 제1, 2등뼈 |
| $D_x$ | Diagnosis | 진단 |
| D & C | Dilation and curettage | 경관확장 및 긁어냄(술) |
| diff. | Differential blood count | 감별혈구계산 |
| DNA | Deoxyribonucleic acid | 데옥시리보핵산 |
| ECG | Electrocardiogram | 심전도 |
| EEG | Electroencephalogram | 뇌전도 |
| EHG | Electrohysterography | 자궁근전기록(법) |
| EM | Electron microscope | 전자현미경 |

| 약 어 | 영 어 | 의 미 |
|---|---|---|
| Em | Emmetropia | 정시(안) |
| EMG | Electromyogram | 근전도 |
| FBS | Fasting blood sugar | 공복시혈당(치) |
| FDA | Food and Drug Administration | 식품의약품국 |
| Fe | Iron | 철 |
| FFA | Free fatty acids | 유리지방산 |
| FSH | Follicle-stimulating hormone | 난포자극호르몬 |
| F.U.O | Fever of undetermined origin | 원인불명 열 |
| Ga | Gallium | 가륨 |
| GBS | Gallbladder series(x-rays) | 쓸개조영검사(X선) |
| GFR | Glomerular filtration rate | 사구체여과율 |
| GH | Growth hormone | 성장호르몬 |
| GI | Gastrointestinal | 위장의 |
| Gm., gm. | Gram | 그램 |
| Grav. 1, 2, 3 | First, second, third gravidity | 제 1, 2, 3회 임신 |
| GTT | Glucose tolerance test | 당부하검사 |
| gtt. | Drops(guttae) | 적, 방울 |
| GU | Genitourinary | 비뇨생식- |
| H | Hydrogen | 수소 |
| Hb | Hemoglobin | 혈색소 |
| HCG | Human chorionic gonadotropin | 사람융모성생식샘자극호르몬 |
| HCl | Hydrochloric acid | 염산 |
| HCT(Hct) | Hematocrit | 적혈구용적률 |
| He | Helium | 헬륨 |
| Hg | Mercury | 수은 |

| 약 어 | 영 어 | 의 미 |
|---|---|---|
| HGB(Hgb) | Hemoglobin | 혈색소 |
| $H_2O$ | Water | 수, 물 |
| h. s. | At bedtime(hora sommi) | 수면시 |
| I | Iodine | 옥소 |
| I−131 | Radioactive isotope of iodine | 방사성 옥소(방사성 동위원소) |
| IADH | Inappropriate antidiuretic hormone | 항이뇨호르몬부적절분비 |
| ICU | Intensive care unit | 중환자실, 집중치료실 |
| I. M. | Intramuscular(injection) | 근(육)내의 |
| IPPB | Intermittent positive−pressure breathing | 간헐양압호흡(법) |
| IUD | Intrauterine device | 자궁내장치 |
| I. V. | Intravenous(injection) | 정맥 내(주사), 정주 |
| IVP | Intravenous pyelography | 정맥신우조영(술) |
| K | Potassium | 칼륨 |
| kg. | Kilogram(1000 grams) | 킬로그램 |
| KUB | Kidney, ureter, and bladder(abdominal x−ray) | 신, 요관, 방광(복부 X선 촬영) |
| L. | Liter | 리터 |
| L1, L2 | First, second lumbar vertebra | 제1, 2허리뼈 |
| LB | Large bowel | 큰창자 |
| LDH | Lactic dehydrogenase | 젖산탈수소효소 |
| L. E. | Lupus erythematosus | 홍반성 루푸스(낭창) |
| LH | Luteinizing hormone | 황체형성 호르몬 |
| LLQ | Left lower quadrant | 좌하부 |
| LMP | Last menstrual period | 최종월경기 |
| LP | Lumbar puncture | 허리뼈천자 |
| LUQ | Left upper quadrant | 좌상부 |

| 약 어 | 영 어 | 의 미 |
|---|---|---|
| LV | Left ventricle | 좌심실, 좌실 |
| mc | Millicurie(dose of radiation) | 밀리퀴리(방사선량단위) |
| MCV | Mean corpuscular volume | 적혈구평균용적 |
| mEq. | Milliequivalent(measurement of the concentration of a solution) | 밀리당량 (용액농도의 측정단위) |
| mEq./L. | Milliequivalent per liter | 용액 1ℓ중 밀리당량수 |
| mg. | Milligram(1/1000 gram) | 밀리그램 |
| MI | Myocardial infarction(heart attack) | 심근경색(심장발작) |
| ml. | Milliliter(1/1000 liter) | 밀리리터 |
| mm. | Millimeter(1/1000 meter ; 0.039 inch) | 밀리메타 |
| mμ | Millimicron(1/1000 micron) | 밀리마이크론 |
| μg. | Microgram | 마이크로그램 |
| mRNA | Messenger RNA | 전령 RNA |
| N | Nitrogen | 질소 |
| Na | Sodium | 나트륨 |
| NB | Newborn | 신생아 |
| N. F. | National Formulary | 국민의약품집 |
| NPO | Nothing per os(nulli per os) | 절식 |
| $O_2$ | Oxygen | 산소 |
| OB | Obstetrics | 산과(학) |
| O.D. | Right eye(oculus dexter) | 우안 |
| O.S. | Left eye(oculus sinister) | 좌안 |
| OT | Old tuberculin(test for tuberculosis) | 결핵검사 |
| P | Phosphorus | 인 |

| 약 어 | 영 어 | 의 미 |
|---|---|---|
| PAC | Premature atrial contractions | 심방조기수축 |
| Para 1, 2, 3 | Unipara, bipara, tripara | 1회, 2회, 3회 경산부 |
| PAT | Paroxysmal atrial tachycardia | 발작성 심방성 빠른맥증 |
| PA view | Posteroanterior view | 뒤앞방향영상 |
| PBI | Protein−bound iodine(test of thyroid function) | 단백질결합옥소(갑상샘기능검사) |
| p. c. | After meals(post cibum) | 식후 |
| PDA | Patent ductus arteriosus | 동맥관열림증(증) |
| PDR | Physicians' Desk Reference | 의사의 약제참고서 |
| PEG | Pneumoencephalography | 공기뇌조영(술) |
| pH | Hydrogen ion concentration | 수소이온농도 |
| PID | Pelvic inflammatory disease | 골반염 질환 |
| PKU | Phenylketonuria | 페닐케톤뇨(증) |
| PMN | Polymorphonuclear leukocyte | 다형핵백혈구 |
| PNH | Paroxysmal nocturnal hemoglobinuria | 발작성 야간혈색소뇨(증) |
| p. o. | Orally(per os) | 경구 |
| p. r. n. | As required(pro re nata) | 필요시 양만큼 |
| Pro. time | Prothrombin time(test of blood clotting) | 프로트롬빈시간(혈액응고검사) |
| PTH | Parathyroid hormone | 부갑상샘호르몬 |
| PVC | Premature ventricular contraction | 조기심실수축 |
| q. d. | Every day(quaque die) | 매일 |
| q. h. | Every hour(quaque hora) | 매시간 |
| q. i. d. | Four times daily(quater in die) | 1일 4회 |
| q. n. s. | Quantity no sufficient | 양이 부족함 |
| q. p. | Quantum placeat | 임의량 |

| 약 어 | 영 어 | 의 미 |
|---|---|---|
| Rx | Take(prescription) | 복용(처방용어) |
| Ra | Radium | 라듐 |
| rad | Radiation absorbed dose | 방사선흡수선량 |
| RAI | Radioactive iodine | 방사성옥소 |
| RBC | Red blood count or red blood cell(corpuscle) | 적혈구수 또는 적혈구 |
| RGU | Retrograde urethrography | 역행요도조영(술) |
| RGP | Retorgrade pyelography | 역방향신우조영(술) |
| Rh | Rh factor | Rh 인자 |
| RLQ | Right lower quadrant | 우하부(자세) |
| RNA | Ribonucleic acid | 리보핵산 |
| RUQ | Right upper quadrant | 우상부(자세) |
| S1, S3 | First, second sacral vertebra | 제 1, 2천추 |
| S-A | Sinoatrial | 동방(간)의 |
| Sed. rate | Sedimentation rate | 침강율 |
| SH | Serum hepatitis | 혈청간염 |
| S-I | Sacroiliac | 엉치엉덩,천장(골) |
| S. O. B. | Shortness of breath | 숨이 참 |
| Sr | Strontium | 스트론튬 |
| Staph. | Staphylococcus | 포도상구균 |
| stat. | Immediately(statim) | 즉시 |
| STH | Somatotropin(growth hormone) | 소마토트로핀(성장호르몬) |
| Strep. | Streptococcus | 연쇄상구균 |
| S. T. S. | Serological test for syphilis | 매독혈청검사 |
| T1, T2 | First, second thoracic vertebra | 제1, 제2등뼈 |
| TB | Tuberculosis | 결핵 |

| 약 어 | 영 어 | 의 미 |
|---|---|---|
| TBI | Total body irradiation | 온몸조사 |
| Tc | Technetium | 테크니슘 |
| T-cells | Lymphocytes produced in the thymus gland | 가슴샘생성림프구 |
| t. i. d. | Three times daily(ter in die) | 1일 3회 |
| TNI | Total nodal irradiation | 총방사선량 |
| TPI | Treponema pallidum immobilization | 매독균부동(시험) |
| TPR | Temperature, pulse, and respiration | 체온, 맥박 및 호흡 |
| tRNA | Transfer RNA | 전이(운반)RNA |
| TSH | Thyroid-stimulating hormone | 갑상샘자극호르몬 |
| TUR | Transurethral resection(for prostatectomy) | 경요도절제(술)(전립샘절제(술) |
| UPJ | Ureteropelvic junction | 요관 깔때기(신우)이행부 |
| URI | Upper respiratory infection | 상기도감염증 |
| VD | Venereal disease | 성병 |
| VDRL | Venereal Disease Research Laboratory | 성병연구소식(검사) |
| WBC | White blood count ; white blood cell | 백혈구수, 백혈구 |

## 2. 의학영어 → 영어

| 결합형, 접두사, 접미사 | 의 미 | 결합형, 접두사, 접미사 | 의 미 |
|---|---|---|---|
| a− | no ; not | andr/o | male |
| ab− | away from | aneurysm/o | aneurysm |
| abdomin/o | abdomen | angi/o | vessel |
| −ac | pertaining to | ankyl/o | crocked ; bent |
| acanth/o | thorny : spiny | ante− | before ; forward |
| acetabul/o | acetabulum(hip socket) | anter/o | front |
| acou/o | hearing | anteri/o | |
| acr/o | extremities | anthrac/o | coal dust |
| acu/o | sharp | anti− | against |
| ad− | toward | aort/o | aorta |
| aden/o | gland | aponeur/o | aponeurosis |
| adenoid/o | adenoids | append/o | appendix |
| adip/o | fat | appendic/o | |
| adren/o | adrenal glands | aque/o | water |
| adrenal/o | adrenal glands | −ar | pertaining to |
| aer/o | air | −arche | beginning |
| agglutin/o | clumping ; sticking together | arteri/o | artery |
| −al | pertaining to | arteriol/o | arteriole ; small artery |
| alb/o | white | arthr/o | joint |
| albumin/o | protein | articul/o | joint |
| algesi/o | pain | −ary | pertaining to |
| −algia | pain | −ase | enzyme |

| 결합형, 접두사, 접미사 | 의 미 | 결합형, 접두사, 접미사 | 의 미 |
|---|---|---|---|
| alveol/o | alveolus, air sac | −asthenia | lack of strength |
| ambly/o | dull ; dim | atel/o | incomplete |
| amni/o | amnion | ather/o | yellowish plaque |
| amphi− | on both sides | atri/o | atrium |
| amyl/o | starch | audi/o | hearing |
| an− | no ; not | aur/i | ear |
| an/o | anus | aur/o | |
| ana− | up ; again | auto− | self |
| axill/o | armpit | cauter/o | heat ; burn |
| azot/o | urea ; nitrogen | cec/o | cecum |
| bacteri/o | bacteria | −cele | herniation |
| balan/o | glans penis | celi/o | belly ; abdomen |
| bartholin/o | Bartholin's glands | −centesis | surgical puncture to remove fluid |
| bas/o | base | cephal/o | head |
| bene− | good | cerebell/o | carebellum |
| bi− | two | cerebr/o | cerebrum |
| bi/o | life | cerumin/o | cerumen |
| bil/i | gall ; bile | cervic/o | neck of uterus ; cervix |
| bilirubin/o | bilirubin | cheil/o | lip |
| −blast | embryonic ; immature | chem/o | drug ; chemical |
| blephar/o | eyelid | chir/o | hand |
| bol/o | cast ; throw | chol/e | gall ; bile |
| brachi/o | arm | cholecyst/o | gallbladder |
| brady− | slow | choledoch/o | common bile duct |

| 결합형, 접두사, 접미사 | 의 미 | 결합형, 접두사, 접미사 | 의 미 |
|---|---|---|---|
| bronch/o | bronchial tube | chondr/o | cartilage |
| bronchiol/o | bronchiole | chori/o | chorion |
| bucc/o | cheek | chrom/o | color |
| burs/o | bursa | chron/o | time |
| calc/o | calcium | cib/o | meals |
| calcane/o | calcaneus(heel bone) | −cidal | killing |
| calci/o | calcium | cine/o | movement |
| cali/o | calyx | cis/o | cut |
| −capnia | carbon dioxide | −clast | break |
| carcin/o | cancer | clavicul/o | clavicle(collar bone) |
| cardi/o | heart | −clysis | irrigation ; washing |
| carp/o | carpus(wrist) | −coccus | berr−shaped |
| cata− | down | (−cocci, pe.) | |
| caud/o | tail | coccyg/o | tailbone ; coccyx |
| caus/o | burn | col/o | colon ; large intestine |
| colp/o | vagina | dacryocyst/o | tear sac ; lacrimal sac |
| con− | with ; together | dactyl/o | fingers or toes |
| coni/o | dust | de− | lack of |
| conjunctiv/o | conjunctiva | dent/i | tooth |
| contra− | against ; opposite | derm/o | skin |
| cor/o | pupil | dermat/o | skin |
| core/o | pupil | −desis | binding |
| corne/o | cornea | di | complete |
| coron/o | heart | dia− | complete ; through |

| 결합형, 접두사, 접미사 | 의 미 | 결합형, 접두사, 접미사 | 의 미 |
|---|---|---|---|
| cortic/o | cortex | diaphor/o | sweat |
| cost/o | ribs | dips/o | thirst |
| crani/o | skull | dis/o | far |
| cras/o | disease ;mixture | dors/o | back(of body) |
| crin/o | secrete | −drome | urn |
| −crine | secretel ; separate | duct/o | carryl ; to lead |
| −crit | separate | duoden/o | duodenum |
| cry/o | cold | dur/o | dura mater |
| crypt/o | hidden | dys− | badl ; painful |
| culd/o | cul−de−sac | ec− | out l ; outside |
| −cusis | hearing | ech/o | sound |
| cutane/o | skin | −ectasia | stretchingl ; dilation |
| cyan/o | blue | −ectasis | stretchingl ; dilation |
| cycl/o | ciliary body of eye | ecto− | outl ; outside |
| −cyesis | pregnancy | −ectomy | removal ; excision ; resection |
| cyst/o | urinary bladder | electr/o | electricity |
|  | cyst ; sac of fluid | em− | in |
| cyt/o | cell | −emesis | vomiting |
| −cyte | cell | −emia | blood condition |
| −cytosis | cells, condition of | emmetr/o | in due measure |
| dacry/o | tear | −emphraxis | obstruction ; blockage |
| dacryoaden/o | tear gland | en− | in ; within |
| encephal/o | brain | −fusion | pour |
| endo− | within | gangli/o | ganglion |

| 결합형, 접두사, 접미사 | 의 미 | 결합형, 접두사, 접미사 | 의 미 |
|---|---|---|---|
| enter/o | small intestine | gastr/o | stomach |
| eosin/o | rosy ; dawn-colored | gen/o | producing ; beginning |
| epi- | above ; upon | -genesis | producing ; condition of |
| epididym/o | epididymis | | forming, condition of |
| epiglott/o | epiglottis | germ/o | sprout ; seed |
| episi/o | vulva | gingiv/o | gums |
| -er | one who | glauc/o | gray |
| erg/o | work | gli/o | glue ; neuroglial tissue |
| erythem/o | flushed ; redness | -globin | protein |
| erythr/o | red | -globulin | protein |
| eso | inward | glomerul/o | glomerulus |
| esophag/o | esophaus | gloss/o | tongue |
| esthesi/o | feeling | gluc/o | sugar |
| estr/o | female | glyc/o | sugar |
| eti/o | cause | glycogen/o | glycogen |
| eu- | good | gnos/o | knowledge |
| ex- | out | gon/o | seed |
| exo- | outside | gonad/o | sex gland |
| fasci/o | fascia | -grade | go |
| femor/o | femur(thigh bone) | -gram | record |
| fibr/o | fibers ; fibrous tissue | granul/o | granules |
| fibrin/o | fibrin ; threads of a clot | -graph | instrument for recording |
| fibros/o | fibrous tissue | -graphy | recording, process of |
| fibul/o | fibula | gravid/o | pregnancy |

| 결합형, 접두사, 접미사 | 의 미 | 결합형, 접두사, 접미사 | 의 미 |
|---|---|---|---|
| fluor/o | luminous | gynec/o | woman ; female |
| follicul/o | follicle ; small sac | hem/o | blood |
| furc/o | forking ; branching | hemat/o | blood |
| hemi– | half | –ist | specialist |
| hepat/o | liver | –itis | inflammation |
| herni/o | hernia | jejun/o | jejunum |
| hidr/o | sweat | kal/i | potassium |
| hist/o | tissue | kary/o | nucleus |
| histi/o | tissue | kerat/o | horny ; hard ; cornea |
| home/o | sameness ; unchanging | kinesi/o | movement |
| humer/o | humerus | kyph/o | humpback |
| hydr/o | water | labi/o | lips |
| hyper– | above ; excessive | lacrim/o | tear ; tear duct |
| hypn/o | sleep | lact/o | milk |
| hypo– | deficient ; below | lamin/o | lamina |
| hyster/o | uterus ; womb | lapar/o | abdominal wall ; abdomen |
| –ia | condition ; process | laryng/o | larynx ; voice box |
| –iasis | condition | later/o | side |
| iatr/o | physician | leiomy/o | smooth(visceral) muscle |
| –ic | pertaining to | leuk/o | white |
| idi/o | individual ; own | ligament/o | ligament |
| ile/o | ileum | lingu/o | tongue |
| ili/o | ilium | lip/o | fat |
| immun/o | immune | lith/o | stone ; calculus |

| 결합형, 접두사, 접미사 | 의 미 | 결합형, 접두사, 접미사 | 의 미 |
|---|---|---|---|
| in− | not, in | lob/o | lobe |
| infra− | below ; inferior | −logy | study |
| inguin/o | groin | lord/o | swayback ; curve |
| inter− | between | luc/o | light ; transparent |
| intra | within | lumb/o | lower back ; loins |
| ion/o | ions | lymph/o | lymph |
| | wander ; going | lymphaden/o | lymph gland |
| ir/o, irid/o | iris | lymphangi/o | lymph vessels |
| is/o | same ; equal | −lysis | break down ; separate |
| isch/o | hold back | −lytic | destruction |
| ischi/o | ischium | macro− | large |
| mal− | bad | myocardi/o | heart muscle |
| −malacia | softening | myos/o | muscle |
| mamm/o | breast | myring/o | eardum |
| mandibul/o | lower jaw bone | myx/o | mucus |
| mast/o | breast | narc/o | numbness ; stupor |
| mastoid/o | mastoid process | nas/o | nose |
| maxill/o | upper jaw | nat/i | birth |
| medi/o | middle | natr/o | sodium |
| medull/o | medulla, middle | necr/o | death |
| −megaly | enlargement | nect/o | bind ; tie ; connect |
| melan/o | black | neo− | new |
| men/o | menses ; menstruation | nephr/o | kidney |
| mening/o | meninges | neur/o | nerve |

| 결합형, 접두사, 접미사 | 의 미 | 결합형, 접두사, 접미사 | 의 미 |
|---|---|---|---|
| meningi/o | meninges, membranes | neutr/o | neither ; neutral |
| meso− | middle | noct/i | night |
| meta− | beyond ; change | norm/o | rule ; order ; normal |
| metacarp/o | metacarpals | nucl/o | nucleus |
| −meter | measure | ocul/o | eye |
| metr/o | uterus | odont/o | tooth |
| metri/o | uterus | −odynia | pain |
| mi/o | small ; less than | −oid | resembling |
| micro− | small | −ole | little ; small |
| −mimetic | mimic ; copy | olecran/o | elbow |
| mit/o | thread | olig/o | scanty |
| mon/o | one ; single | −ology | study of |
| morph/o | shape ; form | −oma | tumor |
| mort/o | death | onc/o | mass ; tumor |
| muc/o | mucus | onych/o | nail |
| mut/a | mutation<br>; genetic change | oo/o | egg |
| my/o | muscle | oophor/o | ovary |
| myc/o | fungus ; mold | opac/o | dark |
| myel/o | spinal cord,<br>bone marrow | opaq/o | |
| ophthalm/o | eye | parathyroid/o | parathyroid glands |
| −opia | vision | −paresis | slight paralysis |
| opsy | view | −partum | birth ; labor |
| −or | one who | patell/o | patella |

| 결합형, 접두사, 접미사 | 의 미 | 결합형, 접두사, 접미사 | 의 미 |
|---|---|---|---|
| or/o | mouth | path/o | disease |
| orch/o | testis | −pathy | disease process |
| orchi/o | | pector/o | chest |
| orchid/o | | pelv/i | pelvic bone ; hip |
| −orrhagia | bursting forth of blood | pelv/o | |
| −orrhaphy | suture | −penia | decreased number |
| −orrhea | flow ; discharge | −pepsia | digestion |
| −orrhexis | rupture | per− | through |
| orth/o | straight | peri− | surrounding |
| −osis | condition, abnormal | perine/o | perineum |
| −osmia | smell | peritone/o | peritoneum |
| oste/o | bone | perone/o | fibula |
| −ostomy | make a new opening | −pexy | fixation |
| ot/o | ear | phag/o | eat ; swallowing |
| −otomy | incision ; cut into | −phagia | eating ; swallowing |
| −ous | pertaining to | phalang/o | phalanges |
| ov/o | egg | pharmac/o | drug ; chemical |
| ovari/o | ovary | pharyng/o | throat ; pharynx |
| ox/o | oxygen | phas/o | speech |
| pachy/o | thick ; heavy | phe/o | dusky |
| palat/o | palate | −pheresis | removal |
| pan− | all | phil/o | like ; love ; attraction to |
| pancreat/o | pancreas | −philia | attraction for numbers |
| papill/o | nipple−like ; finger−like | phleb/o | vein |

| 결합형, 접두사, 접미사 | 의 미 | 결합형, 접두사, 접미사 | 의 미 |
|---|---|---|---|
| para− | near ; beside | phob/o | fear |
| −para | births(viable offspring) | −phobia | fear |
| −phonia | voice, sound | −prandial | meal |
| −phoresis | carrying ; transmission | pre− | before ; in front of |
| −phoria | feeling | presby/o | old age |
| phot/o | light | pro− | before |
| phren/o | diaphragm, mind | proct/o | anus and rectum |
| −phylaxis | protection | prostat/o | prostate gland |
| physi/o | nature | prot/o | first |
| −physis | grow ; growth | prote/o | first ; protein |
| plas/o | development ; formation | proxim/o | near |
| −plasia | formation ; development | pseud/o | false |
| −plasm | growth ; formation | psych/o | mind |
| −plasty | surgical repair | −ptosis | drooping ; sagging |
| ple/o | more | −ptysis | spitting |
| −plegia | paralysis ; palsy | pub/o | pubis |
| pleur/o | pleura | pulmon/o | lung |
| plex/o | plexus ; nerve network | pupill/o | pupil |
| pne/o | breathing ; breath | py/o | pus |
| −pnea | breathing | pyel/o | renal pelvis |
| pneum/o | lung | pylor/o | pylorus |
| pneumon/o | lung | pyr/o | fever |
| −poiesis | formation | rachi/o | spinal colum ; vertebrae |

| 결합형, 접두사, 접미사 | 의 미 | 결합형, 접두사, 접미사 | 의 미 |
|---|---|---|---|
| poikil/o | varied ; irregular | radi/o | radius |
| polio− | gray matter of brain and | | rays(X−rays) |
| | spinal cord | re− | back |
| poly− | many | rect/o | rectum |
| polyp/o | polyp ; growths | ren/o | kidney |
| pont/o | pons | reticul/o | network |
| −porosis | passage | retin/o | retina |
| post− | after ; behind | retro− | behind |
| poster/o | back(of body) | rhabdomy/o | striated(skeletal) muscle |
| rhin/o | nose | −spasm | contraction of muscles |
| rib/o | sugar | sperm/o | spermatozoa |
| roentgen/o | X−rays | spermat/o | |
| sacr/o | sacrum | sphen/o | wedge, sphenoid bone |
| salping/o | Fallopian tubes ; oviducts | spher/o | globe−shaped ; round |
| | Eustachian tube | sphygm/o | pulse |
| −salpinx | Fallopian tubes | spin/o | spine(backbone) |
| sarc/o | flesh (connective tissue) | spir/o | breathing |
| scapul/o | scapula ; shoulder blade | splen/o | spleen |
| scint/i | spark | spondyl/o | vertebrae(backbones) |
| scirrh/o | hard | squam/o | scale |

| 결합형, 접두사, 접미사 | 의 미 | 결합형, 접두사, 접미사 | 의 미 |
|---|---|---|---|
| scler/o | sclera | −stalsis | constriction |
| −sclerosis | hardening | staped/o | stapes (middle ear bone) |
| scoli/o | crooked ; bent | staphyl/o | clusters ; grapes |
| scop/o | examination (usually visual) | −stasis | control ; stop |
| −scope | instrument for visual | −static | stopping ; controlling |
| | examination | steat/o | fat |
| scot/o | darkness | −stenosis | tightening, stricture |
| seb/o | sebum | ster/o | solid structure |
| secti/o | cut | stere/o | solid ; three−dimensional |
| semi− | half | stern/o | sternum ; breastbone |
| seps/o | infection | steth/o | chest |
| sial/o | saliva | −sthenia | strength |
| sialaden/o | salivary glands | stomat/o | mouth |
| sider/o | iron | strept/o | twisted chains |
| sigmoid/o | sigmoid colon | sub− | under, below |
| sinus/o | sinus ; cavity | submaxill/o | lower jaw bone |
| som/o | body | supra− | above |
| somat/o | body | sym− | together ; with |
| somn/o | sleep | syn− | together ; with |
| son/o | sound | syndesm/o | ligament |
| synovi/o | synovia(joint fluid) | top/o | place ; position |
| syring/o | tube | tox/o | poison |

| 결합형, 접두사, 접미사 | 의 미 | 결합형, 접두사, 접미사 | 의 미 |
|---|---|---|---|
| tachy- | fast | toxic/o | poison |
| tax/o | order ; coordination | trache/o | trachea ; windpipe |
| tele/o | distant ; far | trans- | across |
| ten/o | tendon | -tresia | opening |
| tend/o | tendon | trich/o | hair |
| tendin/o | | -trophy | nourishment ; development |
| terat/o | monster | -tropia | turn |
| test/o | testis ; testicle | -tropin | mourish ; develop |
| thalam/o | thalamus | tympan/o | eardrum ; middle ear |
| thalass/o | sea | -ule | little ; small |
| the/o | put ; place | uln/o | ulna |
| thec/o | sheath ; meningeal covering | ultra- | beyond ; excess |
| thel/o | nipple | ungu/o | nail |
| -therapy | treatment | ur/o | urine ; urinary tract |
| therm/o | heat | ureter/o | ureter |
| thorac/o | chest | urethr/o | urethra |
| -thorax | pleural cavity | -uria | urination ; urine |
| thromb/o | clot | uter/o | uterus |
| thym/o | thymus gland | uve/o | vascular layer of eye |
| thyr/o | shield ; thyroid gland | vagin/o | vagina |
| thyroid/o | | valv/o | valve |
| tibi/o | tibia, shin bone | vas/o | vessel ; duct ; vas deferens |
| -tic | pertaining to | ven/o | vein |

| 결합형, 접두사, 접미사 | 의 미 | 결합형, 접두사, 접미사 | 의 미 |
|---|---|---|---|
| −tocia | labor ; birth | ventr/o | belly side of body |
| −tocin | labor ; delivery | ventricul/o | ventricle(of brain)<br>(of heart) |
| tom/o | cut | | |
| −tome | instrument to cut | venul/o | venule ; small vein |
| −tomy | cutting, process of<br>; incision | vertebr/o | vertebrae(backbones) |
| tonsill/o | tonsils | vesic/o | urinary bladder |
| vesicul/o | seminal vessels | vulv/o | vulva |
| vir/o | virus ; posion | xanth/o | yellow |
| viscer/o | internal organs | xer/o | dry |
| vit/a | life | −y | condition ; process |
| vit/o | | zo/o | animal life |
| vitre/o | glassy | zym/o | leavening agent |

## 3. 영어 → 의학영어

| 의 미 | 결합형, 접두사, 접미사 | 의 미 | 결합형, 접두사, 접미사 |
|---|---|---|---|
| abdomen | abdomin/o | arm | brachi/o |
| | celi/o | lower(lateral), arm bone | radi/o |
| abdominal wall | lapar/o | lower(medial), arm bone | uln/o |
| above– | epi– | upper, arm bone | humer/o |
| | hyper– | axilla | axill/o |
| | supra– | arteriole | artriol/o |
| acetabulum | acetabul/o | artery | arteri/o |
| across | trans– | artery, small | arteriol/o |
| adenoids | adenoid/o | atrium | atri/o |
| adrenal glands | adren/o | attration for | –philia |
| | adrenal/o | attraction to | phil/o |
| after | post– | away from | ab– |
| again | ana– | | ex– |
| against | anti | back | dors/o |
| | contra– | | poster/o |
| air | aer/o | | re– |
| | pneumon/o | | retro– |
| | pneum/o | back, lower | lumb/o |
| air sac | alveol/o | backbone | spin/o |
| all | pan– | backward | ana– |
| alveolus | alveol/o | bacteria | bacteri/o |
| amnion | amni/o | bad | dys– |
| aneurysm | aneurysm/o | | mal– |

| 의 미 | 결합형, 접두사, 접미사 | 의 미 | 결합형, 접두사, 접미사 |
|---|---|---|---|
| animal life | zo/o | Bartholin's glands | Bartholin/o |
| anus | an/o | base | bas/o |
| anus and rectum | proct/o | before | ante– |
| aorta | aort/o | | pre– |
| aponeurosis | aponeur/o | | pro– |
| appendix | append/o | beginning | –arche |
| | appendic/o | | gen/o |
| behind | post– | body | som/o |
| | retro– | | somat/o |
| belly | celi/o | bone | oste/o |
| belly side | ventr/o | bone marrow | myel/o |
| below | hypo– | both sides | amphi– |
| | infra– | brain | cerebr/o |
| | sub– | | encephal/o |
| bent | ankyl/o | branching | furc/o |
| | scoli/o | break | –clast |
| berry–shaped | –coccus | breakdown | –lysis |
| beside | para– | breast | mamm/o |
| between | inter– | | mast/o |
| | meta– | breastbone | stern/o |
| beyond | hyper– | breathing | pne/o |
| | meta– | | –pnea |
| | ultra– | | spir/o |
| bile | bil/i | bronchiole | bronchiol/o |
| | chol/e | bronchus | bronch/o |

| 의 미 | 결합형, 접두사, 접미사 | 의 미 | 결합형, 접두사, 접미사 |
|---|---|---|---|
| bile duct, common | choledoch/o | | bronchi/o |
| bilirubin | bilirubin/o | burn | caus/o |
| bind | nect/o | | cauter/o |
| binding | −desis | bursa | burs/o |
| birth | nat/i | bursting forth of blood | orrhagia |
| | −para | calcaneus | calcane/o |
| | −partum | calcium | calc/o |
| | −tocia | | calci/o |
| black | melan/o | calculus | lith/o |
| bladder(urinary) | cyst/o | clumping | agglutin/o |
| | vesic/o | clusters | staphyl/o |
| blockage | −emphraxis | calyx | cali/o |
| blood | hem/o | carcinoma | carcin/o |
| | hemat/o | carbon dioxide | −capnia |
| blood condition | −emia | carpus | carp/o |
| blue | cyan/o | carry | duct/o |
| carrying | −phoresis | conjunctiva | conjunctiv/o |
| cartilage | chondr/o | connect | nect/o |
| cast, to | bol/o | constant | home/o |
| catalyst | zym/o | constriction | −stalsis |
| cause | eit/o | contraction of muscles (sudden) | −spasm |
| cavity | sinus/o | | |
| cecum | cec/o | control | −stasis |

| 의 미 | 결합형, 접두사, 접미사 | 의 미 | 결합형, 접두사, 접미사 |
|---|---|---|---|
| cell | cyt/o | controlling | −static |
| | −cyte | coordination | tax/o |
| cells, condition of | cytosis | copy, to | −mimetic |
| cerebellum | cerebell/o | cornea | corne/o |
| cerumen | cerumin/o | | kerat/o |
| cervix | cervic/o | cortex | cortic/o |
| cheek | bucc/o | crooked | ankyl/o |
| chemical | chem/o | | scoli/o |
| chest | pector/o | cul−de−sac | culd/o |
| | steth/o | curve | lord/o |
| | thorac/o | cut | secti/o |
| | −thorax | | tom/o |
| chorion | chori/o | cut into | −otomy |
| ciliary body | cycl/o | | tomy |
| clavicle | clavicul/o | cyst | cyst/o |
| coal dust | anthrac/o | dark | opac/o |
| coccyx | coccyg/o | | opaq/o |
| cold | cry/o | darkness | scot/o |
| colon | col/o | dawn−colored | eosin/o |
| color | chro/o | death | mort/o |
| common bile duct | choledoch/o | | necr/o |
| condition | −ia | deficiency | hypo− |
| | −iasis | | −penia |
| | −y | destroy | −lysis |

| 의 미 | 결합형, 접두사, 접미사 | 의 미 | 결합형, 접두사, 접미사 |
|---|---|---|---|
| condition, usually abnormal | −osis | | |
| destruction | −lytic | electricity | electr/o |
| diaphragm | phren/o | embryonic | −blast |
| difficult | dys− | enlargement | −megaly |
| digestion | −pepsia | enzyme | −ase |
| dilation | −ectasia | epididymis | epididym/o |
| | −ectasis | epiglottis | epiglott/o |
| dim | ambly/o | equal | is/o |
| discharge | | esophagus | esophag/o |
| disease | cras/o | Eustachian tube | salping/o |
| | path/o | examination(visual) | scop/o |
| disease process | −pathy | excess | ultra− |
| distant | tele/o | excessive | hyper− |
| drug | chem/o | excision | −ectomy |
| | pharmac/o | extremities | acr/o |
| dry | xer/o | eye | ocul/o |
| duct | vas/o | | ophthalm/o |
| dull | ambly/o | eyeiid | blephar/o |
| duodenum | duoden/o | down | cata− |
| dura mater | dur/o | drooping | −ptosis |
| dusky | phe/o | Fallopian tubes | salping/o |
| dust | coni/o | | −salpinx |

| 의 미 | 결합형, 접두사, 접미사 | 의 미 | 결합형, 접두사, 접미사 |
|---|---|---|---|
| ear | aur/i | false | pseudo− |
| | aur/o | far | dist/o |
| | ot/o | | tele/o |
| ear, middle | tympan/o | fascia | fasci/o |
| eardrum | myring/o | fast | tachy− |
| | tympan/o | fat | adip/o |
| eat | phag/o | | lip/o |
| | −phagia | | steat/o |
| egg cell | oo/o | fatty substance | ather/o |
| | ov/o | fear | phob/o |
| elbow | olecran/o | | −phobia |
| feeling | −esthesi/o | gallbladder | chloecyst/o |
| | −phoria | ganglion | gangli/o |
| female | estr/o | | ganglion/o |
| | gynec/o | genetic change | mut/o |
| femur | femor/o | gland | aden/o |
| fever | pyr/o | glans penis | balan/o |
| fibers | fibr/o | glassy | vitre/o |
| fibrin | fibrin/o | globe−shaped | spher/o |
| fibrous tissue | fibr/o | glomerulus | glomerul/o |
| | fibros/o | glue | gli/o |
| fibula | fibul/o | glycogen | glycogen/o |
| | perone/o | go | −grade |
| finger | dactyl/o | going | ion/o |

| 의 미 | 결합형, 접두사, 접미사 | 의 미 | 결합형, 접두사, 접미사 |
|---|---|---|---|
| finger bones | phalang/o | good | bene- |
| finger-like | papill/o | | eu- |
| fixtion | -pexy | grapes | staphyl/o |
| | sarc/o | gray | glauc/o |
| flow | -orrhea | gray matter | polio- |
| formation | erythem/o | granules | granul/o |
| | follicul/o | groin | inguin/o |
| | furc/o | grow | -physis |
| | morph/o | growth, condition expressing | -plasia |
| flushed | plas/o | | plasm |
| follicle | -plasia | gum | gingiv/o |
| forking | -plasm | hair | trich/o |
| form | poiesis | half | hemi- |
| forming, condition of | -genesis | | semi- |
| forward | ante- | hand | chir/o |
| front | anter/o | hand bones | metacarp/o |
| fungus | myc/o | hard | kerat/o |
| gall | bil/i | hardening | -sclerosis/o |
| | chol/o | head | cephal/o |
| hearing | acou/o | inferior | infra- |
| | audi/o | inflammation | -itis |
| | -cusis | instrument to cut | -tome |

| 의 미 | 결합형, 접두사, 접미사 | 의 미 | 결합형, 접두사, 접미사 |
|---|---|---|---|
| heart | cardi/o | instrument to record | −graph |
| | coron/o | instrument for visual examination | −scope |
| heart muscle | myocardi/o | | |
| heat | cauter/o | internal organs | viscer/o |
| | therm/o | large, intestine | col/o |
| heavy | pachy/o | small, intestine | enter/o |
| hell bone | calcane/o | inward | eso− |
| hernia | −cele | ion | ion/o |
| | herni/o | iris | ir/o |
| hidden | crypt/o | | irid/o |
| hip | pelv/i | iron | sider/o |
| | pelv/o | irregular | poikil/o |
| hip socket | acetabul/o | irrigating | −clysis |
| hold back | isch/o | ischium | ischi/o |
| horny | kerat/o | lower, jaw bone | mandibul/o |
| humerus | humer/o | | submaxill/o |
| humpback | kyph/o | upper, jaw bone | maxill/o |
| ileum | ile/o | jejunum | jejun/o |
| ilium | ili/o | joint | arthr/o |
| immature | −blast | | articul/o |
| in | em− | joint fluid | synovi/o |
| | en− | kidney | nephr/o |
| | in− | | ren/o |

| 의 미 | 결합형, 접두사, 접미사 | 의 미 | 결합형, 접두사, 접미사 |
|---|---|---|---|
| in due measure | emmetr/o | killing | –cidal |
| incision | –otomy | kneecap | patell/o |
| | –tomy | knowledge | gnos/o |
| incomplete | atel/o | lack of | de– |
| individual | idi/o | lacrimal duct | lacrim/o |
| infection | seps/o | lacrimal sac | dacryocyst/o |
| lamina | lamin/o | mass | onc/o |
| large | macro– | mastoid process | mastoid/o |
| large intestine | col/o | meal | –prandial |
| larynx | laryng/o | | cib/o |
| lead, to | duct/o | measure | –meter |
| leavening agent | zym/o | medulla | medull/o |
| life | bi/o | meninges | mening/o |
| | vit/a | | meningi/o |
| | vit/o | menses | men/o |
| ligament | ligament/o | menstruation | men/o |
| | syndesm/o | metacarpals | metacarp/o |
| light | phot/o | middle | medi/o |
| | luc/o | | medull/o |
| like, to | phil/o | | meso– |
| lip | cheil/o | middle ear | tympan/o |
| | labi/o | milk | lact/o |
| little | –ole | mimic | –mimetic |
| | –ule | mind | phren/o |

| 의 미 | 결합형, 접두사, 접미사 | 의 미 | 결합형, 접두사, 접미사 |
|---|---|---|---|
| liver | hepat/o | | psych/o |
| lobe | lob/o | mixture | cras/o |
| location | top/o | mold(type of fungus) | myc/o |
| loins | lumb/o | monster | terat/o |
| love | phil/o | more | ple/o |
| luminous | fluor/o | mouth | or/o |
| lung | pneum/o | | stomat/o |
| | pneumon/o | movement | cine/o |
| | pulmon/o | | kinesi/o |
| lymph | lymph/o | mucus | muc/o |
| lymph gland | lymphaden/o | | myx/o |
| lymph vessels | lymphangi.o | muscle | my/o |
| male | andr/o | smooth, muscle | leiomy/o |
| many | poly− | striated, muscle | rhabdomy/o |
| mutation | mut/a | on | epi− |
| nail | onych/o | one | mon/o |
| near | meta− | one who | −er |
| | para− | | ungu/o |
| | proxim/o | one's won | idi/o |
| neck | cervic/o | opening | −tresia |
| neck of uterus | cervic/o | opening, new | −ostomy |
| neither | neutr/o | opposite | contra− |
| nerve | neur/o | order | norm/o |
| network | reticul/o | | tax/o |

| 의 미 | 결합형, 접두사, 접미사 | 의 미 | 결합형, 접두사, 접미사 |
|---|---|---|---|
| neuroglia tissue | gli/o | out | ec− |
| neutral | neutr/o | | ecto− |
| new | neo− | | ex− |
| night | noct/i | outside | ec− |
| nipple | thel/o | | ecto− |
| nipple−like | papill/o | | exo− |
| nitrogen | azot/o | ovary | oophor/o |
| no | a−, an− | | ovari/o |
| normal | norm/o | oviducts | salping/o |
| nose | nas/o | oxygen | ox/o |
| | rhin/o | pain | −algia |
| not | a−, an− | | −odynia |
| | in− | pain, excessive sensitivity to | algesi/o |
| nourishment | −trophy | palate | palat/o |
| | −tropin | palsy | −plegia |
| nucleus | kary/o | pancreas | pancreat/o |
| | nucle/o | paralysis | −plegia |
| numbness | narc/o | paralysis, sligt | −paresis |
| obstruction | −emphraxis | parathyroid glands | parathyroid/o |
| old age | presby/o | passage | −porosis |
| paste | ather/o | producing | gen/o |
| patella | patell/o | | genesis |
| pelvic bone and cavity | pelv/o | prolapse | −ptosis |

| 의 미 | 결합형, 접두사, 접미사 | 의 미 | 결합형, 접두사, 접미사 |
|---|---|---|---|
| perineum | perine/o | prostate gland | prostat/o |
| | peritone/o | protection | immun/o |
| pertainint to | −ac | protein | albumin/o |
| | −al | pubis | pub/o |
| | −ar | pulse | sphygm/o |
| | −ary | puncture | −centesis |
| | −ic | pupil | cor/o |
| | −ous | | core/o |
| | −tic | | pupill/o |
| phalanges | phalang/o | pus | py/o |
| pharynx | pharyng/o | put | the/p |
| phsi/o | nature | pylorus | pylor/o |
| pleura | pleur/o | radiation | radi/o |
| pleural cavity | −thorax | radius | radi/o |
| plexus | plex/o | rays | radi/o |
| poison | tox/o | record | −gram |
| | toxic/o | recording | −graphy |
| polyp | polyp/o | rectum | proct/o |
| pons | pont/o | | rect/o |
| porridge | ather/o | red | eosin/o |
| position | top/o | | erythr/o |
| potassium | kal/i | redness | erythem/o |
| pour, to | −fusion | removal | −ectomy |

| 의 미 | 결합형, 접두사, 접미사 | 의 미 | 결합형, 접두사, 접미사 |
|---|---|---|---|
| pregnancy | −cyesis | | −pheresis |
| | gravid/o | renal pelvis | pyel/o |
| process | −ia | resection | −ectomy |
| | −y | retina | retin/o |
| ribs | cost/o | sex glands | gonad/o |
| rosy | eosin/o | shape | morph/o |
| round | the/o | sharp | acu/o |
| rule | norm/o | sheath | thec/o |
| run | −drome | shield | thyr/o |
| rupture | orrhexis | shin bone, tibia | tibi/o |
| sac, small | alveol/o | shoulder blade | scapul/o |
| | follicul/o | side | later/o |
| sac of fluid | cyst/o | sigmoid colon | sigmoid/o |
| sacrum | sacr/o | single | mon/o |
| saliva | sial/o | sinus | sinus/o |
| salivary glands | sialaden/o | skeletal muscle | rhabdomy/o |
| same | is/o | skin | cutane/o |
| sameness | home/p | | derm/o |
| scale | squam/o | | dermat/o |
| scanty | olig/o | skull | crani/o |
| scapula | scapul/o | sleep | hypn/o |
| sclera | scler/o | | somn/o |
| sea | thalass/o | slow | brady− |

| 의 미 | 결합형, 접두사, 접미사 | 의 미 | 결합형, 접두사, 접미사 |
|---|---|---|---|
| sebum | seb/o | small | micro− |
| secrete | −crine | | mi/o |
| | crin/o | | −ole |
| section | −tomy | | −ule |
| seed | germ/o | small intestine | enter/o |
| | gon/o | smell | −osmia |
| self | auto− | sodium | natr/o |
| | idi/o | softening | −malacia |
| seminal vessels | vesicul/o | sound | ech/o |
| sensation | esthesi/o | | −phonia |
| separate | −crine | spark | scint/i |
| | −crit | specialist | −ist |
| | −lysis | speech | phas/o |
| spermatozoa | sperm/o | swayback | lord/o |
| sphenoid bone | spermat/osphen/o | sweat | diaphor/o |
| spinal column | rachi/o | | hidr/o |
| spinal cord | myel/o | tailbone | caud/o |
| spine | spin/o | tear | coclcyg/o |
| spiny | acanth/o | | dacry/o |
| spitting | −ptysis | tear duct | lacrim/o |
| spleen | splen/o | tear gland | lacrim/o |
| sprout | germ/o | | dacryoaden/o |
| stapes | staped/o | tear sac | dacryocyst/o |
| starch | amyl/o | tendon | ten/o |

| 의 미 | 결합형, 접두사, 접미사 | 의 미 | 결합형, 접두사, 접미사 |
|---|---|---|---|
| sternum | stern/o | | tend/o |
| sticking together | agglutin/o | | tendin/o |
| stiff | ankyl/o | testis(testicle) | orch/o |
| stomach | gastr/o | | orchi/o |
| stone | lith/o | | orchid/o |
| stop | −stasis | | test/o |
| stopping | −static | thalamus | thalam/o |
| straight | orth/o | thigh bone | femor/o |
| strength | −sthenia | thirst | dips/o |
| strength, lack of | −asthenia | threads of a clot | fibrin/o |
| stretching | −ectasia | three−dimensional | stere/o |
| | −ectasis | throat | pharyng/o |
| stricture | −stenosis | thrombus | thromb/o |
| study of | −logy | through | dia− |
| | −ology | | per− |
| surgical repair | −plasty | throw | bol/o |
| surrounding | peri− | thymus gland | thym/o |
| suture | −orrhaphy | thyroid gland | thyr/o |
| swallow | phag/o | | thyroid/o |
| swallowing | −phagia | tibia | tibi/o |
| tie | nect/o | urinary bladder | cyst/o |
| tightening | stenosis | | vesic/o |
| time | chron/o | urinary tract | ur/o |

| 의 미 | 결합형, 접두사, 접미사 | 의 미 | 결합형, 접두사, 접미사 |
|---|---|---|---|
| tissue | hist/o | urination | –uria |
| | histi/o | urine | ur/o |
| toe | dactyl/o | | –uria |
| toe bones | phalang/o | uterus | hyster/o |
| together | con– | | metr/o |
| | sym– | | metri/o |
| | syn– | | uter/o |
| tongue | gloss/o | vagina | colp/o |
| | lingu/o | | vagin/o |
| tonsils | tonsill/o | varied | poikil/o |
| tooth | dent/i | vascular layer of eye | uve/o |
| | odont/o | valve | valv/o |
| toward | ad– | vas deferens | vas/o |
| trachea | trache/o | vein | phleb/o |
| transmission | –phoresis | | ven/o |
| transparent | luc/o | vein, small | venul/o |
| treatment | therapy | ventricle | ventricul/o |
| tube | syring/o | venule | venul/o |
| tumor | –oma | vertebrae | rachi/o |
| | onc/o | | spondyl/o |
| turn | –tropia | | vertebr/o |
| twisted chains | strept/o | vessel | angi/o |
| two | bi– | | vas/o |
| ulna | uln/o | view, to | –opsy |

| 의 미 | 결합형, 접두사, 접미사 | 의 미 | 결합형, 접두사, 접미사 |
|---|---|---|---|
| unchanging | home/o | virus | vir/o |
| under | hypo− | visceral muscle | leiomy/o |
| | sub− | vision | −opia |
| upon | epi− | voice | −phonia |
| urea | azot/o | voice box | laryng/o |
| ureters | ureter/o | vomiting | −emesis |
| urethra | urethr/o | vulva | episi/o |
| | vulv/o | | sym− |
| wander | ion/o | | syn |
| washing | −clysis | within | en− |
| water | aque/o | | endo− |
| | hydr/o | | intra− |
| wax(ear) | cerumin/o | without | a−, an− |
| wedge | sphen/o | woman | gynec/o |
| white | alb/o | work | erg/o |
| | leuk/o | wrist bones | carp/o |
| white of eye | scler/o | yellow | xanth/o |
| windpipe | trache/o | yellowish plaque | ather/o |
| with | con− | x−rays | radi/o |
| | | | roentgen/o |

# 찾아보기

『ㄱ』

『ㄴ』

『ㅂ』

『ㅇ』

『ㅈ』

『ㅎ』

# INDEX

『a』

『d』



『e』

『i』



『j』



『k』



『l』

『m』

『n』



『o』



『p』

『r』



『s』

『W』



『X』



『Z』